Best

보건의료인을 위해 쉽게 풀이한

보건의료정보관리실무

Healthcare Information Management Practice

이성란 · 김희경 · 백서연 · 신숙 · 이여울 공저

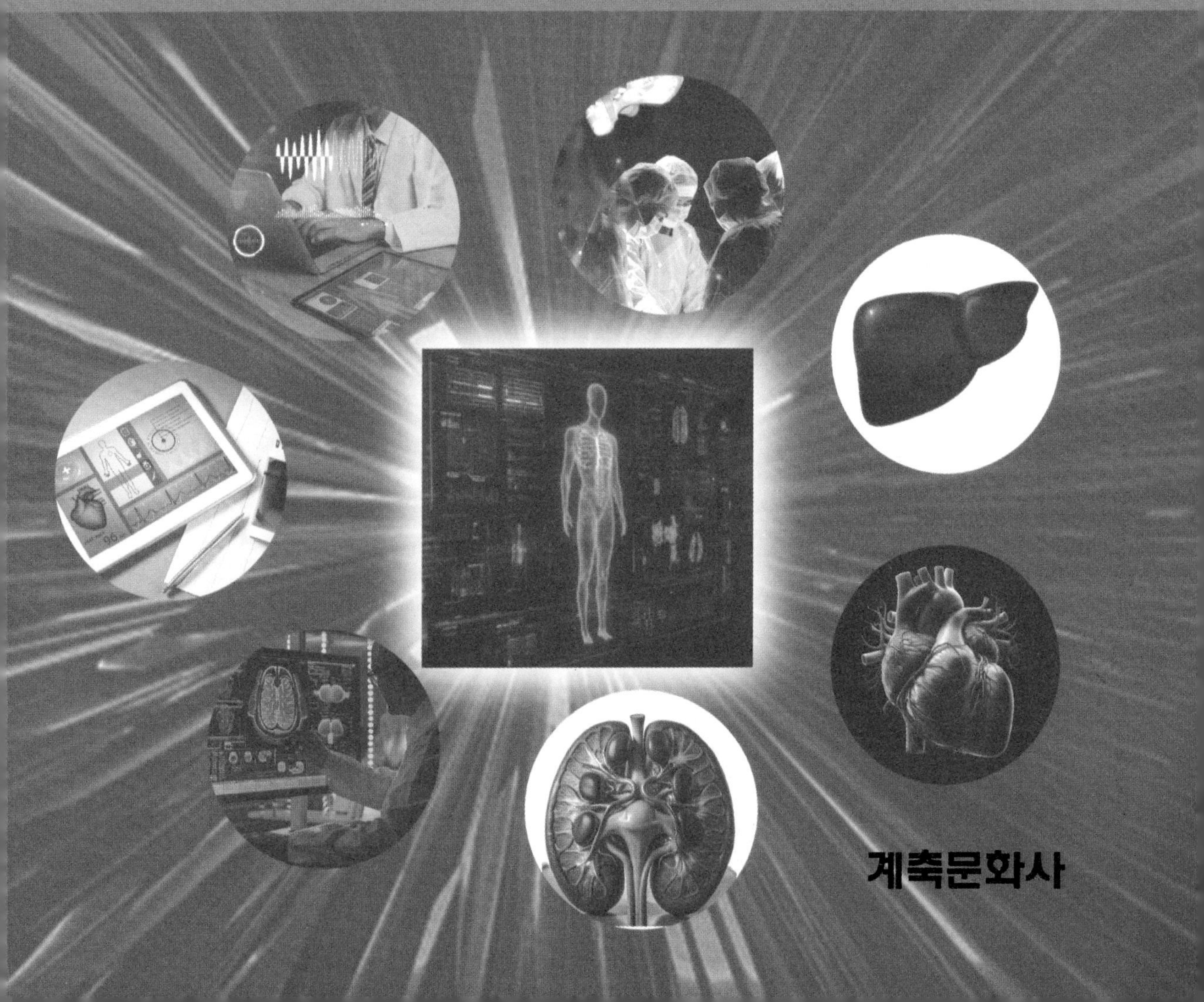

계축문화사

머리말 Preface

최근 정보기술의 급속한 진보와 의학 분야의 눈부신 발전과 함께 의료정보의 중요성이 더욱 강조되었다. 이러한 현실을 감안하여 보건의료정보관리실무는 의료기관에서 실제 발생한 각종 정보를 이론과 접목시켜 간접 경험을 하도록 하는 과목이다. 본서는 산업현장에 적응할 수 있는 인력들을 양성하며, 병원종사자들의 실무지침용 교재로 의학, 보건의료정보관리(의무기록), 보건학, 간호학 및 보건의료계통의 종사자들뿐만 아니라 일반인들에게 체계적이고 효과적인 학습에 초점을 맞추었다.

그동안 실무 및 강의 경험을 토대로 기존의 내용과 최근의 학문적 동향을 체계적인 분석을 통해 쉽게 정리하였다. 자세한 부분은 그에 따른 전문서적으로 보완하길 바라며 향후 변화하는 사항은 독자들의 의견을 수렴하여 계속 수정 · 보완하고자 한다.

▣ 금번에 발간하게 된 본서는 다음과 같은 특징을 지닌다.

- 교과내용을 쉽게 이해하고 효율적으로 학습할 수 있도록 기술
- 국가시험 예상문제들을 교과내용의 순서에 따라 수록
- 보건의료정보관리실무 중 필수 내용들을 요점정리
- 필요한 보건의료정보를 쉽게 설명을 위한 그림 삽입
- 보건의료정보에서 사용되는 약어의 원어 및 핵심 내용 수록

본서가 발간되기까지 아낌없는 협조를 해 주신 계축문화사 임직원분들께 깊은 감사를 드린다.

아울러 겨자씨가 자라 큰 나무를 이루게 하시고 은총의 빛으로 인도해 주시는 하나님께 영광과 감사를 드린다.

2025년 2월

이 성 란

차례 Contents

제7장 정보보안 195

제8장 보건의료데이터 거버넌스, 빅데이터, 인공지능(AI) 및 원격의료 219

제9장 병원정보시스템 253

제10장 보건의료정보 표준화 287

제11장 의료영상저장 전송시스템(PACS) 307

제12장 소프트웨어 공학 및 시스템 분석 331

제1장

보건의료정보의 개념 및 역사

Concept and History of Healthcare Information

- ▶ 정보사회의 개념
- ▶ 보건의료정보의 의미
- ▶ 보건의료정보학의 역사
- ▶ 보건의료정보의 범위 및 업무
- ▶ 미국 보건의료정보관리협회
- ▶ 보건의료정보관리사 국가시험 응시자격 및 정보

제 1 장

보건의료정보의 개념 및 역사

Concept and History of Healthcare Information

1 정보사회의 개념

- 현대사회를 '정보사회', '정보화시대'로 칭함
- 정보사회
  - 정보가 인간 생활 전반에 영향을 미침
  - 가치창조의 중요 요소가 되는 사회
- 컴퓨터
  - 정보사회의 구성에 컴퓨터는 가장 기본적인 매개체
  - 기업경영, 과학기술, 정치, 교육, 예술 및 사회전반에 필수 매개체

1.1 정보사회의 정의

- 컴퓨터와 정보통신망 이용 정보 창출의 대형화가 이루어지는 사회
- 정보를 이용한 가치 생산이 사회를 움직이는 원동력이 되는 사회
- 사회 모든구성원들의 1인 1기능이 아닌 1인 다기능 사회
- 물질, 에너지 중심인 사회로부터 정보의 생산과 유통 중심 사회

1.2 정보사회의 특징

- 정보의 양이 폭발적 증가하고 엄청난 힘으로 사회에 파급
- 정보과학, 정보기술이 급속하게 진보하여 사회 다방면에 영향 끼침
- 정보산업에 투자, 산출 및 정보산업 조직 등이 다른 산업보다 지배적
- 생산 및 관리의 특성들이 탈 규격화, 다양화 및 분권화

- 사회활동에서 고도의 정보통신 기술이 활용되어 자동화 촉진
- 물질적 풍요로 하급욕구들 감소
  - 지적, 창조적 활동을 통한 자아실현 욕구 등 부각

  ☞ Maslow 욕구 : 5단계설

  - 생리적 욕구(하위욕구) → 안전 욕구 → 애정 욕구 → 존경 욕구 → 자아실현(상위욕구/궁극적 목표)

1.3 조직의 환경변화

- 정보화 사회의 출현으로 사회 전반적인 조직도 변화됨
  - 정보사회에 있어 조직이 영향을 받는 환경과 그에 따른 목적
  - 목적을 위하여 동원되는 기술 등을 현 사회와 비교(표 1-1)

표 1-1 정보사회 조직의 환경변화

조직변수	현 사회	정보사회
환경	• 안정적 / 예측적	• 가변적 / 불확실성
목표	• 분명 / 지속적	• 다양함 / 가변적
기술	• 단순 / 정태적	• 복잡 / 동태적
업무	• 일상화 / 생산성 중시	• 비일상화 / 창의성 중시
의사결정	• 정형적 / 반복적	• 비정형적 / 창의적

1.4 보건의료환경의 변화

1) 질병구조의 변화

- 과거(감염성 질환 : 천연두/홍역 등)→ 현대(만성 퇴행성 질환 : 암/당뇨 등)

2) 의료서비스 형태의 변화

- 입원 → 외래치료
- 치료 → 예방

(1) 예방진료 강조

- 병원중심 → 지역사회중심
- 개별환자중심 치료사업 → 특정집단중심 보건교육
- 기술적 의료 위주 → 인간중심 의료
- 보건사업의 실시성행

(2) 의료기관의 병상수 감소

- 원격진료 발달, 예방진료확대, 통원수술 확대
- 의료제도의 변화(managed care)

표 1-2 병원업무의 전산 분야

병원업무	전산분야
• 인사관리 • 환자기록 관리 • 병원재무 관리 • 환자예약 관리 • 물품 수급 관리	• 약국 • 방사선과 • 병동(ward) • 임상 검사과

1.5 보건의료정보의 특성

- 외적 환경에 민감
- 업무가 다양하므로 융통성이 있어야 함
- 정보의 전달이 신속 · 정확해야 함
- Batch 처리 보다 On-line 처리 방식이 적합

1.6. 양질의 보건의료정보 기준

- 신속 · 정확
- 계량화 가능해야 함
  - 계량화란 어떤 현상의 특성이나 경향 따위를 수량으로써 표시함
- 정보획득이 용이
- 목적에 부합

☞ 보건의료정보체계의 Decision Support System(DSS)

– 병원의 경영 합리화나 의료의 질적 향상에 기여할 수 있는 지원체계

1.7 보건의료정보처리의 요건

- 정확성 : 모든 의료정보에 해당, 데이터의 무결성
- 신속성 : 검사결과, 환자서비스에 기여
- 간편성 : 입 · 출력, 검색등
- 보안성 : 전산, 통신 등에 의한 정보의 대량 유출 방지

☞ 양질의 의료정보 기준

–신속 · 정확/목적에 부합

– 계량화 가능/정보 획득 용이

1.8 보건의료정보처리 방법론

- 전달방법 : 언제, 누구, 어떻게(정확 · 신속성고려)
- 보존방법 : 어디서, 어떤 형태, 기간(법률 · 비용 · 연구 등 고려)
- 검색방법 : 효율적 검색(acting · hotdata)
- 편집방법 : 가치있는 정보 재창출(Datamining)

2 보건의료정보의 의미

2.1 보건의료정보학(Healthcare informatics)의 정의

- 보건의료정보학은 환자진료, 의학교육, 의학연구, 의료경영, 보건복지 등
  – 필요한 각종 정보를 효율적으로 체계화하여 관리하는 학문
- 정보과학, 컴퓨터공학, 의공학, 기초의학, 인지과학, 교육심리학 등
  – 복합적 학문 분야
- 의료정보학의 응용
  – 컴퓨터와 통신기술을 실제 임상에 적용하는 것

2.2 보건의료정보관련 학회 및 국제표준

1) MEDINFO

- International Medical Informatics Association(IMIA)
  - 3년마다 개최하는 학회
- 의료정보학의 다양한 연구결과들을 모아 발표하는 국제학술대회
- 1998년도에는 서울에서 개최

2) 보건의료정보관련 국제표준

- ASTM, HL7, DICOM, ISO/TC215

3 보건의료정보학의 역사

- 의료정보학이란 용어는 1960년대 말 유럽에서 사용 시작
  - 미국 및 기타 지역으로 전파
- 의료정보학의 초기 발전은 미국에서 근원

3.1 국외 의료정보학의 역사

1) 1950년대

(1) 펀치카드시스템 사용

- Herman Hollerith가 매 10년마다 시행하는 미국 인구통계조사시
  - 펀치카드시스템(Punch card data processing system) 사용

(2) 생체신호처리 · 의사결정시스템 등장

- 초보적 생체신호처리, 의료의사결정시스템 등장
- ECG(심전도), EEG(뇌전도) 및 EMG(근전도) 자료를 디지털 자료로 전환
  - 컴퓨터로 분석 보관하는 연구 시작

(3) 건강보험 제도 실시

- 미국에서 건강보험 제도 실시
- 건강보험수가 지급이 원활히 진행되기 시작
  - 병원 진료수가 청구에 컴퓨터의 사용에 관한 연구도 시작
  - 진단방사선 및 심전도의 진단오류가 약 50% 이름
  - 이를 과학적으로 교정할 개념들 개발되기 시작

2) 1960년대 : 의료정보학의 황금기

(1) 본격적으로 의료 환경에 컴퓨터 도입

- 미국 National Institute of Health(NIH)의 당시 책임자
  - JA Shannon의 배려로 상당한 연구비가 컴퓨터를 의학연구에 이용
- IBM사의 소형컴퓨터(minicomputer) 등장
  - 컴퓨터 언어로 machine interpretive language 개발
  - 파일과 string을 동시에 처리할 수 있는 언어 등장

(2) 유럽 처음 의료정보학이라는 용어 등장

- 여러 대학병원들과 컴퓨터 개발 회사들
  - 원무 및 진료비 청구수납시스템들 개발 시작

표 1-3 병원업무 전산화의 필요성 및 효과

병원업무의 전산화의 필요성	의무기록 전산화 효과
• 의료수요의 증가 • 병원규모의 대형화 • 의료정보의 양적 증가 • 관리의 복잡성	• 비용절감의 효과 • 의사연구 수준의 향상 • 데이터의 접근성 향상 • 병원 QA 활동의 활성화

3) 1970년대 : 병원정보시스템의 성숙기

- 컴퓨터 하드웨어(H/W), 네트워크(N/W) 및 컴퓨터 언어 발전 가속화
- 의료정보 분야의 응용 활발히 진행
- IBM과 DEC는 경쟁적으로 소형컴퓨터(minicomputer) 성장 이룩

☞ – IBM(International Business Machine)
– DEC(Digital Equipment Corporation)

- 컴퓨터 언어 : BASIC 개발
  - COBOL과 FORTRAN이 주종을 이루고 있었음
  - BASIC과 같은 자연언어와 유사한 언어도 개발

4) 1980년대

(1) H/W, N/W, D.B 관리시스템 발전

- 하드웨어, 네트워크 및 데이터베이스 관리시스템의 눈부신 발전

① PC 발전

- 가격이나 기술적 면에서 정보혁명 가능하게 한 시기

② 데이터베이스(Data Base)

- 다양한 데이터베이스 관리시스템 개발되어 사용자들 요구에 부합

㉠ 데이터베이스

- 컴퓨터 자료 처리 방식으로 자료의 각 항목이 잘 정리됨
- 종합적으로 관리하는 file의 집단

㉡ 개체

- 데이터베이스에서 정보의 최소단위

③ 4세대언어(4 GL)

- 자연언어와 가까운 4세대 언어 등이 사용
- 4세대 프로그램 언어 : Visual basic

④ Client/Server(C/S)

- Client Server system
  - 다수 사용자에 의한 동시 접근

- 신속 처리 속도가 특징인 컴퓨터 시스템
- 클라이언트와 서버 사이의 처리능력을 분담하여 효율을 극대화함

• GUI(Graphic User Interface) 및 2 Tier 구조를 사용한 C/S 방식 등장

☞ Client server system

- 다수 사용자에 의한 동시 접근
- 신속한 처리 속도가 특징인 computer system

(2) 네트워크 개발

• 네트워크는 FDDI망에 TCP/IP 프로토콜 사용 가능

• PC를 연결하는 근거리 통신망(LAN)과 원거리 통신망(WAN) 기법 개발

☞ TCP/IP

- 데이터간의 통신을 위한 전송 규약

(3) 병원정보시스템(HIS) 등장

• 컴퓨터 시스템을 통한 의료정보 및 문헌검색 보편화

• PC, D Base, 4GL, C/S 기술 이용한 병원정보시스템 등장

• 임상의학 연구용 환자 데이터베이스도 병원정보시스템의 필수요건

☞ 국내 병원정보시스템

- OCS, EMR, LIS, Image file

5) 1990년대

(1) 하드 및 소프트웨어 발전

• 하드웨어는 Pentium이 개발되어 Multi-media 시스템 수용 가능

- 자료 및 정보처리 속도 현저히 증가

• CD-ROM을 이용한 정보의 입출력이 쉬워짐

• PC로 음성, 영상 및 자료처리 가능

(2) PC 운영체계의 Windows NT 출현

• Character User Interface(CUI) 및 GUI 모두 사용 가능

– 사용자의 편의 향상

(3) 분산식 병원정보시스템 개발

- PC 네트워크를 사용한 Client/Server로 구성
- 분산식 병원정보시스템 성공적 개발되어 사용자에게 서비스 제공

☞ 분산처리시스템의 장점

– 보안이 용이

(4) 인터넷의 활용 확산

- Internet과 Intranet HL7 표준 및 범세계적인 초고속 통신망 구축
  – ATM(Asynchronized Transmission Mode) 등 출현
  – 의료정보시스템에 상당한 발전

① ASTM

- 1898년 미국에서 조직된 표준화 기구

② HL7

- ASTM의 한부분으로 의료정보 교환 표준안

③ 국제적인 데이터 전송 표준안

- HL7, DICOM

6) 21세기

(1) 인터넷 이용 원격/재택진료

- 인터넷 등 기술 발달
  – 의료 각 분야의 정보뿐 아니라 의학연구, 의학교육 등
  – 의료정보학 기법 급속히 도입
- 의료기관 사이에 원격자문 및 환자와 의사와의 원격 진료도 가능

(2) 멀티미디어 환경 이용 전자의무기록(EMR)

- 의료정보의 근간은 환자 진료정보
- 환자진료정보를 정보화하기 위한 전자의무기록(EMR) 개발 도입 시도
  - 재택진료를 포함한 원격진료 확대 등 중요 발전 방향

  ☞ 전자의무기록 : EMR(Electronic Medical Record)

표 1-4 국외 의료정보학의 역사

년도	특 징
1950	• 인구통계조사에 펀치카드시스템 이용 • 초보적 생체신호처리, 의료의사결정시스템 등장
1960	• 의료정보학 발달의 황금기 • 미국에서 본격적으로 의료 환경에 컴퓨터 도입 • 유럽에서 처음 의료정보학이라는 용어 등장
1970	• 병원정보시스템의 성숙기 • 컴퓨터 하드웨어(H/W), 네트워크(N/W)의 발달
1980	• PC, DB, 4GL 언어, C/S 기술 이용한 병원정보시스템 등장
1990	• 하드 · 소프트웨어, 인터넷 폭발적인 발전 • 사용자 중심 시스템
21C	• 인터넷을 이용한 원격/재택진료 • 멀티미디어 환경을 이용한 전자의무기록(EMR)

3.2 국내 의료정보학의 역사

1) 1980년대 : 건강보험수가시스템 도입

- 건강보험 청구를 위한 건강보험수가시스템 도입
- 보험청구 및 미수금 관리 전산화율 : 95%

  ☞ 전 국민건강보험 시작(1989년)

2) 1990년대

(1) 1990년대 초

① 건강보험 수가시스템 도입

- 개인 병원급 건강보험 수가시스템 도입

② 병원정보 전산화 대상

- 원무, 보험청구, 외래 및 병실 OCS, 임상병리검사, 약무 등

③ 일부 대학병원 : 처방전달시스템(OCS) 시도

- OCS 도입 – 외래, 병실

(2) 1990년대 중반

① OCS 일반화

- 대형병원의 OCS 일반화

② PACS 연구 활발

- 의료 영상 저장전송시스템(PACS) 연구는 활발
  - 삼성의료원 시초
- PACS
  - X–선 촬영에 필름을 사용하지 않고 디지털화함
  - 영상을 직접 컴퓨터에 저장하고 이를 의사들에게 전달
  - 현재 도입률 6.9% 낮으나 급속히 확대될 전망
- PACS 활용이 일반화되면 X–선 결과 의료기관들 공유 가능
  - 환자가 병원을 옮길 경우 중복 촬영 상당히 감소

PACS(의료영상저장 전송체계)

◑ PACS의 구성요소

- 영상획득 / 영상저장 / 영상전송

◑ PACS의 영상보관 및 전송체계

- 병원내 EMR(전자의무기록)이 가능하도록 영향 미침

표 1-5 국내 의료정보학의 역사

년도	특징
1980 1989	• 건강보험 청구를 위한 건강보험수가시스템 도입 • 전 국민건강보험 시작
1990 초	• 일부 대학병원에서 처방전달시스템(OCS) 시도 • 개인 병원급 건강보험 수가시스템 도입
1990 중반	• PACS 연구 활발 : 삼성의료원 시초 • 대형병원 OCS 일반화
2000	• 의약분업 실시

4 보건의료정보의 범위 및 업무

4.1 보건의료정보의 범위

1) 임상정보

- 의무기록 : 차트, 슬립
- 병리검사(Lab)결과 : 혈액검사, 조직검사, 가검물검사 등
- 생체신호 : 심전도(ECG), 뇌전도(EEG), 근전도(EMG) 등
- 의학영상 : X-ray, MRI, CT, 초음파 등

2) 보건 · 의료통계

- 출생률, 사망률, 감염병 발생률, 건강보험, 질병통계
- 의약품/의료기 DB, 임상실험 관리 DB

3) 컴퓨터 보조교육

- 컴퓨터 보조학습(Computer Adided Learning, CAL)

4) 보건의료망

- Tele-medicine, Medi-Net, Medline

  ☞ Tele-medicine

  - 산간지대나 낙도, 적설 지대 등 교통이 불편한 벽지 주민

- 의료기관 사이에 통신망을 설치
- 각종 ME(medical engineering) 기기를 이용하여 진료하는 것

5) 병원관리

- 병원경영정보, 의약품관리, 의료기기관리

(1) 고객관계관리

- 의료환경 및 제도의 변화로 병원은 재정적인 문제를 겪고 있음
  - 이를 해결하기 위한 관리기법

(2) 진료정보관리

- 환자병력, 진단과정, 치료과정, 환자의 질병증례

(3) 진료행정관리 업무

- 입원예약

(4) 통합정보시스템

- 진단 및 검사에 사용되는 의료기기를 이용하는 분야
  - 통합정보시스템 실시
  - 방사선검사, 심전도검사, 중환자감시, 임상병리검사

(5) 6 Sigma = Six Sigma

- 고객을 중심으로 프로세서(process)의 효과와 결함 측정
- 경쟁력확보를 위한 목표 설정
  - 사업의 모든 부문에 혁신의 개념과 방법을 활용하는 경영철학
- 생산하는 제품, 서비스 중 불량품, 결정 발생할 수 있는 기회
  - 100만 개당 3-4개로 줄이는 것 목표
- 불량품, 문제의 의료서비스 원인과 관련 요인들을 통계적 기법 이용
  - 측정하고 해결방안을 통계적으로 찾아내는 과정을 통해 원가 절감
  - 질은 향상되는 결과를 가져올 수 있는 관리기법

• 의료의 질관리에 적용되는 새로운 관리기법

4.2 보건의료정보의 대상 업무

• 병원업무 정보화
  – 병원정보, 검사정보, 전자의무기록(EMR), 의학영상
• 건강보험 청구업무 전산화(EDI), 원격의료 및 교육
  – 응급의료, 감염병 정보, 의료인 평생교육, 국민건강교육
• 진료정보 공유화, 환자관리와 의사결정에 필요한 전문가 시스템
• 유전체 연구 및 활용에 필요한 생명 정보학
• 의료전자상거래(B2B) 및 물류관리
  ☞ 전자의무기록(EMR)
    – 의료정보화를 위해 가장 기본적인 것 → 의무기록 전산화

5 미국 보건의료정보관리협회(AHIMA)

5.1 AHIMA의 개념(American Health Information Management Association)

1) 전통적 관리 패러다임

• 다층 상하조직(Multi-level hierarchical organizations)
• 중심적(상의) 의사결정(Centralized decision making)
• 양의 조절과 측정상태(Status measured by the amount of controlled)
• 양적(Quantity)
• 개인적 리더십(Individual leadership)
• 국소적 사고(Think local)
• 지속적 안전성(Maintain stability)
• 업무 보안성(Job security)
• 이득에 초점(Focus on profit)
• 단기적 관점(Short-term view)
• 동종의 업무와 경영(Homogeneous workforce and market)

- 경쟁(Competition)
- 사무근무(Work at office)
- 자본(Capital)
- 육체적 업무(Physical labor)
- 단기교육(Terminal education)

중요 내용

◐ 의료정보관련 국제표준
- ASTM, HL7, DICOM, ISO/TC215

◐ 국제적인 데이터 전송 표준안
- HL7, DICOM
- HL7
  - 세계 가장 널리 사용되는 의료정보분야의 전송 표준

◐ 국내 병원정보시스템
- OCS, EMR, LIS, Imgage file

◐ Client server system
- 다수 사용자에 의한 동시 접근
- 신속한 처리 속도가 특징인 computer system

◐ 의료정보체계의 Decision Support System(DSS)
- 병원의 경영 합리화나 의료의 질적 향상
  - 이에 기여할 수 있는 지원체계

◐ 6 시그마(Six Sigma)
- 고객을 중심으로 프로세서(process)의 효과와 결함 측정
- 의료의 질관리에 적용되는 새로운 관리기법

2) 신개념 관리 패러다임

- 횡적 조직(Flatter organizations)
- 분산적(팀별) 의사결정(Decentralized decision making
- 성취결과의 반영상태(Status reflected in success in achieving outcomes)
- 질적(Quality)
- 개팀워크(Teamwork)

- 광범위/체계적 사고(Think global and systems
- 변화와 적용(Change and adapt)
- 업무 탄력성(Job flexibility)
- 고객 초점(Focus on customers)
- 장기적 관점(Long-term view)
- 다종의 업무와 경영(Diverse workforce and market)
- 협력(Collaboration)
- 재택근무(Telecommuting and home office)
- 정보(Information)
- 지적 업무(Knowledge workers)
- 지속적 교육(Continuous learning)

5.2 AHIMA의 보건정보관리자

1) 보건정보관리자의 정의

- 보건정보관리자는 개인, 조직, 사회적으로 환자진료, 질병예방, 건강증진
  - 효과적인 의료, 지불보상, 기획, 연구, 정책 분석 및 승인
  - 이에 양질의 진료 정보를 제공할 수 있도록 함
  - 데이터를 수집, 분석 및 활용하는 전문가

2) 보건정보관리자 역할변화 전략개발팀

(1) 구성원

- 의무기록전문가, 병원전산전문가, 교육전문가
- 의사결정연구분석가

(2) 전략개발팀 업무

- 의무기록 관련 미래환경 예측
- 의무기록 관련 미래환경 역할의 정립
- 역할이 설정된 각 단계별 보건정보관리자의 지식수준 설정

- 병원의 정보시스템 수준별로 보건정보관리자의 역할을 정의

3) 보건정보관리학 관련 학문

- 시스템이론(System theory), 정보경제학(Information economics)
- 정보공학(Information engineering), 데이터 마이닝(Data mining)
  - ☞ 시스템 이론
    - – 보건정보관리시스템(HIMS)의 출발
    - – 보건사업 효과를 위해 여러 분야가 유기적으로 연계되어야 함
    - – 정보시스템은 체계적으로 연계된 통합된 시스템이어야 함
    - – 정보시스템의 효과성이 나타남

표 1-6 전통적 및 신개념 관리 패러다임

전통적 관리 패러다임	신개념 관리 패러다임
• 다층 상하조직	• 횡적 조직
• 중심적(상의) 의사결정	• 분산적(팀별) 의사결정
• 양의 조절과 측정상태	• 성취결과의 반영상태
• 양적	• 질적
• 개인적 리더십	• 팀워크
• 국소적 사고	• 광범위/체계적 사고
• 지속적 안정성	• 변화와 적용
• 업무 보안성	• 업무 탄력성
• 이득에 초점	• 고객 초점
• 단기적 관점	• 장기적 관점
• 동종 업무와 경영	• 다종 업무와 경영
• 경쟁	• 협력
• 사무근무	• 재택근무
• 자본	• 정보
• 육체적 업무	• 지적업무
• 단기 교육	• 지속적 교육

4) AHIMA의 Vision 제시 : 보건정보관리자의 역할

(1) Health Information Manager(보건정보관리자)

- 자료의 질, 접근성, 비밀유지, 보안유지

(2) Clinical Data Specialist(임상자료전문가)

- 질병 · 수술분류, 각종 통계, 특수 등록자료
- 의학연구 위한 DB 관리자

(3) Patient Information Coordinator(환자정보조정자)

- 개인의 건강이력, 정보노출, 정보자료원 관리
- 환자 개인의 건강정보관리를 도와줌

(4) Data Quality Manager(자료의 질 관리자)

- 정보의 질 모니터링(monitoring)과 감시 역할
- 데이터사전, 정보관련 정책결정

(5) Document and Repository Manager(문서저장관리자)

- CPR, CDR 등의 매체를 이용하여 자료관리
- 진료정보를 데이터베이스(DB) 기법 이용 사용자들이 원할 때 신속히 제공

(6) Security Officer(보안관리자)

- 보안규정, 정책, 권한지정, 운영체계 및 감시 등
  - 전자시스템으로 관리되는 정보의 보안관리자

5) AHIMA 보건정보관리자의 기본 지식

- 환자의 정보보안, 데이터베이스시스템
- 임상정보의 흐름, 질병 · 수술분류체계

표 1-7 AHIMA 제시한 보건정보관리자의 역할

과거, 보건정보관리자 역할	현재, 보건정보관리자 역할
• 보건정보관리자(Health information manager) • 자료의 질 관리자(Data quality manager) • 임상자료 전문가(Clinical data specialist) • 연구 및 의사결정지원 분석가(Research and repositary manager) • 보안관리자(Security officer) • 문서저장관리자(Document and repository manager)	• 경영과정기술자(Business process engineer) • 임상연구 원안 설계 및 관리자(Clinical research protocol designer and manager) • 임상적 실험 관리자(Clinical trials manager) • 임상용어관리자(Clinical vocabulary manager) • 환자옹호(보호)자(Consumer advocate) • 데이터분석가(Data analyst)

• 환자정보조정자(Patient information coordinator)	• 데이터가공자(Data facilitator) • 데이터/정보연결자(Data/information broker) • 데이터 정보 제공자(Data/information presenter) • 데이터형식/의학용어/표준분류개발자(Data sets, nomenclature and classification standards developer)

6 보건의료정보관리사 국가시험 응시자격 및 정보

6.1 보건의료정보관리사 면허증

- 보건의료정보관리사는 일정한 자격을 갖춘 자가 해당
  - 국시원에서 시행하는 보건의료정보관리사 시험에 합격한 후
  - 보건복지부장관의 면허를 발급받은 자를 말함
- 응시자격에는 제한이 있음
- 응시자는 객관식으로 시행되는 필기시험과 실기시험을 통과해야 함

6.2 보건의료정보관리사 자격정보

1) 보건의료정보관리사로 명칭 변경

- 보건의료정보관리사 시행기관
  - 한국보건의료인국가시험원
- 의료기사등에 관한 법률(약칭 의료기사법) 개정
  - 2018년 12월 20일부터 시행
  - '의무기록사' 자격명칭이 '보건의료정보관리사'로 변경(동법 제1조의 2)

2) 보건의료정보관리사 업무

- 보건의료정보관리사는 의료기관에서의 의료 및 보건지도 등
  - 기록 및 정보의 분류, 확인 및 유지관리에 관한 업무를 수행(동법 시행령 제2조, 별표1).

3) 보건의료정보관리사 응시자격 : 동법 제4조

(1) 고등교육법 제11조의 2에 따름

- 인정기관의 보건의료정보관리사 교육과정 인증을 받은 대학 등
- 보건의료정보관련 학문을 전공

(2) 보건복지부령으로 정하는 교과목을 이수하여 졸업한 사람
단, 졸업예정자의 경우 이듬해 2월 이전 졸업이 확인된 자.

(3) 보건복지부장관이 인정하는 외국에서 위 (1)에 해당 학교와 동등이상
- 교육과정 이수 후 외국의 보건의료정보관리사의 자격증을 받은 자

(4) 보건복지부장관에게 보건의료정보관리사 국가시험 응시 자격
- 부여하기에 적합한 교육과정을 운영하는 것
- 인정받은 『고등교육법』에 따른대학 · 산업대학 · 전문대학
- 종전의 의무기록 관련 이수교과목 및 이수학점 기준을 갖춘 사람
- 보건의료정보 관련 과목을 모두 이수해야 함

4) 보건의료정보관리사 응시 불가능한 경우 : 동법 제4조

(1) 정신건강증진 및 정신질환자 복지서비스 지원에 관한 법률(약칭 : 정신건강복지법) 제3조제1호에 따른 정신질환자
(2) 마약 · 대마 또는 향정신성의약품 중독자
(3) 피성년후견인, 피한정후견인
(4) 의료기사 등에 관한 법률 또는 형법중 제234조, 제269조, 제270조
- 제2항내지제4항 · 제317조제1항,보건범죄단속의특별조치법
- 지역보건법, 국민건강증진법, 후천성면역결핍증예방법, 의료법
- 응급의료에 관한 법률, 시체해부 및 보존에 관한 법률
- 혈액관리법, 마약류관리 법률, 모자보건법 또는 국민건강보험법
- 상기 법을 위반하여 금고 이상의 실형의 선고를 받음
- 그 집행이 종료되지 아니하거나 면제되지 아니한 자

5) 합격기준

(1) 필기시험

- 전 과목 총점의 60% 이상, 매 과목 40% 이상 득점한 자

(2) 실기시험

- 만점의 60퍼센트 이상 득점한 자

표 1-8 보건의료정보관리사 시험과목

시험종별	시험과목수	문제수	배점	총점	문제형식
필기	2	190	1점/1문제	190점	객관식 5지선다형
실기	1	40	1점/1문제	40점	객관식 5지선다형

표 1-9 보건의료정보관리사 시험시간

구분	시험과목(문제수)	교시별 문제수	시험 형식	입장 시간	시험시간
1교시	보건의료정보관리학1(102) (보건의료정보관리/ 건강보험/보건의료통계분석)	102	객관식	08:30	09:00–10:35(95분)
2교시	1.보건의료정보관리학2(68) (질병 및 의료행위분류/ 의학용어 및 기초임상의학/ 암등록) 2. 의료관계법규(20)	88	객관식	10:55	11:05–12:25(80분)
점심시간 : 12:25~13:25 (60분)					
3교시	실기시험(40)	40	객관식	13:25	13:35–15:35(120분)

※ 의료관계법규 : 『의료법』, 『의료기사 등에 관한 법률』, 『감염병의 예방 관리에 관한 법률』
『국민건강보험법』, 『암관리법』과 그 시행령 및 시행규칙

중요 내용

◑ 진료기록의 보존

- 2년 : 처방전
- 3년 : 진단서
- 5년 : – 환자명부/ 검사소견기록 / 방사선사진 및 소견서
  – 간호기록부 / 조산기록부
- 10년 : 진료기록부 / 수술기록

◑ 전자정보의 침해 · 실수 대비 기법

- 인증기법(authentication)
- 자동화면 꺼짐 방법(automatic log off)
- 권한지정 및 접근통제(authorization and access control)
- 접근자 추적기록 기법(audit and event logging)

◑ 데이터 보호의 위험요인

- 자료손실/부적합한 조작/비의도적 접근
- 비적격자의 의도적 접근

예상문제

1. 양질의 보건의료정보의 기준으로 옳지 않은 것은?

① 계량화가능　　② 정확 · 신속성
③ 정보 획득용　　④ 기술의 부합

2. 정보사회의 특징으로 옳지 않은 것은?

① 생산 및 관리의 탈 규격화　　② 정보량 사회 파급 효과
③ 물질적 풍요로 상급욕구 감소　　④ 정보통신 기술 자동화 촉진

3. 정보사회 조직의 환경변화에 대한 조직변수로 옳은 것은?

① 목표 : 다양함　　② 기술 : 정태적
③ 업무 : 일상화　　④ 의사결정 : 정형적

4. 보건의료정보학의 설명으로 옳은 것은?

① 환자 진료에만 적용　　② 환자진료 정보의 분산 관리
③ 미국 처음 의료정보학 등장　　④ 컴퓨터, 의학 등 복합적 학문

5. 의료정보학의 발달이 황금기라 불린 때는 언제인가?

① 1960년대　② 1970년대　③ 1980년대　④ 1990년대

6. 정보사회의 정의로 옳지 않은 것은?

① 정보 창출의 대형화　　② 정보 이용한 가치 생산
③ 정보의 생산과 유통 중심　　④ 사회구성원들의 1인 1기능

7. 보건의료정보관리사 응시가 불가능한 경우에 해당되지 않는 것은?

① 피한정후견인　　② 피성년후견인
③ 향정신성의약품 중독자　　④ 인정기관 보건의료정보관리 이수자

정답 1. ④ 2. ③ 3. ① 4. ④ 5. ① 6. ④ 7. ④

예상문제

8. 보건의료정보의 대상 범위로 옳지 않은 것은?

① 의무기록 ② 의료평가 ③ 병원경영정보 ④ 의약품관리

9. 보건의료정보처리 요건이 아닌 것은?

① 보안성 ② 정확성 ③ 효율성 ④ 간편성

10. 한국 의약분업이 본격적 실시한 것은 언제인가?

① 1980년대 ② 1990년대
③ 2000년대 ④ 2001년대

11. 진료기록 보존 중 진단서는 몇 년인가?

① 2년 ② 3년 ③ 5년 ④ 10년

12. 병원내 전자의무기록(EMR)이 가능하도록 직접 영향을 미친 것은?

① PACS 도입 ② 포괄수가제 도입
③ 인터넷 도입 ④ OCS 도입

13. AHIMA에서 발행한 신개념의 관리 패러다임으로 옳은 것은?

① 사무 근무 ② 단기적 관점
③ 업무 보안성 ④ 지속적 교육

14. AHIMA가 제시한 Vision 2016의 보건정보관리자의 역할로 옳은 것은?

① Consumer advocate
② Security Officer
③ Clinical Data Specialist
④ Health Information Manager

정답 8. ② 9. ③ 10. ③ 11. ② 12. ① 13. ④ 14. ①

예상문제

15. **의료정보체계의 DSS란 무엇인가?**

① 병원의 행정업무 지원체계 ② 업무를 기계적으로 처리
③ 의료영상저장 전송체계 ④ 병원 경영합리화에 기여할 수 있는 지원체계

16. **의료기관의 병상수가 감소의 미래 전망으로 옳지 않은 것은?**

① 원격진료 발달 ② 기술위주
③ 통원수술 확대 ④ 예방진료

17. **의료정보관련 국제표준으로 옳지 않은 것은?**

① HL7 ② DICOM ③ ISO/TC215 ④ EMR

18. **MEDINFO는 몇 년마다 개최되는 의료정보학회인가?**

① 2년 ② 3년 ③ 4년 ④ 5년

19. **보건정보관리학과 인접된 학문으로 옳지 않은 것은?**

① 소비자경제학 ② 정보경제학
③ 데이터 마이닝 ④ 시스템이론

20. **보건정보관리자 역할변화 전략개발팀의 업무로 옳지 않은 것은?**

① 보건의료정보관리(의무기록) 관련 미래환경 예측
② 보건의료정보관리(의무기록) 관련 미래환경 역할 정립
③ 의료정보팀(의무기록실)과 진료행정실의 미래 전략 추진
④ 병원의 정보시스템 수준별로 보건정보관리자 역할의 정의

21. **진료정보관리 업무로 옳은 것은?**

① 회계관리 ② 기획관리
③ 환자병력 ④ 재고관리

정답 15. ④ 16. ② 17. ④ 18. ② 19. ① 20. ③ 21. ③

예상문제

22. 보건정보관리자 역할변화 전략개발팀의 구성으로 옳지 않은 것은?

① 수간호사 ② 교육전문가
③ 의무기록전문가 ④ 병원전산전문가

23. 고객을 중심으로 프로세서의 효과와 결함 측정을 하는 관리기법은?

① 고객관계관리 ② 객체지향 프로그래밍
③ ASTM ④ Six sigma

정답 22. ① 23. ④

제 2 장

전자의무기록

Electronic Medical Record [EMR]

- ▶ 보건의료정보관리(의무기록)의 개념 및 역사
- ▶ 보건의료정보의 모델링
- ▶ 전자의무기록(EMR)의 도입 배경
- ▶ 전자의무기록의 개념 및 발전과정
- ▶ 전자의무기록 시스템 개발
- ▶ 전자의무기록과 표준화
- ▶ 국내 전자의무기록의 발전방안
- ▶ 전자의무기록의 인증관리

제2장

전자의무기록

Electronic Medical Record [EMR]

1 보건의료정보관리(의무기록)의 개념

1.1 보건의료정보관리(의무기록)의 정의

- 환자의 임상진료과 관리에 관련된 모든 정보의 집합체
- 보건의료정보관리(의무기록)은 임상의사의 기억을 보조하는 정보 저장소
- 의학적 의사결정 과정의 직접적 도구
- 임상 경험과 의학지식 축적의 보고
- 역학 및 임상의학 연구 수행의 핵심적 기반
- 병원, 임상의사 및 보험회사들 사이의 정보교환의 중요 매개체

1.2 보건의료정보관리(의무기록)의 목적

- 환자 개개인의 임상 진료
- 법적, 행정적 및 재정적 자료 기록
- 의학연구 수행

2 보건의료정보관리(의무기록)의 역사

2.1 그리이스시대 : 히포크라테스 증례기록

- 시간흐름의 순서에 따라 기록
- 환자 스스로가 관찰한 증상 중심

2.2 1819년 : 의사관찰 중심

- 레넥의 청진기 발명 후 의사 관찰 중심 기록

2.3 19C 후반 : 집단진료 중심

- 메이요크리닉(Mayo Clinic)의 집단진료 중심 의무기록
  - 현대적 의무기록의 원형

2.4 1907년 플럼머 : 환자중심

- 환자 1인당 하나의 "환자중심" 의무기록체계 권고
- 의무기록의 기능과 내용에 대한 최초의 공식 보고서
  - 플렉스너(Flexner)의 의학교육에 대한 보고서

2.5 1940년 : 구조화된 보건의료정보관리(의무기록)

- 구조화된 보건의료정보관리(의무기록) 요구

2.6 1960년 : 병원정보시스템

- 컴퓨터 기반의 병원정보시스템 출현

표 2-1 병원업무 전산화 배경 및 효과

병원업무 전산화 배경	보건의료정보관리(의무기록) 전산화 효과
• 의학 발전 • 의료수요 증가 • 병원규모의 대형화 • 의료제도의 변화와 발전 • 사무자동화 시대 전개	• 비용 절감의 효과 • 의사 연구수준의 향상 • 데이터의 접근성 향상 • 챠트 보관 공간 절감 • 응급실 진료 신속 • 환자 대기시간 단축 • 데이터의 신속성 향상 • 자료의 질 향상

3 보건의료정보의 모델링

- 보건의료정보관리(의무기록) 정보화한다는 것
  - DBMS(Database Management System) 사용
- 보건의료정보를 모델링한다는 것은 의무기록 자료에 정보모델을 도입
  - 임상진료과정 모델링함
  - 환자 상태에 대한 이해와 지식을 추상적으로 모델링하는 것 포함
  - ☞ 보건의료정보관리(의무기록)이 정보로서 갖는 가치
    - 보건의료정보관리(의무기록)의 정확성 및 완전성
  - ☞ 월통계
    - Batch 처리방식의 자료관리시 가장 효율적 업무

3.1 자료 수집원 지향식 기록

- 전통적 방법
- 각 수집원별로 분류된 자료가 시간 순서대로 정리됨
  - 각 자료 유형별 변화 추이 분석이 용이
- 문진–검진–임상검사–치료–예후 등이 서로 다른 단락에 구분
- 진단과정에 필요한 자료의 통합이 가장 중요한 문제가 됨

3.2 문제지향식 기록 Problem Oriented Medical Record (POMR)

- 1960년대 로렌스 위드(Lawrence Weed)에 의해 창안
- 문제목록은 환자의 증상, 증후를 기초로 선정
  - 각각의 특정 문제에 관련된 의사결정 과정의 모든 기록
  - SOAP의 구조로 기록
  - ☞ SOAP(Subjective, Objective, Assessment, Plan)

표 2-2 자료수집원 지향식 및 문제 지향식 기록

자료수집원 지향식 기록	문제 지향식 기록
• 전통적 방법 • 문진–검사–진단–예후 구분 • 각 수집원별로 분류된 자료 – 시간 순서대로 정리됨 – 자료 유형별 변화 추이 분석 용이	• SOAP – subjective(주관적), objective(객관적) – assessment(평가), plan(계획) • 문제목록의 중요성 강조 • 문제중심으로 체계화된 접근방법 사용

3.3 종이 및 컴퓨터 의무기록

1) 종이 기반 의무기록의 단점

- 정보접근의 비효율성
- 중복기록
- 기록자간 기록방식의 비일관성
- 자료의 누락
- 기록내용의 모호성

2) 컴퓨터 기반 의무기록

(1) 기대효과

- 식별의 용이성과 정확성
- 상세하고 완전한 기록
- 판독시간의 단축
- 자료 접근성 향상
- 자동화, 정형화된 입력과정 통해 객관적, 완전한 기록 재생
- 컴퓨터 자문을 통해 의료의 질적 향상
- 자료의 공유 및 의사소통량 증가
- 자료의 재생산성 및 가공능력 향상
- 접근성, 보안성

(2) 해결과제

- 자료를 컴퓨터가 이해할 수 있는 형태로 가공
- 의료정보의 보안, 사적 비밀 보장 및 신뢰보장 등
  - 이것을 지키기 위한 정책적, 제도적 및 기술적 방책의 수립

문제지향식 의무기록(POMR)

◑ 기초자료(Data base) : 첫 단계
- 주소(C.C) / 병력 / 가족력 / 사회력, 검사(CT, B.P 등)

◑ 문제목록(Problem list) : 색인 역할
- 문제지향식 의무기록 중 가장 핵심적인 요소
- 질환명

◑ 초기계획(Initial plan)
- 진단 → 치료 → 교육 → 추적

◑ 경과기록(Progress note)
- S (Subjective) 주관적 : C.C(주소)
- O (Objective) 객관적 : 검사(CT, BP 140/90 등)
- A (Assessment) 평가 : 진단명
  계획 : 진단 → 치료 → 교육 → 추적
- P (Plan) : 계획

4 전자의무기록의 도입 배경

4.1 종이 의무기록의 문제점

- 정보접근의 비효율성, 중복기록, 기록자간 기록방식의 비일관성 등의 한계점
- 극도로 분절화되고 일관성 없는 종이기반 의무기록의 문제들

4.2 전자의무기록의 도입 현황

- 정부는 의료법 개정 : 2002. 3. 30
  - "진료기록부 등을 전자서명법에 의한 전자서명이 기재된 전자문서로 작성 · 보관할 수 있음"이라고 규정
  - 전자의무기록 도입을 위한 법적 근거를 마련하였음

등록 번호	264 83 12
성 명	이승리
주 민 등 록	710641-1023450

경과기록(SOAP 형식)
Progress Notes

일자	내용	서명

■ **경과기록지/ 병력기록지 중요 순서** (1→11번)

1. Admission note : 경과기록지에 기재
2. C.C (주소)
3. P.I (현재질병)
4. P.H. (개인력) ┐
5. P.H. (과거력) ├ **병력(Hx.)**
6. FH (가족력) ┘
7. ROS (신체각계조사) : + (증상있음), − (증상없음)
8. P/E (신체검사) : 전체모습(G/A) ~ 사지(Ext.)
9. SOAP(주관적 정보, 객관적 정보, 평가, 계획)
10. OR note / Brief op. note : 수술환자인 경우 기재
11. Discharge(퇴원)

---

3. 5 S : Mild periumblical discomfort
mild fever
O : Abd U/S : fluid collection (No interval change)
RHB $\bar{s}$ ⓜ, BT : 37℃, B.P : 150/110 mmHg
A : Acute pancreatitis
P : Conservative managementReported by Yoon M. D.

그림 2-1 **경과기록 및 SOAP의 사례**
− 의무기록(보건의료정보관리)

- 의료법 시행령 및 시행규칙 개정안 : 2002. 12. 30

– 전자의무기록을 도입하기 위해 위 · 변조를 방지할 수 있는 장치
– 백업저장 장치 등을 갖추도록 하는 등 세부 시행 규칙을 마련
– 현재 규제개혁위원회에서 심의 중

4.3 전자의무기록 범위

- 전자의무기록은 가장 핵심적인 하부 구조를 이룸
  - 병원정보시스템, 임상정보시스템, 의료정보 데이터베이스
  - 의사결정 지원시스템, 보건의료 정보망, 의학 지식기반의 구축 등
- 전자의무기록 = 의료정보학의 꽃

표 2-3 종이 및 전자의무기록의 장 · 단점

<table>
<tr><th>종이 의무기록 단점</th><th>전자의무기록 장점</th></tr>
<tr><td>• 정보접근의 비효율성
• 중복기록
• 기록자간 기록방식의 비일관성
• 자료의 누락</td><td rowspan="3">• 식별의 용이성과 정확성
• 상세하고 완전한 기록
• 의무기록의 신뢰도 향상
• 판독시간의 단축
• 자료 접근성 향상 / 보안성
• 객관적이고 완전한 기록 재생
• 컴퓨터 자문을 통해 의료의 질적 향상
• 자료의 공유 및 의사소통량 증가
• 자료의 재생산성 및 가공능력 향상</td></tr>
<tr><th>전자의무기록의 기능</th></tr>
<tr><td>• 자료입력/자료저장/보안
• 정보처리/정보교환/자료제시
☞ 정보 보안의 원칙
– 인증/무결성/접근제어
– 기밀성/부인봉쇄</td></tr>
</table>

4.4 전자의무기록 전환시 문제점

- 종이의무기록이 전자의무기록 전환시 문제점
  - 의무기록의 접근성 문제
  - 보건의료정보의 표준화가 미흡
  - 입원과 외래환자 정보가 통합화되어 있지 않음
  - 의무기록에 기술하는 용어가 표준화되어 있지 않음

5 전자의무기록의 개념

5.1 미국 mri(mEDICAL, rECORD iNSTITUTE)의 의미

- 종이매체에 의해 기록되어온 모든 의무기록
  - 그 업무처리 구조나 정보의 범위, 정보내용에 있어 변형없이
  - 동일하게 전산화를 통해 업그레이드 시킨 형태
  - 환자 진료행위를 중심으로 발생한 업무상의 자료나 진료 및 수술, 검사
  - 기록을 전산에 기반해 입력, 정리, 보관하는 시스템 통칭

5.2 전자의무기록의 목적

- 평생에 걸친 건강기록 포함
- 의료진을 위한 의사결정지원 자료 연결되어야 함
- 필요시 즉시 사용가능하도록 의료기관 공유가 되어야 함
- 권한 부여받은 사람만 접근 가능해야 함

5.3 전자의무기록의 주요 내용

- 환자의 기초정보부터 병력사항, 약물반응, 건강상태, 진찰 및 입 · 퇴원기록
- 방사선 및 화상진찰 결과, 기타 보조연구결과 등
  - ☞ 전자의무기록의 핵심 실체(객체)
    - 환자 · 의사 · 처방 · 문제
  - ☞ 전자의무기록의 입력 도구
    - 음성인식/휴대용 컴퓨터/문자인식
    - Pen mouse
    - POC(Point of Care)
    - PDA(개인휴대정보단말기)
    - Medical Information Navigator

표 2-4 전자의무기록의 내용

전자의무기록의 구성 내용	
• 최종 진료내용과 의료제공자	• 재활계획을 포함한 치료계획
• 최종 의료기관에서의 환자 확인 자료	• 가정간호 및 호스피스 정보
• 입원 및 접수 직원에 관한 사항	• 추후관리
• 환자의 인구통계학적 사항	• 간호사항
• 보험 및 건강계획 정보	• 자기관리 상태
• 진료 예약 사항	• 손상 및 장애
• 진단명	• 보조기 필요 여부
• 알레르기	• 영양관련 사항
• 투약내용	• 치료자관련 사항
• 의사지시사항	• 사회사업서비스관련 사항

5.4 전자의무기록의 기능 및 정보입력 지원방안

1) 전자의무기록의 기능

- 건강정보 및 진료자료와 정보제공
- 처방결과와 진료결과 관리
- 처방 입력과 관리
- 의사결정지원
- 전자의료정보 공유와 연결성 제공
- 환자지원
- 환자관련 행정지원
- 통계 및 국민건강자료 관리

(1) 진료정보의 자료 입력

- 전자의무기록시스템 인증제의 평가항목
  - 전자의무기록의 입력과 조회 기능 포함
  - 환자의 기본정보를 생성하고 환자의 진료 정보를 입력하고 조회 가능
    예) 성명, 성별, 생년월일, 주민번호

(2) 자료저장

- 입력된 전자의무기록의 내용을 저장하고 보관 가능

(3) 진료 정보의 처리

- 다양한 저장매체로 저장
  - 저장된 자료를 필요한 형태로 가공 및 분석하여 사용 가능

(4) 진료 정보의 교환 및 의사소통

- 전자의무기록의 진료 정보를 타 의료기관 및 국가 보건의료기관과 교류
  - 의사소통 가능

(5) 보안

- 전자의무기록시스템의 신뢰성, 안전성 및 연속성을 보장할 수 있음

  예) – 사용자에 따른 계정관리, 접근 및 접근 통제

  – 전자인증, 모니터링, 비식별 조치 암호화 및 백업 등

2) 전자의무기록 정보입력 지원방안

- 음성인식기술의 적용
- 구조화된 입력 방식 적용
- 표준화된 의료용어체계의 도입

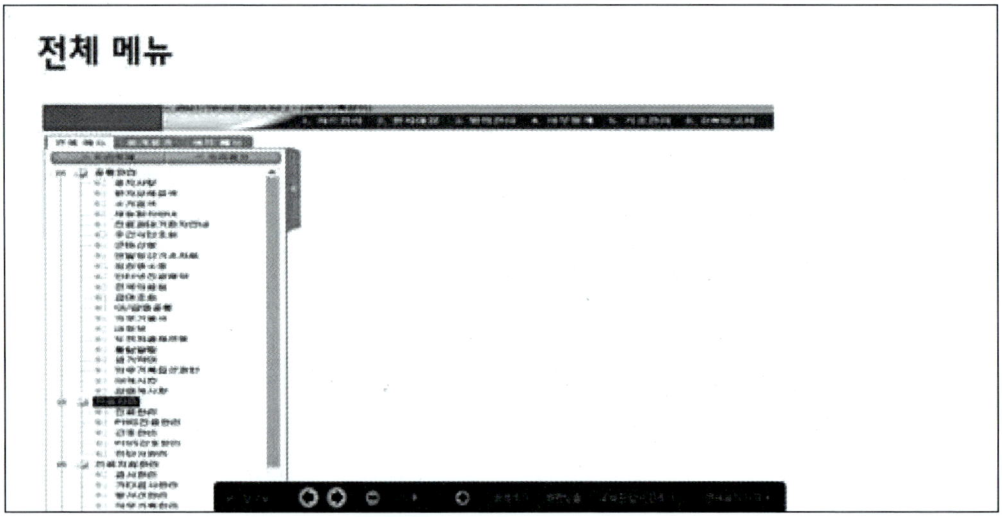

그림 2-2 EMR의 전체 메뉴

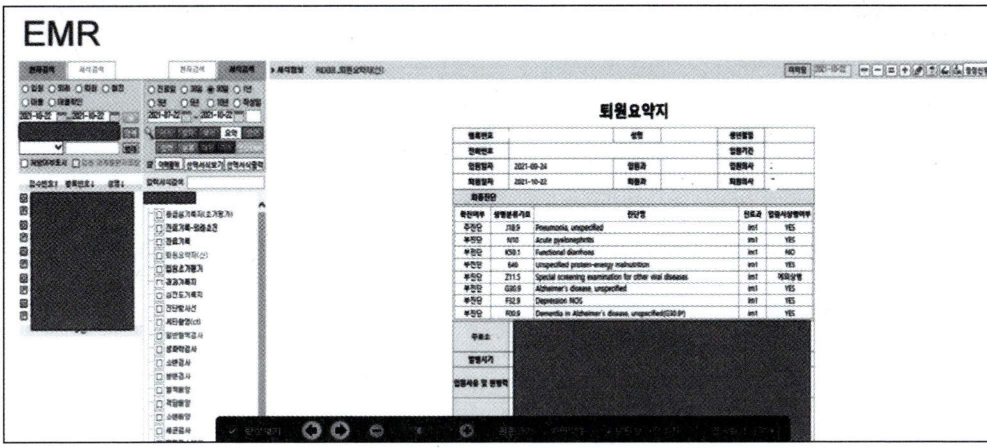

그림 2-3-1 EMR의 퇴원요약지

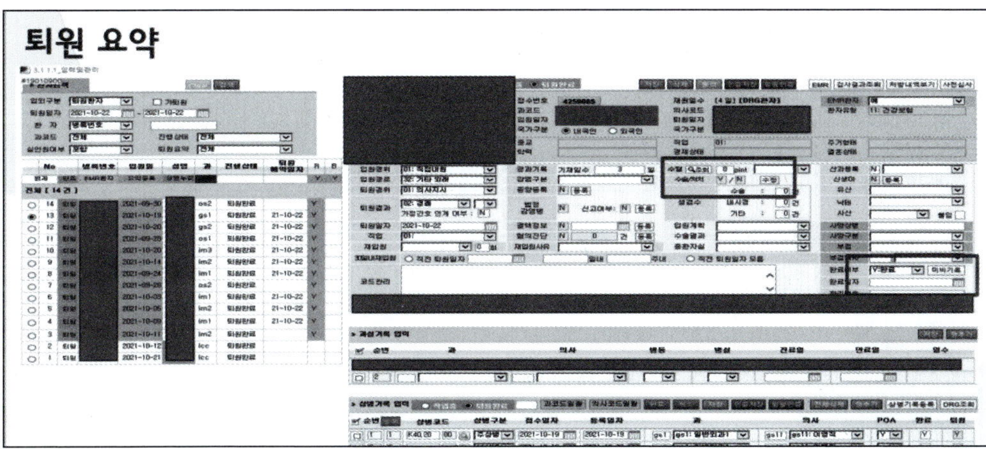

그림 2-3-2 EMR 퇴원요약 내용

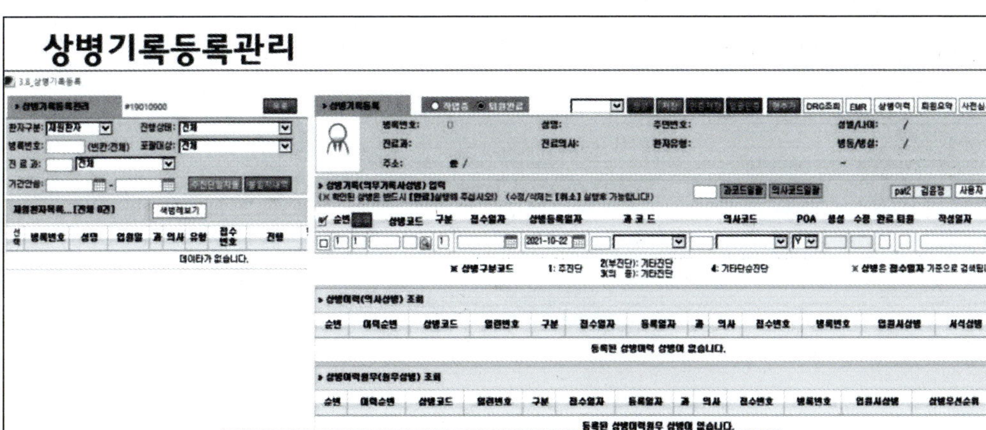

그림 2-4 EMR 상병기록(POA) 등록관리

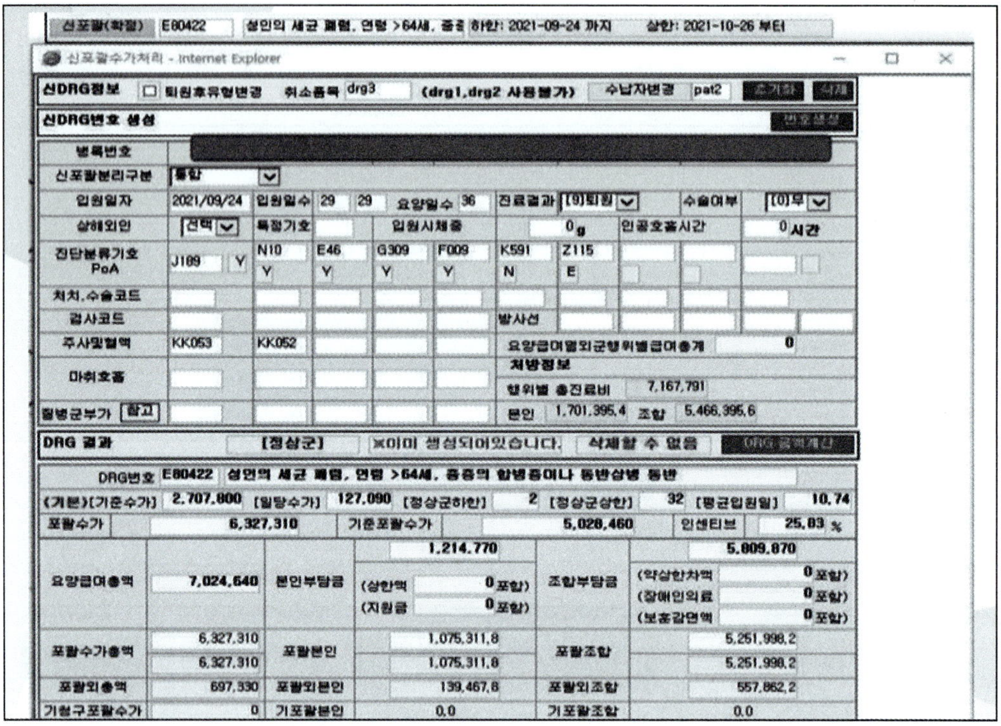

그림 2-5 DRG 화면

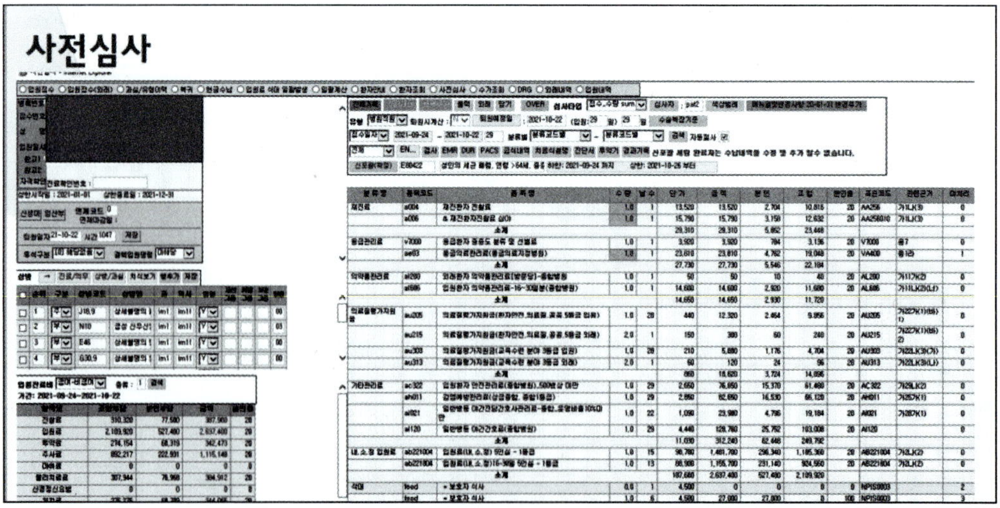

그림 2-6 사전심사

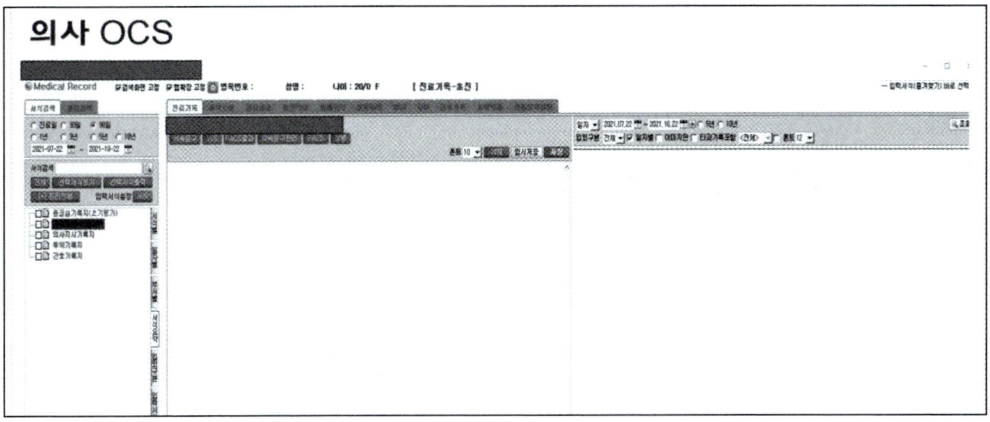

그림 2-7-1 EMR 의사 OCS

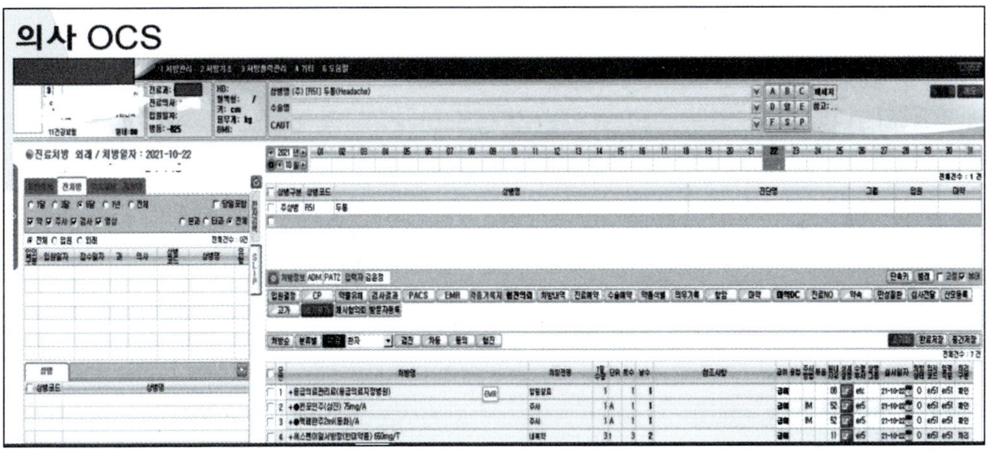

그림 2-7-2 EMR 의사 OCS

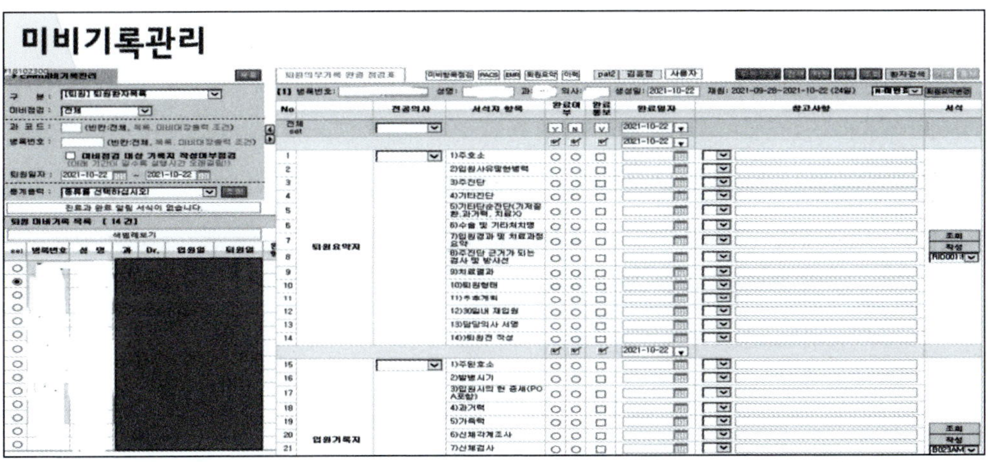

그림 2-8 EMR 미비기록

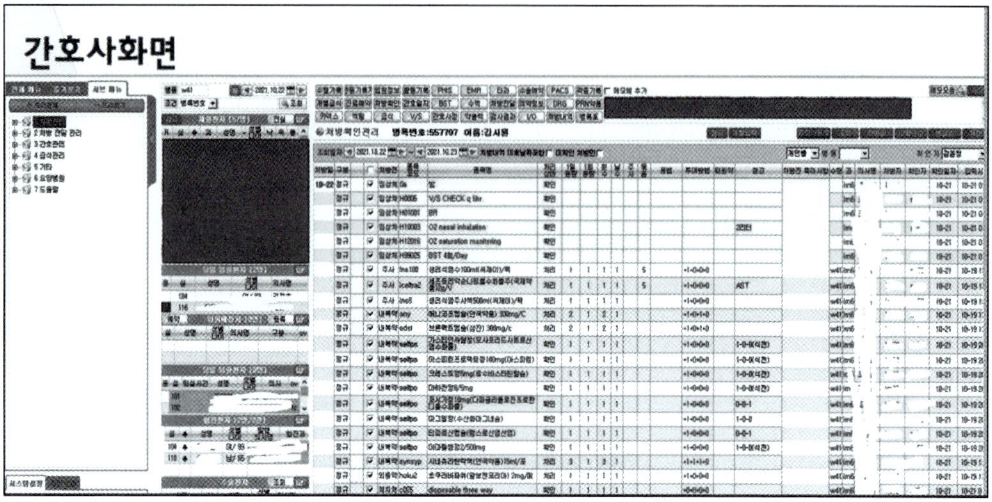

그림 2-9 EMR 간호사 화면

5.5 전자의무기록 : 암등록의 요약병기 코드(code) 범주

- 미국국립암연구소는 SEER(Surveillance Epidemiology and End Results) 프로그램
  – “요약병기(Summary Stage)”라는 병기분류 개발
- 전자의무기록 중 암등록 요약병기의 코드(code) 범주는 다음과 같음

1) 0 : 정상소재(in–situ)

- 암이 발생한 장소 내에만 존재 : M_/2

  예) 암이 위의 분문(cardia of stomach)에만 있는 경우

2) 1 : 국소성(local)

- 원발장기내 침범 국한
- 인접 장기의 경계선 너머로 퍼지지 않은 경우

  예) 암이 위(stomach)의 세부적인 부분에만 국한

  – 위의 분만(cardia), 위저(fundus), 체(body)

  – 동(antrum), 대만곡(greater curvature)

  – 소만곡(lesser curvature) 등 위에만 암이 있는 경우

3) 2–5 : 구역성(regional) = 인접장기

- 암이 원발장기를 넘어 다른 장기로 침범
  예) 암이 위(stomach)에서 간(liver)으로 인접장기로 침범됨
- 인접 림프절, 장기 및 조직으로 침범된 상태
  예) 유방에서 겨드랑이 림프절로 전이
- 구역성–원격성 모두 림프절(lymph node) 전이에 해당
- 림프절(lymph node, LN) : C77._
  = 이차성 = 속발성 = 전이성 = 일차성 아님

4) 7 : 원격성(distant)

- 암이 원발장기로부터 멀리 떨어진 장기로 전이
- 림프절로 전이된 상태
  예) 암이 유방에서 뇌로 전이된 경우

5) 9 : 상세불명(unknown)

- 암이 진행 정도를 알 수 없는 상태

표 2-5 암의 요약병기(SEER Summary Staging)의 코드(code) 범주

코드	주요 범주	암의 진행 정도
0	정상소재(in–situ)	• 암이 발생한 장소 내에만 존재
1	국소성(local)	• 원발장기내 침범 국한 • 인접 장기의 경계선 너머로 퍼지지 않은 경우
2–5	구역성(regional) = 인접장기	• 암이 원발장기를 넘어 다른 장기로 침범 • 인접 림프절, 장기 및 조직으로 침범된 상태
7	원격성(distant)	• 암이 원발장기로부터 멀리 떨어진 장기로 전이 • 림프절로 전이된 상태
9	상세불명(unknown)	• 암이 진행 정도를 알 수 없는 상태

5.6. 전자의무기록 : DRG 번호 구성 – 총 6자리

- 질병군(첫 4자리=ADRG), 연령그룹(5번째 자리), 합병증 및 동반상병(6번째자리)

DRG : 총 6자리

예) D111	1	1
↙	↓	↘
질병군(ADRG) (편도 및 아데노이드절제술)	연령 (연령 13세, 연령 0–17)	합병증 및 동반상병(1 : 수술 후 출혈)

표 2-6 편도 아데노이드절제술 DRG 분류

분류번호	질병군
D11121	• 편도 및 아데노이드절제술, 연령 > 17, 심각하거나 중증 혹은 중증도의 합병증 및 동반상병 동반
D11110	• 편도 및 아데노이드절제술, 연령 0–17, 심각하거나 중증 혹은 중증도의 합병증 및 동반상병 미동반
D11111	• 편도 및 아데노이드절제술, 연령 0–17, 심각하거나 중증 혹은 중등도의 합병증 및 동반상병 동반

DRG 급여대상 진료과 및 질병군 : 4개 진료과 + 7개 질병군

1) **안과** : 안과계 질환을 주진단으로 수정체 수술을 받은 자
2) **이비인후과** : 이비인후과계 질환을 주진단으로 편도와 아데노이드 절제수술을 받은 자
   기타 다른 수술을 함께 받은 경우 제외
3) **일반외과** : 소화기계 질환을 주진단
   항문 및/또는 항문주위 수술을 받은 자
   서혜부(샅) 및 대퇴부 탈장수술을 받은 자
   충수절제술을 받은 자
4) **산부인과** : 악성종양 제외
   여성생식기계 질환을 주진단으로 자궁 또는 자궁부속기 수술을 받은 자
   분만을 주진단으로 제왕절개 분만한 자

표 2-7 포괄수가제 및 행위별수가제의 비교

포괄수가제(DRG)	행위별수가제
• 입원환자 분류체계 • 재원기간 유사 • 병원 자원의 소모가 유사한 환자군 • 전향적 산정방법 : 선불제도(PPS) • 건별지불제도(Pay for case system) 예) 충수절제술(appendectomy) – 충수절제술 환자의 DRG군 – 미리 책정된 일정액의 진료비 지불	• 퇴원환자 분류체계 • 후향적 산정방법 : 후불제도 예) 충수절제술 시행 – 진료비는 수술, 처치, 검사 및 약 등 – 단가 또는 횟수에 따라 지불

5.7. 신포괄수가제(Refined DRG)의 개념

1) 신포괄수가제 : 기존 수가제 장점의 혼합형

- 신포괄수가제 = 포괄수가제 + 행위별수가제 + 4대 중증질환
- 4대 중증질환(암, 뇌, 심장, 희귀난치성질환)까지 포함
  - 입원환자 확대 혜택 받음

2) 신포괄수가제 변경 : 포괄(묶음) 및 행위별 수가(건당)

- 포괄수가제에 행위별수가제적인 성격을 반영한 혼합모형 지불제도
  - 입원기간 동안 발생한 입원료, 처치 등 진료에 필요한 기본적 서비스
    → 포괄수가로 묶음
  - 의사의 수술, 시술 등 서비스
    → 행위별 수가로 건당으로 보상하는 제도

3) 전액비포괄 변경 항목 : 총 5종류

- 2022년 1월 1일부터 전액비포괄 변경 항목(총 5종류)
  - 표적항암제, 면역항암제가 포함되는 2군 항암제 및 기타약제
  - 초고가 약제 및 치료재료, 사전승인약제, 희귀의약품, 일부선별급여 치료

예) • 신포괄수가 참여병원 환자들 약값의 5%만 부담
  - 치료 받았던 표적 항암제, 면역항암제 등 2군 항암제
  - 2022년 1월 1일부터 약값의 100% 부담
    → 암환자들은 2군 항암제 이전 약값의 20배 지불

신포괄수가제

▣ 신포괄수가제
= 포괄수가제(7개 질병군) + 행위별수가제 + 4대 중증질환(암/뇌/심장/희귀 난치성 질환)

1) 신포괄수가제 : 포괄수가제 + 행위별수가제
- 포괄수가제(묶음) : 입원료, 치료, 처치 등 진료에 필요한 기본 서비스
- 행위별수가제(건당) : 의사의 수술, 시술, 치료행 → 별도로 비용을 책정하여 운영 → 각각 비용

2) 심평원 전액 비포괄 항목 = 환자전액지불대상 비급여 항목
- 희귀의약품/2군 항암제/기타약제/사전승인약제
- 초고가 약제/치료재료/일부 선별급여 치료재료

▣ 신포괄수가제 : 면역관문억제제의 경우
- 희귀 및 중증질환에 사용 : 면역항암치료제 또는 표적항암치료제

▣ 비포괄 및 비급여 의미
- 전액비포괄 (환자전액지불) 대상항목 + 비급여(건강보험 적용 안함)

표 2-8 7개 질병군 포괄수가제 및 신포괄수가제

구 분	7개 질병군 포괄수가제	신포괄수가제
대상 기관	• 7개 질병군 진료가 있는 전체 의료기관	• 국민건강보험 공단일산병원, • 국립중앙의료원, 지역거점공공병원 • 총 98개 기관
적용 환자	• 7개 질병군 입원환자 - 백내장수술, 편도수술, 충수절제술 - 항문수술, 탈장수술, 제왕절개분만 - 자궁수술	• 603개 질병군 입원환자
장점	• 포괄수가(묶음) - 의료자원의 효율적 사용	• 포괄수가(묶음)+행위별수가(건당) - 의료자원의 효율적 사용+적극적 의료서비스 제공

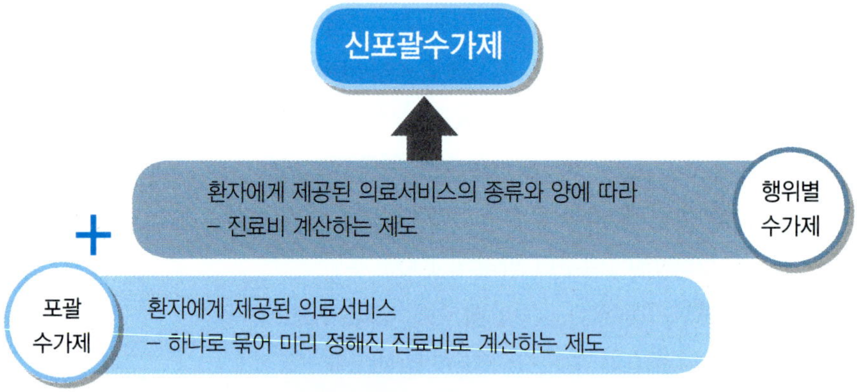

그림 2-10 신포괄수가제

5.8 전자의무기록의 기능

- 자료입력, 자료저장, 보안
- 정보처리, 정보교환, 자료제시

☞ 정보 보안의 원칙

- 인증, 무결성, 접근제어

– 기밀성, 부인봉쇄

5.9 전자의무기록 정보입력 지원방안

- 음성인식기술의 적용
- 구조화된 입력 방식 적용
- 표준화된 의료용어체계의 도입

5.10 전자의무기록의 의료법

1) 의료법 제16조 : 전자의무기록관리 · 보존의 필요장비

- 네트워크에 연결되지 아니한 백업저장시스템
- 전자의무기록의 생성과 전자서명을 검증할 수 있는 장비
- 전자서명 후 전자의무기록 변경여부 확인가능 장비

2) 의료법 제18조 3항(처방전 작성과 교부)/제23조 3항(전자의무기록)

- 정당한 사유없이 전자처방전에 저장된 개인정보 탐지/누출 변조/훼손 안됨
- 의료법 제 87조 : 5년 이하 징역 / 2천만원 이하 벌금

3) 의료법 제21조 1항 : 기록열람

- 의료인, 의료기관 종사자는 이 법이나 다른 법령에 따로 규정된 경우 외
  - 환자기록 열람/사본 등의 내용 확인하게 해서는 안됨

  단) 환자/환자 배우자/환자 직계존비속/배우자 직계존속
    - 이들이 환자 기록 열람/사본교부 등 내용 확인 요구시
    - 환자 치료의 불가피한 경우 아니면 확인할 수 있게 함

4) 의료법 제22조 1항 : 진료기록부

- 의료인은 진료기록부/조산기록부/간호기록부/기타 진료기록 갖추어 둠
  - 의료행위 사항과 의견 상세히 기록하고 서명해야 함

5.11 전자의무기록 정보 공유시 문제 해결방안

1) 기밀성(Confidentiality)

- 환자의 의료 및 개인정보 누출 위험 → 암호화

2) 무결성(integrity)

- 의료정보의 위 · 변조위험 → 메시지 인증으로 위변조 불가능

3) 위조방지(Non forgery)

- 서명위조 → 메시지 인증, 전자 서명키 생성

4) 신원확인(User authentication)

- 서명자 인증으로 의료행위자인 서명자의 신원확인
  → 메시지 인증, 송신자가 전자서명행위자임
  - 전자서명행위자는 전자서명 생성키 소유자임

5) 부인방지(Non-repudiation)

- 분쟁 발생시 의료내용에 대한 부인방지의 측면
  → 메시지 인증, 전자서명 생성키 소유자의 기록 작성 내용 부인 방지

5.12 의료정보보호의 속성

1) **비밀성** : 인가받은 사용자만 접근가능 보장
2) **무결성** : 인가받은 사용자만 수정가능 보장
3) **가용성** : 언제나 사용 가능하도록 보장
4) **인증** : 인가받은 사용자만 사용가능하도록 보장

5.13 개인휴대정보단말기(PDA) 이용의 전자의무기록

- 개인휴대정보단말기(PDA), 노트북 컴퓨터 등 Mobile computing을 이용
  - 의료진이 진료현장에서 직접 환자정보를 입력

- 무선통신 기반 현장진료
- 처방전을 발급하는 시스템을 POC(Point of Care)라고 함

• PDA와 무선 LAN, IMT-2000 등
  - Mobile 환경이 발전함에 따라 가능해진 시스템

중요 내용

◐ Point of care
  • 개인휴대정보 단말기를 이용하여 의료진이 진료현장
    - 이곳에서 직접 환자정보를 입력하거나 처방전을 발급하는 시스템

◐ 전자의무기록의 입력 도구
  • PDA(개인휴대정보단말기) / 휴대용 컴퓨터 / Pen mouse
  • Medical Information Navigator / 음성인식 / 문자 인식

◐ 보건의료정보관리(의무기록) 보관 매체
  • 마이크로필름 / 광디스크 / 하드디스크 / 컴팩트디스크

◐ 의무기록의 광디스크 등 전자 매체 보관 장점
  • 공간 절감 / 다사용자 접근 / 생산성 향상

◐ 전자의무기록의 핵심적 실체(객체)
  • 환자 / 의사 / 처방 / 문제

◐ ASTM의 전자의무기록 표준화 항목
  • 신체검진 / 문제목록 / 투약내용

6 전자의무기록의 발전과정

• 전자의무기록의 최종단계인 CPR을 목표로 발전과정 중
  - 여러 수준의 전자의무기록의 형태가 나타나고 있음

• 미국 의무기록연구소(Medical Record Institute : MRI)의 5단계

6.1 전자의무기록의 발전 5단계

1) Automated Medical Records 의무기록의 자동화

• 보험청구, 원무관리 등의 업무를 부분적으로 전산화
• 방사선과, 임상병리, 약국 등의 개별 전산화시스템

2) Computerized Medical Record(CMR) : Document Image System 전산화된 의무기록 / 문서이미지시스템

- 기존의 종이 의무기록을 스캔하여 인덱스가 구성된 이미지 형태로 저장
- 서명을 포함한 의무기록지의 정보구조를 그대로 유지하게 됨
- 의무기록 image system의 장점
  - 의무기록 조회의 용이성/의료진의 입력 부담 경감
  - 수기 서명 후 scanning하여 법적 문제 해결
- 광화일 시스템

3) Electronic Medical Record (EMR) 전자의무기록

- 의무기록내용을 전산화할 계획으로 병원 정보시스템을 구축
  - 네트웍 환경하에서 의무기록정보를 검색할 수 있도록 구현한 시스템

4) Electronic Patient Record (EPR) 전자환자기록 = Computer-based Patient Record (CPR) 컴퓨터 기반 환자기록

- CPR은 기존의 의무기록보다 넓은 범위의 환자관련 의료정보 포함
- 자료가 전국간 또는 국제적으로 표준화되어 정보 호환성이 있어야 함
- CPR의 효과
  - 환자 대기시간 단축/응급실 진료 신속/챠트 보관 공간 절감
- 병원간 또는 국가간의 의무기록교류

5) Electronic Health Record (EHR) 전자건강기록

- 한 사람의 평생 모든 건강관련 정보 포함
- 환자의 모든 건강관련 정보를 필요시 전산에서 검색할 수 있어야 함

표 2-9 의무기록 이미지시스템(Image System)과 CPR의 장점

의무기록 Image system의 장점	CPR의 장점
• 의무기록 조회의 용이성 • 의료진의 입력 부담 경감 • 수기 서명 후 scanning함 – 법적 문제 해결	• 환자 대기시간 단축 • 응급실 진료 신속 • 챠트 보관 공간 절감 • 환자 요구의 충족 가능

전자의무기록의 발전과정

◑ Automated Medical Record → Computerized Medical Record(CMR)
→ Electronic Medical Record(EMR) → Electronic Patient Record(Computer-based Patient Record, EPR=CPR) → Electronic Health Record(EHR)

6.2 처방전달시스템(Order Communication System, OCS)

1) 배경

- 전자의무기록의 초기단계 → 병원정보시스템(HIS)
- 국내 1990년대 신설된 병원들 주축으로 전 병원을 네트웍 환경으로 구축 전산시스템 원무 및 보험청구 중심 → 한 단계 발전하여 OCS 도입

2) 개념

- 처방내용을 기록하여 전달 대신 → 컴퓨터에 입력하여 해당부서로 전송
- 의사가 투약, 검사 등의 처방을 처방 또는 검사용지에 기록하는 대신
  - 컴퓨터에 입력하면 정보가 약국, 임상병리검사실 또는 방사선검사실 등
  - 해당 부서로 전달되어 신속한 처리 기능

3) OCS의 목표

- 의료진의 기록작업(paper work) 감소
- 종이없는 의무기록체계(paperless medical record system) 구축
- 진료지시 및 결과의 신속, 정확한 전달
- 환자의 대기시간 단축

표 2-10 보건의료정보관리(의무기록)의 데이터 구조 비교

종이 기반 의무기록	컴퓨터 기반 의무기록
• 정적(static)	• 동적(dynamic)
• 한 번에 한 장소에서만 볼 수 있음	• 여러 지역에서 동일하게 볼 수 있음
• 원하는 정보 검색시 기록 모두 찾음	• 데이터 검색, 색출 가능

7 전자의무기록 시스템 개발

7.1 COSTAR(Computer Stored Ambulatory Record)

1) 1960년대

- 매사추세츠 제너럴 병원(Massachusetts General Hospital)
  - 바넷 개발
- 최초의 전산화된 외래환자 진료를 위한 의무기록 시스템

2) 목적

- 임상 진료 향상
- 행정, 경영 및 제정 정보기능을 통해 진료지원 기능 제공

7.2 RMRS(Regenstrief Medical Record System)

- 인디애나 대학 의료원에서 맥도널드 등이 개발
- 1974년부터 위셔드 메모리얼 병원에서 사용
- 환자진료 후 담당 의사는 방문기록지에 경과기록과 문제목록 갱신
  - 치료약과 검사 처방 등 기록
  - 사무원이 추후에 컴퓨터에 입력
  - 종이 의무기록을 완전 대체했다기 보다 보조하는 것

중요 내용

◑ Massachusetts General Hospital
- 개원시부터 모든 환자의 임상기록 작성
- Mrs. Grace Whiting Myers 채용
  - 최초의 의무기록 사서
  - 북미주 의무기록협회 초대 회장
  - 북미주 의무기록사서협회 창설(1928)

◑ **환자 등록 및 색인**
- 병원 전산화 체계 구축시
  - 가장 먼저 전산화 이루어져야 하는 업무

7.3 TMR(The Medical Record)

- 1975년 듀크대학(Duke University)에서 외래환자 대상
  - 개발된 전자의무기록
  - 종이 의무기록을 완전 대체하는 목표로 개발
- 약물 처방은 의사가 스스로 수행하도록 되어 있음
- 약물 상호작용이나 알레르기, 정확한 처방용량과 관련된 문제들
  - 컴퓨터 프로그램이 실시간으로 검증해 주어 진료의 질 향상

전자의무기록 시스템 개발

◑ COSTRA
- 미국 메사추세츠 종합병원에서 개발
- 외래의무기록 전산화 systerm

◑ TMR
- 듀크대학에서 외래환자 대상 개발된 전자의무기록

◑ RMRS(Regenstrief Medical Record System)
- 인디애나 대학 의료원에서 맥도널드 등이 개발
- 환자진료 후 담당 의사는 방문기록지에 경과기록과 문제목록 갱신

8 전자의무기록과 표준화

8.1 ASTM(American Society for Testing and Materials)

- ASTM은 1898년에 발족한 표준화기구 중 일종
  - 미국에서 조직되어 134개 분야에 표준화 위원회 두고 있는 단체
  - 매년 68권의 'Annual Book of ASTM Standard'를 발간
  - 이 중 의료정보관련 표준안은 HL7과 연계하여 제정됨

8.2 HL7

- HL7은 ASTM의 한 부분으로 의료정보 교환 표준안

- 두 단체에서 나오는 표준안의 포맷과 메시지 구조가 동일하게 구성

- 전자의무기록을 발전시키기 위한 표준화 기구
- 독립적인 보건의료시스템에서 임상, 재정 및 관리 정보
  - 이것에 상호교환을 위한 표준 프로토콜로 전세계에서 가장 널리 사용
  - 의료정보분야의 전송표준

8.3 E1384

- E1384는 ASTM의 의료정보관련 표준안 중
  - CPR로 가기 위한 논리적인 구조와 내용의 표준 제시
  - 의료정보 표준화작업 중 가장 우선할 일의 상세한 지침 기술

전자의무기록과 표준화 중요 내용

◑ ASTM
- 1898년에 발족한 미국에서 조직된 표준화 기구

◑ HL7
- ASTM의 한 부분으로 의료정보 교환 표준안
- 전자의무기록을 발전시키기 위한 표준화 기구

◑ E1384
- ASTM의 의료정보 관련 표준안
- CPR로 가기 위한 논리적인 구조와 내용에 대한 표준 제시하는 곳

9 국내 전자의무기록의 발전방안

9.1 EMR 시스템의 개선방안

1) 전산시스템의 기능 전환 및 보강

- EMR 기능을 충분히 수행할 수 있을 정도의 기능
  - 강화된 전산시스템, 자료보관용량, 신속한 반응속도
  - 시스템의 안정성 등이 확보되어야 함

2) 전자의무기록의 법적문제 해결

- 1999년 7월부터 전자서명법이 발효되었음
  - 이 법이 의무기록 정보의 전송에도 적용됨
  - 의료기관간에 진료정보를 교환할 수 있는 기반으로 구축되었음
- 의료기관 내 별도의 전자의무기록에 대한 기준을 마련
  - 전자의무기록의 법적 인정을 받을 수 있도록 하여야 함

9.2 CPR 시스템의 사전준비

- 의학용어 통일화 작업
- 표준화작업 추진
- 환자정보 노출기준 마련
- CPR 관련 기술과제 연구
- CPR 추진을 위한 기구 설립

9.3 CPR 구현의 난관

- 복잡한 진료자료와 지식의 모델링 필요
  - multi-media DBMS, knowledge-base, 인공지능 등
- 의학용어 표준화
  - ICD, SNOMED, MeSH, UMLS 등
- 인간적 측면
  - Human Interface, 보안, 비밀보장 등
- 하드웨어(H/W), 소프트웨어(S/W), 네트워크(N/W) 등
  - 이에 소요되는 막대한 비용

9.4 CPR 기대효과

1) 비용절감효과

- 진료시간 단축, 재원일수 단축

- 인력과 공간의 절감, 검사건수 및 검사비용의 감소

표 2-11 CPR system 및 도약 과제

CPR system 특징	CPR 도약 과제
• 입력항목에 자료사전(data dictionary) 갖음 • 다양한 검색/조회/출력 가능 • 임상 연구를 위한 전산기법 제공 • 환자의 누적 진료 정보 만듦 • 동시에 여러 사용자가 접근 가능 • 기능 – 여러 곳에서 입력되는 자료수집/보관/전달	• 자료 교환을 위한 표준화 선행 • 입력 자료의 자동 분석 및 code화 • 환자정보의 안전 관리 및 비밀보장 • 데이터 검색, 색출 가능 • 음성 인식 system 개발 • 구조화된 입력 방식 적용

2) 의무기록 전산화의 효과

- 데이터의 접근성 향상
- 자료의 질 향상
- 연구수준의 향상
- 데이터의 신속성 향상

10 전자의무기록의 인증관리

10.1 전자의무기록(EMR)의 평가지표

1) 전자의무기록의 평가지표 및 모형

- 의료기관의 정보화 수준을 측정하는 평가지표 및 모형
  - 미국보건의료정보관리시스템협회의 EMRAM(electronic medical record adoption model)
- HIMSS에서는 EMRAM으로 EMR(전자의무기록)의 기능과 구축 내용
  - 수준을 평가하며 최저 수준이 0단계부터 최고 수준인 7단계 분류

2) 상급 및 일반병원 평가지표 현황

- 상급병원은 7단계인 최고 수준을 유지하고 있음
  - 대부분의 병원은 의료기관의 형태 및 규모, 투자 여력, 사용자의 수준 등에 따라

사용하는 시스템에 상당한 편차 있음

- 편차 최소화 및 전자의무기록시스템 기능의 국가적 표준과 적합성 검증 실시
  - 진료의 연속성 확보와 품질 향상을 위한 방안
  - 2020년부터 전자의무기록시스템 인증제도의 운영 고시

10.2 전자의무기록(EMR)의 평가 모형

1) 0단계

- 진료지원시스템 미구축

2) 1단계

- 진단검사 정보시스템, 영상정보시스템, 투약정보시스템 등의 진료지원 시스템 구축

3) 2단계

- 처방시 충돌 확인 가능(임상의사 결정지원 가능)
- 영상의무기록시스템의 이미지 기록을 전자의무기록과 연계하여 조회 가능
- 의료진들의 전자의무기록 조회 기능
- 기본적 보안시스템

4) 3단계

- 전자 간호기록(임상관찰기록, 활력징후, 섭취/배설, 간호기록, 약물투여 등) 작성 기능
- PACS 시스템을 활용하여 영상 및 판독 조회 기능
- 처방과 입력의 오류 확인이 가능한 상호 운용성의 임사의사 결정지원 기능
- 전자 투약관리시스템(e-MAR) 기능, DUR, 처방전 전송시스템 등
- 권한별 보안시스템

5) 4단계

- 처방 입력과 임상의사결정지원시스템(프로토콜)
- CPCE(computerized physician order entry) : 전산 처방 시스템인 OCS와 임상의사결정지원시스템인 CDS를 결합한 기능

6) 5단계

- 구조화된 캠플릿을 사용한 전자의무기록
- RFID 및 비코드를 사용한 안전한 투약관리시스템
- 방어시스템

7) 6단계

- 완전한 임상의사결정시스템(CDSSI)
- 완전한 의료현상저장시스템을 통하여 의사들의 진료 지원
- 구조화된 탬플릿 기반의 전자의무기록시스템으로 각종 기록의 문제 및 진단 목록

8) 7단계

- 완전한 전자의무기록시스템
- 표준화 기반의 진료정보교류를 통한 의료기관 간 진료 정보 공유
- 데이터 웨어하우스
- 진료과 간 데이터 연속성 보장
- 재난복구시스템
- 개인정보보호 및 보안시스템

표 2-12 전자의무기록시스템의 평가 지표/모형

단계	내 용
0단계	• 전자건강기록 기반의 진료지원시스템이 구축되지 않은 단계
1단계	• 진단검사의학과, 약국, 영상의학과 등 – 보조 임상시스템이 구축된 단계
2단계	• 임상자료저장소, 내부 상호운용성 • 기본적인 보안환경 구축
3단계	• 간호기록 및 진료지원기록, 전자약물관리기록 • 역할기반 보안관리
4단계	• 임상의사결정지원시스템이 있는 전산화된 의사지시입력 • 간호 및 진료지원 문서, 기본업무의 연속성
5단계	• 구조화된 탬플릿을 사용한 진료기록 • 외부 침입 및 장비 보호
6단계	• 기술 사용 약물관리, 혈액제품 및 모유관리, 위험보고 • 완전한 임상의사결정지원
7단계	• 완전한 전자의무기록 외부 진료정보교류, 데이터 분석 • 거버넌스, 재해 복구, 개인정보 보호 및 보안

10.3 국내 전자의무기록의 인증

1) 국내 전자의무기록의 분류

- 국내에서는 「의료법」 제23조의2(전자의무기록의 표준화 등)를 근거
  - 전자의무기록시스템 인증을 기능성, 상호운영성 및 보안성으로 분류
  - 인증기준을 시행

2) 전자의무기록시스템 인증제의 목적

- 환자 안전과 진료연속성 지원을 목적
  - 국내 전자의무기록시스템에 대한 국가적 표준과 적합성 검증
  - 이를 통해 일체의 표준제를 개발 유도
  - 시스템의 상호호환성 확보 등 품질 향상
  - 의료소비자에게 양질의 의료서비스를 제공되기 위한 제도

10.4 전자의무기록시스템 인증의 목적

1) 개인정보 유출 및 보안사고 방지

- 국민 관점의 표준화된 전자의무기록 기반
- 의료진과의 의사소통 향상, 환자 진료기록의 변경이력 관리 등 강화됨
  - 진료기록에 대한 신뢰성 향상, 의료정보의 정보보안 수준을 높여
  - 개인정보 유출 및 보안사고를 방지

2) 안전 및 의료서비스 질 향상

- 의료기관 관점에서 안전하고 체계적인 정보관리를 통한
  - 환자 진료의 연속성 확보, 투약 경고 등
  - 임상의사결정지원 강화, 의료정보의 이력 관리 등
  - 안전하고 질 높은 의료서비스가 가능

3) 시장 품질 요구 대응

- 산업계 관점에서 각 의료기관의 다양한 요구사항

– 이에 중복 개발 및 인력 투입 방지를 통한 비용 절감
– 품질 향상, 전자의무기록시스템의 품질 기준에 국가가 인정함
– 이에 따라 시장의 품질 요구에 대응

10.5 전자의무기록시스템의 인증 기준

• 전자의무기록시스템 인증은 기능성, 상호운용성 및 보안성으로 분류

1) 기능성

• 진료기록 생성, 저장 및 관리 등의 기능 기준과 의료기관의 데이터 검증 등의 서비스 기준이 마련됨

2) 상호운용성

• 시스템 간 상호교류가 가능하도록 하는 성능기준으로 구성

3) 보안성 영역

• 기술적, 관리적, 물리적 보안 및 개인 정보보호 성능기준과 「개인정보 보호법」 등을 준용하여 인증기준 마련

표 2-13 전자의무기록 인증 기준 및 분류 항목

기준	분류 항목
기능성	• 의무기록, 원무관리, 환자정보조회, 공공보고 및 연계 • 처방(투약, 지시처방, 검사처방, 공통관리, 의뢰처방), DUR • 투약간호, 환자 약물 부작용 관리, 간호기록 • CDSS, 검사결과, 환자교육
상호운용성	• 진료정보교류를 위한 환자들의 식별체계, 진료정보관리 • 영상정보, 교류전송, 보안
보안성	• 자료의 백업 및 복구, 감사, 기밀성, 암호화 • 식별 및 인증, 권한 및 접근통제

예상문제

1. 전자의무기록의 발전단계로 ( )안에 들어갈 것은?

> Automated Medical Records – Computerized Medical Record –
> ( ) – Electronic Patient Record – Electronic Health Record

① Computerized Image System
② Electronic Smart Record
③ Electronic Image System
④ Electronic Medical Record

2. 메사추세츠 제너럴 병원에서 개발된 외래의무기록 전산화 시스템은?

① CPR ② TMR ③ RMRS ④ COSTAR

3. 암이 원발장기를 넘어 다른 장기로 침범하는 것으로 암등록 요약병기의 범주로 옳은 것은?

① code 1 : 정상소재(in situ)
② 7 : 국소성(local)
③ code 2–5 : 구역성(regional)
④ 0 : 원격성(distant)

4. 미국 의무기록연구소에서 제시한 전자의무기록의 형태로 옳지 않은 것은?

① Electronic health record
② Computerized hospital record
③ Automated medical record
④ Electronic patient record

5. Document image system의 장점으로 옳지 않은 것은?

① 의료진 입력 경감 ② 의무기록 조회 용이
③ 법적 문제 해결 ④ 누락기록의 감소

정답 1. ④ 2. ④ 3. ③ 4. ② 5. ④

예상문제

6. 외래 환자 대상으로 듀크대학에서 개발된 전자의무기록은?

① CPR ② TMR ③ RMRS ④ COSTAR

7. CPR system의 특징으로 옳지 않은 것은?

① 다양한 검색 가능
② data dictionary 지님
③ 임상 연구위한 전산기법 제공
④ 수기서명 없이 법적 효력 보장

8. 의무기록 전산화 효과로 옳지 않은 것은?

① 재원기간 단축
② 비용 절감
③ 데이터 접근성 향상
④ 의사연구 향상

9. Computer based patient record의 효과로 옳지 않은 것은?

① 환자 대기시간 단축
② 의무기록 비밀보장
③ 응급실 진료 신속
④ 챠트 보관 공간 절감

10. 미국에서 조직 1898년에 조직된 표준화 기구로 옳은 것은?

① ASTM
② GAO
③ 응급실 진료 신속
④ 챠트 보관 공간 절감

11. ASTM의 한 부분으로 의료정보 교환 표준안으로 옳은 것은?

① CPR
② HL7
③ 응급실 진료 신속
④ 챠트 보관 공간 절감

12. ASTM 의료정보 표준안 중 CPR로 가기 위한 논리적 구조와 내용에 표준을 제시한 곳은?

① CPR
② E1384
③ 응급실 진료 신속
④ 챠트 보관 공간 절감

정답 6. ② 7. ④ 8. ① 9. ② 10. ① 11. ② 12. ② 11. ① 12. ④

예상문제

13. 환자의 모든 건강관련 정보의 전자의무기록은?

① CPR ② EPR ③ EHR ④ EMR

14. 전자의무기록의 특징으로 옳지 않은 것은?

① 자료를 다양하게 검색
② 입력 항목에 자료 사전 갖음
③ 환자의 한 진료 정보만 만듬
④ 동시에 여러 사용자 접근 가능

15. 전자의무기록을 발전시키기 위한 표준화 기구는?

① HL7 ② E1384
③ 응급실 진료 신속 ④ 챠트 보관 공간 절감

16. 전자의무기록의 정보 공유시 개인 정보 누출 위험을 위해 암호화하는 기술은?

① 기밀성 ② 위조방지 ③ 부인방지 ④ 신원확인

17. 의료정보보호의 속성에 해당되지 않는 것은?

① 인증 ② 가용성 ③ 무결성 ④ 신속성

18. PDA를 이용해서 환자의 진료접점에서 진료를 하는 무선통신 현장진료는?

① Tele-care ② Home care
③ Point of care ④ Long term care

19. 전자의무기록 전환시 문제점으로 옳지 않은 것은?

① 의무기록의 접근성 ② 보건의료정보의 표준화 미흡
③ 질적 의무기록관리 부족 ④ 입원과 외래 미통합

정답 13. ③ 14. ③ 15. ① 16. ① 17. ④ 18. ③ 19. ③

예상문제

20. 전자의무기록 입력 도구로 사용할 수 있는 도구로 옳지 않은 것은?

① 문자 인식 ② PACS
③ 휴대용 컴퓨터 ④ Pen mouse

21. 전자의무기록의 핵심적인 실체로 옳지 않은 것은?

① 처방 ② 환자 ③ 문제 ④ 기능

22. ASTM의 전자의무기록 표준화 항목으로 옳지 않은 것은?

① 진료비 ② 투약내용 ③ 신체검진 ④ 문제목록

23. 전자의무기록(EMR)의 평가 모형 중 2단계에 해당되는 것은?

① 진단검사의학과 ② 임상자료저장소
③ 간호 및 진료지원 문서 ④ 외부 침입 및 장비 보호

정답 20. ② 21. ④ 22. ① 23. ②

제 3 장

컴퓨터 개론

Introduction of Computer System

- ▶ 컴퓨터 시스템의 개념
- ▶ 컴퓨터 시스템의 구성
- ▶ 버스와 인터페이스
- ▶ 입 · 출력의 필요한 기능
- ▶ 소프트웨어 개발 방법론

제3장

컴퓨터 개론

Introduction of Computer System

1 컴퓨터 시스템의 개념

1.1 데이터와 정보

1) 데이터(Data)

- 수치, 문자, 기호, 이미지, 개념, 의사, 사상 및 소리 등
  - 컴퓨터 처리에 적합한 형태로 표현한 것
- 사람이나 기계가 인식하도록 숫자, 기호 등으로 형식화한 것

2) 정보(Information)

- 자료를 가공 처리하여 유용한 형태로 얻어진 결과물

1.2 컴퓨터의 개념

- 컴퓨터는 일반적으로 디지털 컴퓨터(digital computer) 의미

1) 디지털(digital)

- 디지털이란 정보 또는 데이터를 숫자나 문자 형식의 수치로 표시
  - 연속적이지 않은 단절된 값이 이산(discrete) 신호로 표현
  - 수치를 나타낼 때에는 0 또는 1을 갖는 물리현상
  - 이것을 2진법으로 대응시키는 경우가 일반적
- 디지털로 측정된 값
  - 디지털 값(digital value), 이진 값(binary value)이라고도 함

• 디지털 컴퓨터
  – 모든 정보를 0 또는 1인 디지털 신호로 변환
  – 이 신호에 따라 연산, 제어 및 저장작업 등을 수행하는 컴퓨터

2) 아날로그(analog)

• 디지털과 반대되는 개념
  – 아날로그는 연속적으로 변하는 물리량
  – 데이터를 표현하거나 측정하는 방법
• 아날로그 값(analog value)
  – 아날로그로 측정한 값이라고 함
• 아나로그 컴퓨터(analog computer)
  – 연속적인 아날로그 값을 처리하는 컴퓨터

변수의 종류

◑ **양적변수**
• 변수의 값을 수량으로 나타낼 수 있는 측정치

◑ **이산변수**
• 정수값을 취할 수 있는 변수
예) 가족수, 환자수

◑ **연속변수**
• 일정한 구간내 연속적인 값
예) 키, 체중

◑ **질적변수**
• 수치, 수량으로 표현안됨
예) 성별, 물질의 액성(산성 · 중성 · 알카리성)

2 컴퓨터 시스템의 구성

• 하드웨어
  – 컴퓨터 및 관련 장치들의 물리적인 측면을 나타내는 용어

  - 하드웨어는 변하지 않는 부품
- 소프트웨어
  - 컴퓨터나 관련 장치들을 동작시키는데 사용되는 다양한 종류의 프로그램
  - 소프트웨어는 컴퓨터의 변할 수 있는 부품
- 소프트웨어의 분류
  ☞ 시스템 소프트웨어
    - 운영체계 및 응용 소프트웨어를 지원하는 프로그램
  ☞ 응용 소프트웨어
    - 사용자들이 직접 관심을 가지고 있는 작업을 처리하는 프로그램

2.1 컴퓨터 하드웨어(Hardware)

- 하드웨어의 컴퓨터 주요장치
  - 입력장치, 중앙처리장치, 기억장치(주기억장치/보조기억장치), 출력장치
- 시스템은 2진수를 사용하여 전자식으로 작동
  - 연산은 한 번에 하나씩 수행
- 메인보드(마더보드)는 컴퓨터의 중추신경
  - 중앙처리장치인 CPU(central processing unit)가 중심
  - 모든 중요한 장치들이 이곳에 모아져 있음
- 메인보드에는 데이터처리, 저장, 연산 등
  - 중요기능 수행하기 위한 전자부품의 집합체
- 메인보드에 장착되는 주요한 집적회로 칩(chip)들은 CPU
  - 개인용 컴퓨터의 경우 펜티엄프로세서 등이 있음
- 주기억장치 : ROM, RAM 있음
- 확장카드 형태
  - 비디오디스플레이 컨트롤러, 디스크드라이브 컨트롤러
  - 보조프로세서

컴퓨터 하드웨어의 구성

1) 컴퓨터 하드웨어 5대 장치
- 입력장치 / 연산장치 / 제어장치 / 기억장치 / 출력장치

2) 컴퓨터 하드웨어의 구성

◑ 입력장치
- 키보드, 마우스, 터치패드, 음성인식, OCR

◑ 중앙처리장치(CPU)
- 제어장치, 연산장치

◑ 기억장치
- 주기억장치(RAM/ROM/Cache)
- 보조기억장치(하드디스크/플로피디스크/CD-ROM)

◑ 출력장치
- 모니터/프린터

1) 입력장치(Input Unit)

- 프로그램이나 데이터를 컴퓨터 내부로 읽어 들이는 기능
- 컴퓨터로 데이터를 처리하기 위해서는 처리할 데이터
  - 입력장치를 통해 컴퓨터로 입력시켜야 함
- 데이터 입력방법
  - 일괄처리(batch processing), 실시간 처리(real-time processing) 방법
  - 대화식처리(interactive processing) 방법
  - 과거에는 일괄처리 방법에 의해 데이터를 입력했음
  - 현재는 컴퓨터 단말기 등의 발전으로 대화식처리 방법이 많이 사용
- 실시간 처리방법
  - 컴퓨터에 의한 데이터 처리
  - 외부 사상의 발생에 따라 요구된 시간 내에 데이터를 처리하는 방식
  - 대화식 방법의 기본 개념이 됨
- 일괄처리 방법
  - 오프라인(off-time) 장치에 의해 이루어짐
  - 대화식 처리는 주로 온라인(on-line) 장치에 의해 이루어짐

– 일괄처리 방법은 운영체제 형태 중 가장 먼저 생겨난 형태

(1) 오프라인 장치

- 오프라인 입력은 자료를 컴퓨터에 입력하기 전에 종이 테이프 등
  – 컴퓨터가 읽을 수 있는 입력 매체에 기록한 다음
  – 이들을 일괄적으로 CPU로 하여금 읽어 들이게 하는 방법
  예) 천공카드(punch card), 입력장치, 종이 테이프, 입력장치 등

(2) 온라인 장치

- 온라인 입력은 입력 장치의 데이터를 CPU가 직접 읽어 들이도록 방법
  예) 키보드, 마우스, 자기 잉크 문자 인식, 라이트 펜, 조이스틱 등
- 원시 문서에 있는 데이터를 읽는 기술을 광학 문자 인식
  – OCR(Optical Character Recognition)이라 함
- OCR장치에 의해 데이터를 기록하는 3가지 기본적인 방법
  – 광학적으로 읽을 수 있는 광학 마크(Optical Mark)
  – 막대 코드(Bar Code), 광학문자(Optical Character) 등

2) 중앙처리장치(Central Processing Unit, CPU)

- CPU는 컴퓨터 시스템의 핵심 부분
  – 각종 연산과 기억장치에 저장된 명령을 읽어서 수행하는 역할
- CPU의 처리속도는 시스템의 성능을 결정하는 중요한 요소

(1) 명령어

① 명령어의 개념

- 컴퓨터가 이해할 수 있는 언어는 기계어(machine language)임
  – 기계어는 이진수를 표현하기 때문에 이를 알아보기가 쉽지 않음
- 기계어를 기호나 심볼(symbolic) 등으로 표현한 어셈블리 언어(assembly language)가 나오게 됨
- 어셈블리 언어로 프로그램을 하는 것은 쉬운 일이 아님

- 인간이 사용하는 수식체계와 비슷한 언어의 개발이 필요
- 이런 이유로 개발된 언어를 고수준 언어(high-level language)라고 함
- 이를 컴퓨터가 이해할 수 있는 기계어로 번역하는 프로그램
- 이것을 컴파일러(compiler) 또는 해석기(interpreter)라고 함

OP-code	Operand		
	I	R	Address

그림 3-1 명령코드

② 명령코드

㉠ OP-code

a. OP-code의 의미

- 가감승제쉬프트보수 등의 동작 정의
- n비트로 구성하며 최고 2n개의 동작을 함

b. OP-code의 기능

- 함수연산기능
  - 산술연산(ADD, Shift, Complete) + 논리연산(NOT, AND, OR)
- 전달기능
  - CPU와 Memory 사이의 정보 교환
- 제어기능
  - 프로그램 수행순서를 의도에 따라 변경시키는 기능
- 입출력기능
  - 자료를 Memory로 입력, Memory에 기억된 내용 출력장치 통해 출력

㉡ I

- 모드비트(1비트)임
  - 1- 간접번지, 0- 직접번지가 됨

ⓒ R

- 레지스터의 모드비트임
  - n비트 : 2n개의 레지스터가 있음을 의미

ⓔ Address

- 찾아갈 메모리의 번지를 명시함

자료의 표현 단위

◐ 자료표현 단위의 크기 순
- bit → byte → field → record → file → database

◐ 1byte = 8bit
예) 2byte = 16bit, 4byte = 32bit

◐ bit 및 byte
- 비트(bit) : 정보표현의 최소단위
- 바이트(byte) : 문자표현의 최소단위

10.2 파일(File)의 분류

1) 연산장치 : 산술논리장치(Arithmetic and Logic Unit, ALU)

- 연산을 담당하는 장치 : 산술연산과 논리연산을 담당하는 장치

(1) 산술논리장치(ALU)

- 산술논리장치는 여러 가지 기계어 명령어를 실행
  - 이런 목적으로 산술 및 논리연산장치로 구성

표 3-1 산술논리장치

산술장치(Arithmetic unit, AU)	논리장치(Logic unit, LU)
• 덧셈 • 뺄셈 • 인크리멘트 • 디크리멘트	• OR • AND • XOR • NOT

(2) 연산의 종류

① 입력데이터 수에 따른 분류

㉠ 단항연산

- MOVE, SHIFT, ROTATE, COMPLEMENT 연산 등

㉡ 이항연산

- AND, OR, 사칙연산 등

② 데이터 성격에 따른 분류

㉠ 수치적 연산

- 사칙연산 및 산술 SHIFT 연산 등

㉡ 비수치적 연산

- AND, OR, NOR, 논리 SHIFT, ROTATE, MOVE 등

표 3-2 연산의 종류

입력데이터의 수에 따른 연산	데이터 성격에 따른 연산
• 단항연산 – MOVE/SHIFT/ROTATE – COMPLEMENT • 이항연산 – AND/OR	• 수치적 연산 – 사칙연산/산술 SHIFT 연산 • 비수치적 연산 – AND/OR/NOR/논리적 SHIFT – ROTATE/MOVE

(3) 제어장치(Control Unit)

- 입력, 출력, 기억, 연산 장치의 모든 동작들을 감독 및 통제하는 장치
- 매크로 명령을 수행하도록 하기 위해 많은 단계의 마이크로 명령을 수행
  - CPU 및 컴퓨터 각 주변장치를 제어하고 관리해야 함
  - 이는 CPU 내의 제어장치에 의해 이루어짐

(4) 레지스터(Register)

① Register의 의미

- 레지스터란 연산이나 제어장치에서 실행 도중의 중간 데이터 값
  - 일시적으로 저장하는 장소
- 가장 신속하며 bit당 가격이 고가인 메모리

② 사용 목적에 따른 분류

㉠ 프로세스 레지스터

- 인스트럭션 레지스터(IR)
- 프로그램 계수기(PC)
- 누산기(AC)

㉡ 메모리 레지스터

- 메모리 주소 레지스터(MAR), 메모리 데이터 레지스터(MDR)

㉢ 레지스터의 특징

- 하나의 레지스터
  - 하나의 명령어를 저장할 정도의 충분한 크기가 되어야 함

  예) 32비트 명령어 컴퓨터에 사용되는 레지스터의 길이

  - 32비트 이상이어야 함

표 3-3 레지스터(Register)의 분류

프로세스 레지스터	메모리 레지스터
• 인스트럭션 레지스터(IR) • 프로그램 계수기(PC) • 누산기(AC)	• 메모리 주소 레지스터(MAR) • 메모리 데이터 레지스터(MDR)

3) 기억장치(Memory Unit)

- 입력장치를 통해 읽어 들인 자료나 컴퓨터 내부에서 계산 처리된 결과
  - 이것을 기억하는 장치

- 주기억장치와 보조기억장치로 구분
- 컴퓨터에서 실행하고자 하는 프로그램, 데이터는 메모리에 저장해야 함
  - 이를 위한 장치가 바로 기억장치 또는 저장장치임
- 기억장치는 논리 0과 1만을 기억하는 장치로 처리 용량 등에 따라 분류
  - 주기억장치(main memory), 보조기억장치(secondary memory)

(1) 주기억장치

① 주기억장치의 종류

- 반도체 기억장치는 주로 램(Random Access Memory, RAM)
- 롬(Read Only Memory, ROM), PROM(Programable, ROM)
- EPROM(Erasable PROM)
- RAM은 주로 컴퓨터의 주기억장치로 사용
  - SRAM(static RAM)과 DRAM(dynamic RAM)으로 구분

② 주기억장치의 ROM과 RAM

- CPU가 처리할 또는 처리된 프로그램과 데이터를 기억하는 장치

㉠ ROM(Read Only Memory)

- 전원이 OFF되도 기억된 내용이 지워지지 않는 비휘발성 메모리
- 읽기만 가능

a. Mask ROM

- 제조회사에서 필요한 내용을 기록한 것으로 자료를 변경할 수 없음

b. PROM

- ROM-Writer를 이용해 한 번은 기록이 가능

c. EPROM

- 자외선을 이용해 기록된 내용을 지우고 다시 쓸 수 있음

d. EEPROM

- 전기적 성질을 이용해 기록된 내용을 지우고 다시 쓸 수 있음

㉡ RAM(Radom Access Memory)

- 전원이 ON일 때만 자료를 보존할 수 있는 휘발성 메모리
- 읽고 쓰기가 가능

a. SRAM(Static RAM)

- 소용량, 고가, 고속, 소용량의 캐쉬메모리로 사용

b. DRAM(Dynamic RAM)

- 대용량, 저가, 저속, 재충전(reflash) 회로가 필요
- 자연방전으로 내용 소멸 막기 위해 재충전 필요한 기억소자

(2) 보조기억장치

① 보조기억장치의 종류

- 자기디스크(magnetic disk), 자기테이프(magnetic tape)
- 자기드럼(magnetic drum), 자기버블(magnetic bubble) 기억장치
- 광자기디스크(optic magnetic disk), CD-ROM 등

☞ CD-ROM

- 보조기억장치
- 의무기록 영상파일 등 대용량 정보를 보관시 많이 사용된 매체

② 액세스 방법에 따른 분류

㉠ 순차접근 기억장치(SASD)

- 데이터를 순차적으로 액세스하는 기억장치, 자기테이프

㉡ 직접접근 기억장치(DASD)

- 모든 정보에 대한 액세스 시간이 어느정도 일정함
- 자기디스크

③ 자기디스크 관련용어

㉠ 탐색시간(Seek Time)

- 자료를 읽고 쓰기 위해 지정된 실린더의 트랙까지 이동하는 시간

㉡ 검색시간(Search Time)

- 트랙까지 이동한 후 특정한 섹터까지 헤드가 도달하는 시간

㉢ 전송시간(Transmission Time)

- 헤드가 액세스한 섹터와 주기억장치간 자료전송에 걸리는 시간

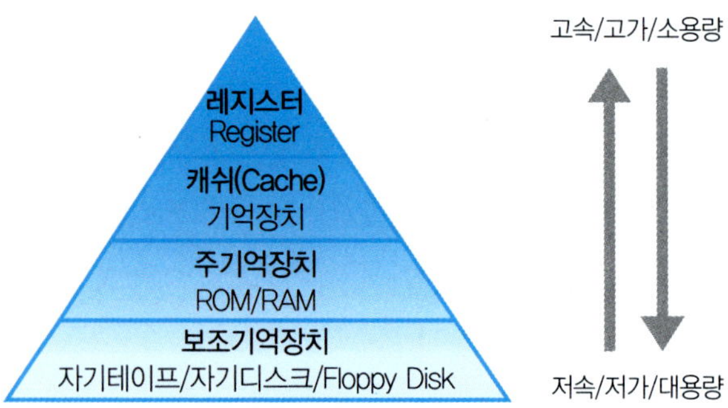

그림 3-2 메모리의 계층구조

표 3-4 기억장치의 분류

<table>
<tr><th>주기억장치</th><th>보조기억장치</th></tr>
<tr><td rowspan="3">◑ ROM(Read Only Memory)
• 읽기만 가능
– PROM / EPROM / EEPROM
◑ RAM(Radom Access Memory)
• 읽고 쓰기가 가능
1) SRAM(Static RAM)
– 소용량/고가/고속
2) DRAM(Dynamic RAM)
– 대용량/저가/저속</td><td>• 자기디스크(MD), 자기테이프(MT)
• 자기드럼, 자기버블 기억장치
• 플로피디스크, 하드디스크
• 광자기디스크 : CD–ROM</td></tr>
<tr><td>기타 기억장치</td></tr>
<tr><td>• 캐쉬(Cache) 메모리
• 연상(Associative) 메모리
• 가상(Virtual) 메모리</td></tr>
</table>

(3) 기타 기억장치

① 캐쉬(Cache) 메모리

- 신속한 CPU와 이보다 느린 주기억 장치간의 속도차이를 줄이는 목적

– 사용되는 메모리

② 연상(Associative) 메모리

- 메모리에 저장된 내용에 의하여 접근할 수 있는 메모리
- 메모리에 저장된 데이터를 주소에 의해 접근할 경우
  – 요구되는 시간을 줄이기 위해 사용
- 내용지정메모리(Content Addressable Memory, CAM)이라고도 함

☞ access time이 신속한 순서

– Cache memory → associative memory → main memory → 자기 disk

③ 가상(Virtual) 메모리

- 중앙처리장치(CPU)의 속도와 주기억장치의 속도차가 클 경우
  – 명령어 수행속도를 중앙처리장치 속도와 비슷하도록 사용하는 메모리
- 제한된 주기억장소의 용량을 보조기억장치를 이용
  – 사용자는 용량의 제한없이 큰 프로그램을 사용할 수 있게 해 주는 것
  – 기억용량의 한계 극복
- CPU에 의해 참조되는 가상번지를 실기억 장소의 실주소로 바꿔주는 역할
  – 번지 매핑을 해주어야 함
- 가상기억장치에는 번지공간이 메모리 공간보다 큼

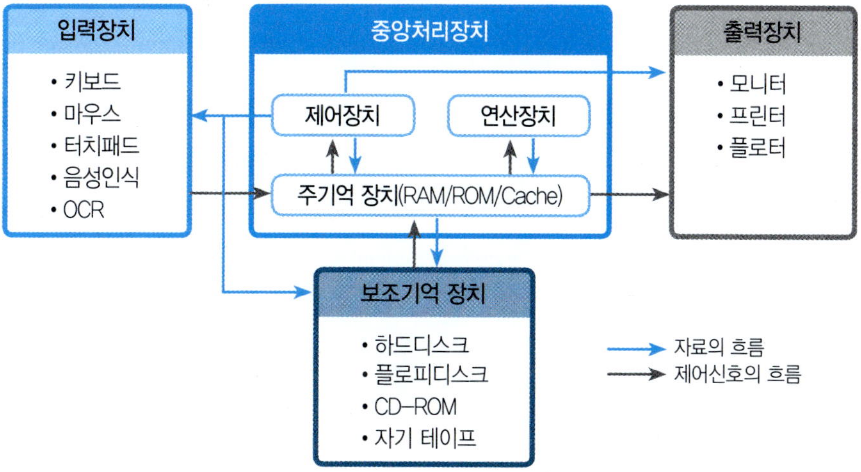

그림 3-3 컴퓨터 구조

OCR : Optical Character Recognition 광학문자인식

4) 출력장치(Output Unit)

- 컴퓨터의 출력은 입력된 데이터의 처리결과를 사용자에게 보여주는 작업
- 출력방법은 하드 카피(Hard Copy)와 소프트 카피(Soft Copy)
- 하드 카피
  - 프린터, 그래픽 디스플레이(graphic display)
  - 컴퓨터 출력 마이크로 필름(Computer Output Microfilim, COM)
  - 출력 터미널 등

중요 내용

◐ 채널
- 입출력장치와 주기억장치의 연결기능

◐ OFFICE
- 사무부서의 업무 자동화에 필수 프로그램

◐ Band width 밴드 폭
- 기억장치의 자료처리 속도를 나타냄
- 계속적으로 기억장치에서 데이터를 읽거나 기억시킬 경우
  - 1초 동안에 사용되는 비트수

◐ 컴퓨터 입 · 출력 장치
- card reader / bar code scanner
- Printer / cathod ray tube

◐ COM(Computer Output Microfilm)
- 정보의 출력시 컴퓨터를 이용하여 마이크로필름화

◐ CAR(Computer Assisted Retrieval)
- 컴퓨터에 연결되어 신속하게 자동 검색 가능
- 의무기록업무 중 Microfilm research(마이크로필름 연구)
  - 가장 유용하게 사용

◐ TPS(Transaction Processing System) 거래처리시스템
- 전산화에서 업무를 단순히 기계적으로 처리하는 체계

◐ EIS(Executive Information System) 최고경영자정보시스템
- 최고관리자가 업무수행시 도움을 받을 수 있는 컴퓨터 시스템

2.2 컴퓨터 소프트웨어

1) 시스템 소프트웨어

- 시스템 소프트웨어는 컴퓨터 하드웨어를 실제로 운용하는 프로그램
- 어느 문제에나 공통적으로 필요한 프로그램들
  - 컴퓨터를 제작하는 회사들이 만들어 공급

  예) – 운영체제(operating system), 어셈블러(assembler), 링커(linker)

  – 로더(loader), 데이터베이스(database) 컴파일러(compiler)

  – 입출력 제어 프로그램 등

(1) 운영체제(Operating system)

① 운영체제의 기능

- 중앙처리장치(CPU) 관리, 주기억장치관리, 입출력 관리

㉠ 중앙처리장치(CPU) 관리

- 어떤 프로그램을 언제 처리할 것인지를 결정하고 관리하는 기능

㉡ 주기억장치 관리

- 주기억장치의 어떤 부분에 어떤 프로그램을 적재
- 어떤 프로그램은 제외시킬 지를 결정
- 다른 프로그램으로부터 작업하는 프로그램 어떻게 보호할 것을 수행

㉢ 입출력 관리

- 어떤 하드웨어 자원

예) 키보드, 하드디스크 등에서 데이터를 읽음

  – 이를 다른 하드웨어 자원에 보낼 것인지 등 관리하는 기능

② 운영체제의 종류

- MS–DOS(PC–DOS), UNIX, Windows, V3(바이러스 백신)

- IBM의 OS/2, 애플사의 Macintosh System 7, 유닉스

③ 운영체제의 분류

㉠ 작업처리 능력에 따른 분류

- 단일작업(single tasking) 운영체제
  - MS-DOS처럼 한번에 하나의 작업만을 처리
- 다중작업(multitasking) 운영체제
  - 유닉스(UNIX), OS/2, 마이크로소프트사의 윈도우 운영체제
  - 동시에 두 개 이상의 작업을 처리

㉡ 작업 사용자 수에 따른 분류

- 단일 사용자(single user) 운영체제
  - MS-DOS처럼 한명의 사용자가 사용
- 다중사용자(multiuser) 운영체제
  - 유닉스와 같이 여러 명이 동시에 사용

㉢ 동작 방식에 따른 분류

- 일괄처리(batch processing) 운영체계
  - 작업을 한꺼번에 모아서 처리
  - 월통계 : batch 처리방식의 자료관리시 효율적 업무
- 시분할(time sharing) 운영체계
  - 작업을 분할하여 처리
- 실시간(real time) 운영체제
  - 작업 지시가 주어지면 즉각 작업 처리

④ 운영체제의 운영방식

㉠ 일괄처리시스템(Batch Processing System)

- 일정량, 일정기간 동안 모아 두었다가 한꺼번에 처리하는 방식
- 응답시간이 길음
- 월통계

– Batch 처리방식으로 자료를 관리할 경우 가장 효율적 업무

ⓛ **다중프로그래밍**(Multi Programming)

• 주 기억장치를 몇 개의 영역으로 분류

– 각각의 영역에 여러 개의 프로그램을 기억시킨 후

– 하나의 프로그램을 수행 중 CPU가 대기상태일 경우

– 다른 프로그램을 처리하는 방법으로 운영되는 방식

ⓒ **다중처리**(Multi Processing)

• 하나의 시스템에 2개 이상의 CPU를 결합함

– 복수개의 CPU가 복수개의 프로그램을 처리하는 방식

ⓓ **실시간처리**(Real Time Processing System)

• 처리를 요구하거나 데이터가 발생할 때마다 즉시 처리, 응답하는 방식

ⓜ **시분할 시스템**(Time Sharing System, TSS)

• CPU의 신속한 처리시간을 짧게 분할해 여러개 일을 각각 짧게 나눔

– 연속적인 처리를 할 수 있도록 구성한 시스템

ⓑ **분할처리 시스템**(Distributed System)

• 컴퓨터 네트워크를 이용하여 지역적으로 분산된 여러대 컴퓨터

– 이곳에 여러 작업들을 지리적, 기능적으로 분산시킨 후

– 여러곳에서 데이터를 생성 및 처리할 수 있게 한 시스템

• 분산처리시스템의 장점

– 보안이 용이

(2) **어셈블러**(Assembler) : **기계어/저급어**

• 컴퓨터는 0과 1의 조합만 처리

– 컴퓨터는 문자 및 숫자를 0과 1의 조합으로 구성된 명령만 수행 가능

• 문자나 심볼 등으로 구성된 명령

– 0과 1로 된 기계어 명령으로 변환 해주어야 함

– 컴퓨터 시스템이 이를 이해하고 처리 가능

• 어셈블러

– 고급언어나 기타 언어로 작성된 명령어 → 기계어로 변환

– 시스템 프로그램

예) 인텔의 i80286, i80386 등의 컴퓨터 시스템 이해 위한 어셈블러 필요

– 컴퓨터 시스템에 따라 모든 어셈블러 별도 존재

표 3-5 프로그래밍 언어의 세대별 발전과정

구분	1세대	2세대	3세대	4세대	5세대
논리소자	진공관	트랜지스터	집적회로	고밀도 집적회로	• 초 · 극초 고밀도 집적 회로
처리방식	일괄처리	온라인처리	다중처리	분산처리	• 인공지능 및 패턴인식
프로그램 언어	• 저급언어 – 기계어	• 저급언어 – 어셈블리어 • 고급언어 – FORTRAN	• 고급언어 – COBOL – C – BASIC – Pascal	• 고급언어 – Visual Basic – Power builder – Delphi – Visual C++	• 고급언어 – JAVA, Prolog

(3) 컴파일러(Compiler)

• C나 FORTRAN란 같은 언어 : 고급언어

– 프로그램한 언어를 컴퓨터가 인식 처리 가능한 형태 기계로 변환 번역기

(4) 링커(Linker)

• 컴파일러 또는 어셈블러에 의해 독자적으로 번역된 여러 개

– 목적 프로그램과 프로그램에서 사용되는 내장 함수들을 하나로 모아

– 컴퓨터에 실행될 수 있는 실행 프로그램을 생성하는 시스템 프로그램

(5) 로더(Lodaer)

• 컴파일러 또는 어셈블러 등과 같은 언어 번역기에 의해 번역된

– 기계어 프로그램을 실행시키기 위해 보조 기억 장치

– 이에 저장되어 있는 프로그램을 읽어와 주기억장치에 설치

– 시스템 프로그램

프로그래밍 언어

- 저급언어 : 기계어, 어셈블리어(Assembly語)
- 고급언어 : FORTRAN, COBOL, BASIC, PASCAL, JAVA

(6) 파일처리 및 저장

① 파일처리

- 정보화에 따라 발생하는 데이터 처리
  - 컴퓨터 시스템에 데이터를 원하는 형태로 가공처리하여 이를 저장
  - 다시 재생하는 것
  - 데이터 가공 처리시 어떤 형태로 가공 처리, 어떤 형태로 저장이 중요

컴퓨터 소프트웨어 구성

◐ 시스템 소프트웨어
- 어느 문제에나 공통적으로 필요한 프로그램들

1) 운영체제
- Windows XP/7/NT, UNIX

2) 컴파일러 및 인터프리터
- 컴파일러(compiler)
  - 포트란, 파스칼, C/C++
  - 한 프로그램을 한꺼번에 번역 후 실행
- 인터프리터(interpreter)
  - 베이직, LISP
  - 한 행씩 번역하면서 실행

3) 프로그래밍 언어
- 기계어 : 어셈블리어
- 고급어 : 포트란, C/C++

4) 데이터베이스 : 자료들의 집합
- 데이터의 중복 최소화
- 여러 응용에 사용 가능

◐ 응용 소프트웨어
- 컴퓨터 사용자가 사용자의 필요에 의해 프로그램 작성
  - 사용되게 하는 사용자 프로그램과 컴퓨터 사용욕구 충족

  예) – 워드프로세서, 한글, MS워드, 훈민정음, 스프레드시트
  – 통계 패키지(SPSS, SAS)

② 저장

㉠ 레코드(Record)

• 데이터들은 저장매체에 기억이 되는데 주로 보조기억장치가 사용됨
– 이때 저장되는 데이터들의 묶음을 레코드라 함

㉡ 레코드의 종류

a. 논리적 레코드

• 응용프로그램에서 사용자가 정의한 레코드

b. 물리적 레코드

• 실제 저장매체에 입력 또는 출력될때의 기본 단위

㉢ 파일(file)

• 파일은레코드들의모임
• 컴퓨터보조기억장치내
– 저장되어 있는 하나의 단위로 연관된 레코드 집합
• 데이터는 주로 파일의 형태로 저장

표 3-6 컴파일러와 인터프리터의 차이점

컴파일러(Compiler)	인터프리터(Interpreter)
• 특징 – 한 프로그램을 한꺼번에 번역 후 – 실행하는 방식 • 장점 – 빠른 실행 속도 • 단점 – 프로그램 수정시 – 전체 다시 컴파일해야 함 • 프로그래밍 언어 – FORTRAN, PASCAL, C/C++ – COBOL, C++, Visual Basic	• 특징 – 명령어 단위 – 한 행씩 번역하면서 실행 방식 • 장점 – 기억장치가 필요없음 – 번역과정 비교적 간편 • 단점 – 반복일 많으면 매 반복 때마다 – 번역해야 하는 번거로움 • 프로그래밍 언어 – BASIC, LISP, Prolog

(7) 데이터베이스(Database) : 세부적 5장 참조

① 데이터베이스 정의 : 파일들의 집합

- 데이터베이스는 데이터의 중복을 최소화
  - 여러 응용에 사용될 수 있도록 저장된 관련이 있는 자료들의 집합
  - 이들 데이터는 데이터를 사용하는 프로그램이나 자료
  - 저장될 하드웨어와는 독립적으로 저장되어 있음
- 개체 : 데이터베이스에서 정보의 최소 단위

② 데이터베이스의 특성

- 통합된 데이터(integrated data) : 중복 배제
- 저장된 데이터(stored data) : 저장 장치에 수록
- 운영 데이터(operational data) : 유용성 있는 데이터 집합
- 공용 데이터(shared data) : 상이한 다수 사용자들이 다른 목적으로 이용
- 실시간 접근성(real-time accessibility)
- 계속적인 변화(continuous evolution)
- 동시 공유(concurrent sharing)
- 내용에 의한 참조(content reference)

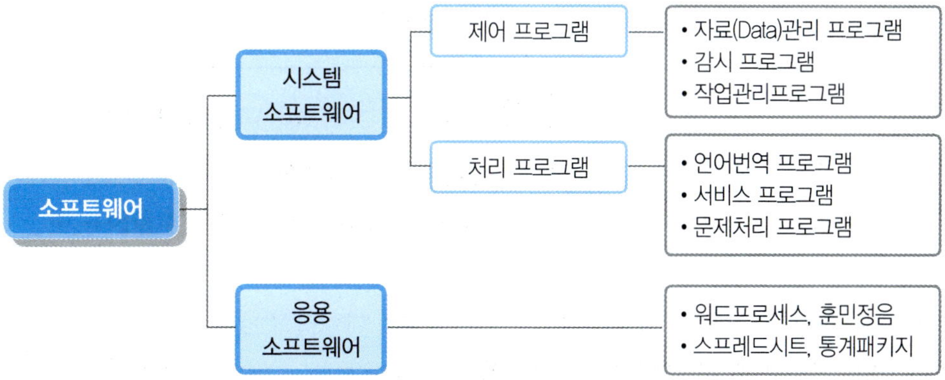

그림 3-4 소프트웨어의 구성

③ 데이터베이스 구축 목적

- 데이터의 물리적(physical) 및 논리적(logical) 독립성 유지
- 데이터 중복의 최소화
  - 동일한 데이터 공동사용할 수 있도록 중복 최소화
- 데이터의 공유
  - 서로 다른 사용자가 서로 다른 목적으로 동일한 시간에 동시 사용 가능
- 확실한 데이터 보안 기법의 도입
  - 데이터가 수정되거나 파괴되는 것 방지하여 취급시 권한과 한계 정의
- 데이터 무결성 유지
  - 데이터의 정확성

중요 내용

◑ 필드 → 레코드 → 파일 → 데이터베이스
- 필드(Field) : 성명, 학번 등 항목/자료처리의 최소단위
- 레코드(Record) : 필드의 집합
- 파일(File) : 레코드의 집합
- 데이터베이스(Database) : 파일의 집합

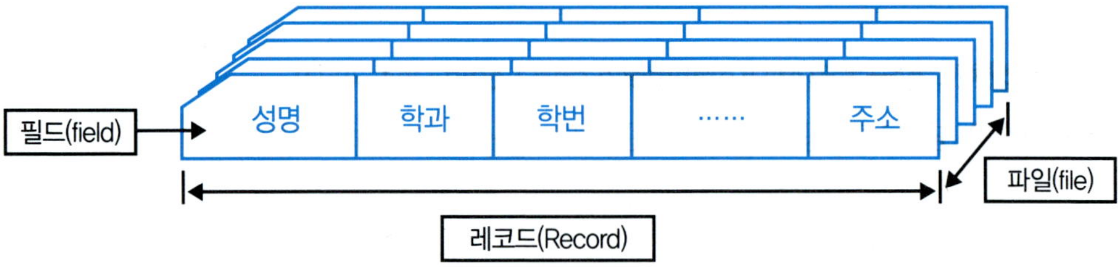

그림 3-5 필드(field) · 레코드(record) · 파일(file)

- 필드 : 성명, 학과, 학번 등 항목/속성
- 레코드 : 필드의 집합 예) 보건대학
- 파일 : 레코드의 집합 예) 행운대학교

④ 데이터베이스 시스템의 장 단점

㉠ 장점

- 데이터베이스는 자료의 중복을 줄임
  - 여러 응용에서 자료와는 독립된 프로그램을 사용하여 자료 참조 가능

- 자료를 기억시킬 기억 장치의 종류에 관계없이 자료를 기억시킴
  - 액세스할 수 있도록 하기 위함
- 데이터베이스 사용하면 데이터베이스의 모든 자료를 액세스하는 일
  - 데이터베이스 관리시스템에 의해 중앙에서 통제되므로 보안유지 용이

ⓛ 단점

- 데이터 베이스를 개발하고 통제하는 일이 어렵고 복잡한 작업
- 데이터베이스에 포함시킬 자료를 정의하고 자료들간의 논리적 관계
  - 정의하는 일은 데이터베이스 관리자로 하여금 많은 노력과 기술 필요

표 3-7 데이터베이스의 특징

장점	단점
• 데이터의 다중 이용 • 파일수정의 융통성 • 용이한 데이터 관리 • 내용에 의한 데이터 액세스	• 전산화비용 증가 • 시스템의 복잡화 • 파일 회복이 어려움

⑤ 데이터베이스 시스템의 구성

- 데이터베이스를 관리하는 데이터베이스 시스템
  - 스키마, 데이터베이스, 데이터베이스 언어, 데이터베이스 관리시스템
  - 데이터베이스 사용자

㉠ 스키마(Schema)

- 스키마는 데이터베이스에 대한 접근을 위한 기본 골격
  - 데이터베이스의 논리적 정의, 데이터 구조와 제약조건에 대한 명세
  - 데이터베이스를 위한 구성하는 데이터 객체(entity)
  - 이들의 성질인 애트리뷰트(attribute) 및 관계(relation)
  - 데이터 조작 및 데이터 값의 제약조건 등의 정의를 구현한 시스템

a. 외부 스키마

- 사용자나 응용 프로그래머가 개별적으로 직접 필요로 하는 데이터

– 베이스 구조로 특정 응용에 한정된 데이터의 논리적 구조

b. 개념 스키마

- 각 응용에서 필요로 하는 데이터를 종합한 조직 전체의 데이터베이스
  – 구조
- 데이터베이스의 접근 권한, 보안 정책, 무결성 규정 등
  – 이를 위한 요건을 기술한 것

c. 내부 스키마

- 물리적 저장장치 측면에서 본 전체 데이터베이스의 구조
- 인덱스 사용, 데이터 항목 표현 방법 등
  – 내부 레코드의 물리적 순서를 기술한 스키마

㉡ 데이터베이스 설계

- 데이터베이스 스키마와 물리적 구조는 데이터베이스 설계를 통해 결정됨
  ☞ 데이터베이스 설계 과정
    – 기획 → 요구 설계 → 개념적 설계 → 논리적 설계 → 물리적 설계

㉢ 데이터베이스 논리구성 요소

a. 속성(Attribute)

- 데이터 항목, 데이터 필드, 데이터의 가장 작은 논리적 단위
- 어떤 데이터 객체의 구성 원소 또는 객체의 성질이나 상태의 기술

b. 개체(Entity)

- 레코드, 개념적 정보 세계에서의 정보 단위
- 데이터베이스가 표현하려고 하는 유형과 무형의 정보 객체(Object)
  – 서로 연관된 몇 개의 애트리뷰트(속성, attribute)들로 구성된 단위

c. 관계(Relation)

- 엔티티(개체 entity)간의 유형 관계 표현, 애트리뷰트(속성 attribute)간의 관계

• 엔티티(개체 entity)간의 관계

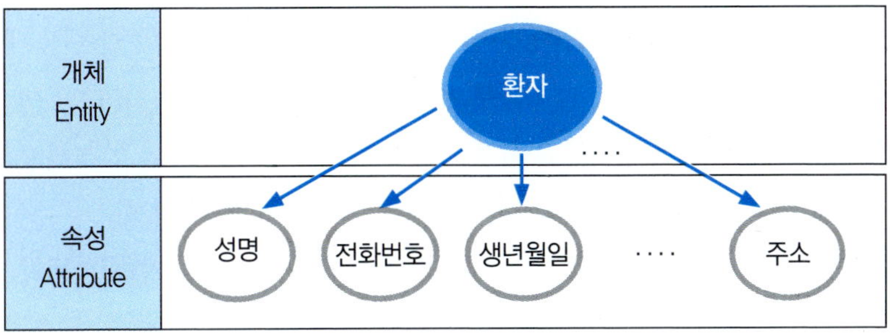

그림 3-6 개체 속성 다이어그램

㉣ 데이터베이스 언어(Data language)

• 데이터베이스를 정의하고 액세스하는 통신수단은 데이터베이스 언어

a. 데이터 정의어(Data definition language, DL)

• 데이터베이스의 생성 및 수정을 목적으로 사용하는 언어
• 논리적 데이터 구조(스키마, 서브스키마)를 정의하는데 사용됨

b. 데이터 제어어

• 데이터 제어를 정의하고 기술하는 언어
• 데이터 무관성, 복구 동시 제어를 명세하는데 사용

c. 데이터 조작어 : 데이터 부속어

• 데이터 객체를 처리하고 조작하기 위한 언어
• 일명 데이터 부속어

d. 대화식 언어

• 터미널에서 일반 사용자가 사용

e. 질의어(query language)

• 데이터의 검색과 조작, 데이터베이스 정의와 관리 기능이 가능한 언어

ⓜ 데이터베이스 관리 시스템

a. 데이터베이스 관리시스템의 의미

- 데이터베이스를 생성하고 관리하며 데이터로부터 사용자의 물음의 대답
  - 추출하는 프로그램을 데이터베이스 관리시스템이라 함
- 데이터베이스를 효율적으로 사용하기 위해서
  - 동시에 데이터베이스에 접근하는 것을 가능하도록 해야 함
  - 이때 발생할 수 있는 문제를 데이터베이스 관리시스템이 해결해야 함

b. 데이터베이스 관리시스템의 기능

- 데이터베이스 내의 자료의 관계를 설정
- 데이터의 독립성 유지
- 자료의 보안 담당
- 자료의 회복 능력 갖추고 있음
- 질의어 능력을 갖추고 있음

⑥ 데이터베이스의 종류

a. 계층구조 데이터베이스

- 계층구조 데이터베이스는 자료레코드의 계층으로 이루어져 있음
- 각 레코드 사이의 계층구조는 고정되어 있음
- 트리(tree) 구조라고도 부름

b. 네트워크 데이터베이스

- 네트워크 데이터베이스는 주요 자료마다 하나의 파일이 만들어져 있음
  - 이들 각 자료는 레코드내의 포인터를 통해
  - 다른 파일의 레코드를 가리키도록 서로 연결되어 있음
- 포인터
  - 그 포인터가 가리키고 있는 레코드가 기억되어 있는 디스크 내의 주소

c. 관계형 데이터베이스

- 관계형 데이터베이스는 간단한 테이블 형태로 데이터를 표현하는 모델

- 개체에 대한 특성을 표현하는 레코드인 애트리뷰트와 개체 값의 순서적
  - 집합에 해당하는 레코드인 튜플(행, tuble)을 테이블의 열과 행으로 나타냄
  - 이들로부터 관계를 구성하는 데이터베이스를 관계형 데이터베이스
- 애트리뷰트(속성 attribute)의 수를 차수(degree)라고 함
- 관계에서의 튜플의 수는 카디날리티(cardinality)라 함
- 애트리뷰트가 취할 수 있는 동일 타입의 원자값의 집합
  - 도메인(domain)이라 부름
- 키(Key)
  - 관계형 데이터베이스에서 데이터베이스에 접근하기 위한 유용한 수단
  - 키는 일반적으로 각 튜플을 유일하게 식별 가능
  - 애트리뷰트 집합(attribute set)로 정의할 수 있음
- 키의 종류
  - 후보키(candidate key), 기본키(primary key), 대체키(alternate key)
  - 외래키(foreign key)

d. 객체지향 데이터베이스

- 객체지향 데이터베이스는 CAD, CAM, CASE, 지식베이스, 인공 지능
  - 멀티미디어 분야에 응용 가능한 데이터베이스
- 복합 객체 및 상속, 추상적 데이터 타입 정의 등의 객체지향 개념
  - 지원하는 데이터베이스

e. 데이터 웨어하우스

- 데이터 웨어하우스는 기업 경영 데이터와 외부 데이터를 주제별로 통합
  - 별도의 프로그램없이 즉시 여러 각도에서 분석을 가능하게 함
  - 통합시스템
- 대용량, 병렬 데이터베이스를 기반으로 함

2) 응용 소프트웨어

(1) 응용 소프트웨어의 개념

- 응용 소프트웨어는 사용자가 원하는 작업을 하기 위한 프로그램 작성
  - 시스템 프로그램과 사용자 사이에서 사용자가 원하는 데이터
  - 이를 가공처리하도록 도와주는 프로그램

(2) 응용 프로그램의 예

- 응용 프로그램은 응용 프로그래머가 컴퓨터 사용자 위해 제작한 프로그램
  - 한글, MS-워드, 훈민정흠 등 워드프로세서, PhotoShop
  - 통계패키지 : SPSS, SAS
  - MS-Office 엑셀 : 스프레드시트 프로그램
  - ☞ OFFICE
    - 사무부서의 업무 자동화에 필수 프로그램

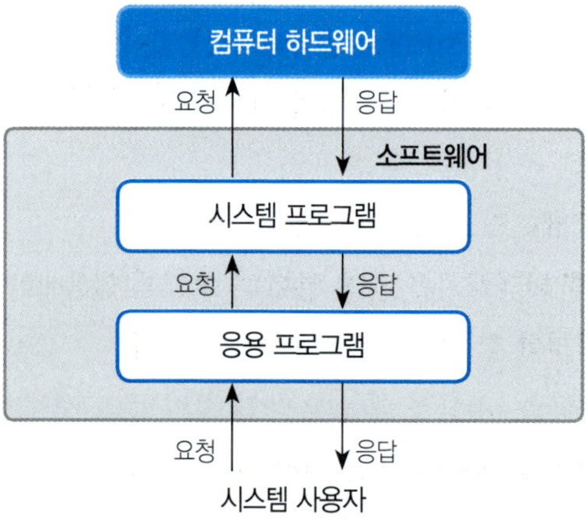

그림 3-7 컴퓨터 시스템 구성요소

3 버스와 인터페이스

3.1 버스(bus)의 개념

1) 버스의 정의

- 컴퓨터 시스템간 또는 컴퓨터 시스템내의 장치들
  - 이들 사이에 데이터나 주소 등의 정보를 전달 위해 사용되는 선로

2) 버스의 종류

(1) 데이터 버스(data bus)

- 데이터가 전달되는 버스

(2) 주소 버스(address bus)

- 주소가 전달되는 버스

(3) 제어 버스(control bus)

- 제어 정보가 전달되는 버스

(4) 시스템 버스(system bus)

- 컴퓨터 시스템 내에서 정보를 전달하는 통로로 사용
- 데이터 버스, 주소버스, 제어 버스

3) 입출력(Input/Output, I/O) 버스의 형태

- 버스는 일반적으로 I/O버스나 확장 버스를 가리킴
  - 이 버스는 메인 시스템 버스를 말하며 데이터가 통과하는 통로임
- I/O 버스는 시스템의 대부분의 데이터가 지나는 고속도록 같은 것
  - 다른 기기들(비디오카드, 플로피드라이브, 프린터)끼리 통신하기도 함
  - 그 중 비디오카드와의 통로가 가장 바쁜 통로
- 신속해진 CPU, 소프트웨어의 요구, 빠른 비디오카드의 요구 등
  - 시스템의 성능향상에 따라 더 나은 I/O 버스가 필요하게 됨
- 주변장치 버스에는 각종 입출력 장치(I/O Device)가 연결됨

3.2 인터페이스 개념

- 인터페이스(Interface)란 두 개체 사이를 연결하는 것 의미
  예) 컴퓨터와 모니터와의 연결은 비디오카드라는 것을 이용해서 하게 됨
- 이때 비디오카드를 인터페이스카드 또는 어댑터라고 함

- 개인용컴퓨터의 인터페이스 존재
  예) 비디오, 사운드, 하드디스크콘트롤러, 스카스(SCSI) 어댑터

표 3-8 버스와 인터페이스의 비교

버스(Bus)	인터페이스(Interface)
◑ 버스의 의미 • 컴퓨터 시스템간, 컴퓨터 시스템내 – 장치들 사이에 데이터, 주소 등 – 정보전달 위해 사용되는 선로 ◑ 버스의 종류 • 데이터 버스 : 데이터가 전달되는 버스 • 주소 버스 : 주소가 전달되는 버스 • 제어 버스 : 제어 정보가 전달되는 버스 • 시스템 버스 – 컴퓨터 시스템 내 정보 전달하는 통로	◑ 인터페이스의 의미 • 두 개체 사이 연결 예) 컴퓨터와 모니터와의 연결 – 비디오카드 이용 • 이때 비디오카드 – 인터페이스카드/어댑터 • 개인용컴퓨터 인터페이스 존재 예) 비디오/사운드/어댑터

4 입·출력의 필요한 기능

4.1 입출력 장치

- 입력기능과 처리 결과를 출력 매체로 출력시키는 동작을 수행하는 장치
- 입출력 모듈에 연결된 외부 장치

4.2 입출력 장치의 종류

1) 입력장치

- 카드판독기, OMR, OCR, 키보드 마우스
- 스캐너, 라이트 팬 등

2) 출력장치

- 프린터 모니터, XY–플로터 등

3) 입출력장치

- 자기테이프, 자기드럼, 자기디스크, 플로피 디스크 등

표 3-9 입출력의 종류

구분	종 류
입력 장치	• 카드판독기, OMR, OCR, 키보드 마우스 • 스캐너, 라이트 팬 등
출력 장치	• 프린터 모니터, XY-플로터 등
입출력 장치	• 자기테이프, 자기드럼, 자기디스크, 플로피 디스크 등

4.3 입출력 인터페이스(Input Output Interface)

1) 정의

• 메모리나 레지스터와 같은 저장장치와 외부 입출력장치간의 2진 정보
  – 전송할 수 있는 방법을 제공하는 장치

2) 필요성

• 주변장치와 중앙 CPU나 메모리 사이에서 신호변환이 필요
  – 속도를보상하기위해사용

4.4 입출력 장치 지정 방식

1) 종류

(1) 격리형 I/O 방식(Isolated I/O)

• 메모리와 입출력장치가 다른 주소를 사용하는 방법

(2) 메모리 맵형 I/O(Memory-mapped I/O)

• 메모리의 주소를 입출력 장치에 할당하는 방법

2) 데이터 전송

(1) 직렬 전송(Serial Transfer)

• 정보의 각 비트가 차례대로 한번에 한 비트씩 전송

(2) 병렬 전송(Parallel Transfer)

- 정보의 각 비트마다 별도의 전송통로를 통해서 동시에 전송

3) 데이터 전송 모드

(1) **프로그램된** I/O(Programmed I/O)

- 입출력 명령어들(프로그램)을 사용해서 입출력 전송을 제어하는 방법

(2) **인터럽트에 의한** I/O

- 주변장치는 데이터를 전송할 준비가 되면 인터럽트를 요청
  - CPU는 수행 중이던 작업을 중지하고 입출력 전송 수행

(3) **직접 메모리 접근**(Direct Memory Access)**에 의한** I/O

- 주변장치와 메모리사이에서 짧은 시간에 많은 양
  - 데이터 전송 목적
  - 주변 장치가 직접 메모리 버스를 관리하도록 하는 방법

4) 비동기 데이터 전송(Asynchronous Data Transfer)

(1) **스트로브 제어**(Strobe Control)

- 한개의 제어선을 사용
  - 스트로브는 유용한 데이터가 버스에 있음
  - 이를 목적지 장치(Destination device)에게 알리는 방법

(2) **핸드셰이킹**(Handshaking)

- 전송을 시작한 장치에 응답하는 제2의 제어신호를 전송
  - 이것으로 인해 스트로브 제어 방법의 문제를 해결

5) DMA 및 채널

(1) DMA(Direct Memory Access)

- 처리속도를높이기위해CPU를거치지않음
  - 입출력 장치와 메모리 사이에 데이터를 직접 전송하는 방법

(2) 채널(Channel)

- CPU의 계속적 간섭없이 입출력장치와 메모리 사이의 데이터 전송
  - 이를 담당하는 전용 프로세서
- DMA 개념을 확장한 방법
- I/O 프로세서와 유사한 개념
  - 채널은 자체적인 메모리를 가지고 있지 않음
- 종류
  - Selector Channel, Multiplexer Channel
  - Block Multiplexer Channel

6) 인터럽트 체제와 동작 원리

(1) 인터럽트의 의미

- 컴퓨터가 수행하는 동안 응급사태가 발생했을 경우
  - CPU는 현재의 처리를 중단하고 응급사태를 처리하는 과정

(2) 인터럽트의 종류

- 외부 인터럽트(External Interrupt)
- 내부 인터럽트(Internal Interrupt)
- 소프트웨어 인터럽트(Software Interrupt)

(3) 인터럽트 동작 과정

① 인터럽트 체제의 구성 요소

- 인터럽트 요청신호
- 인터럽트 처리(Interrupt Processing) 기능
- 인터럽트 취급 루틴(Interrupt Service Routine) 기능

② 동작과정

- 인터럽트 요청 발생 → 현 프로그램 상태 보관 → 인터럽트 처리 → Stack에서 복귀번지 가져옴 → 중단된 프로그램 상태 복귀 → 중단된 프로그램 계속 실행

중요 내용

◑ 개체(Entity)
- 데이터베이스에서 정보의 최소 단위

◑ 객체지향 개념
- 다형성/ 캡슐화 / 상속성

◑ 데이터 디렉토리
- 데이터 사전에 수록된 데이터를 실제로 접근시
- 필요한 정보를 관리 유지하는 시스템

◑ 일괄처리 시스템
- 운영체제 형태 중 가장 먼저 생겨난 형태

◑ JAVA의 특징
- 분산적 / 보안성 높음
- 객체지향적 / 하드웨어와 무관

◑ 분산처리시스템의 장점
- 보안 용이

◑ 컴퓨터의 소프트웨어
- 운영체계 / 프로그래밍 언어 / 공용프로그램

◑ 응용프로그램
- 워드프로세스 / 통계 패키지 / 스프레드시트

(4) 인터럽트처리의 종류

① 폴링(Polling) 방식

- 인터럽트 유무를 Flag에 담음
  - 이를 소프트웨어적으로 우선순위가 높은 인터럽트를 알아내는 방법

② 데이지 체인(DAisy Chain) 방식

- 인터럽트를 발생하는 모든 장치를 직렬로 연결하는 방법

- 하드웨어적으로 인터럽트 처리

③ 벡터 인터럽트(Vector Interrupt) 방식

- 인터럽트발생시
  - 인터럽트 발생 장치가 인터럽트 처리 루틴의 시작 주소
  - 이를 알려주어 인터럽트 분기 번지가 결정되는 방식

(5) 일반적인 인터럽트 우선순위

- 정전인터럽트 → 기계고장인터럽트 → 외부인터럽트 → I/O인터럽트 → 프로그램 체크인터럽트 → SVC 인터럽트

중요 내용

◑ 데이터 베이스(Data base)
- 컴퓨터 자료처리 방식, 자료의 각 항목이 정리되어 종합적 관리
  - file의 집단

◑ 데이터베이스 관리시스템(Data base management system)
- 컴퓨터 자료처리 방식
  - 자료의 각 항목이 잘 정리되어 종합적 관리
  - file의 집단
- 데이터베이스를 정의하고 새로 구축
  - 변경사항의 수정 및 통제 기능을 수행하는 소프트웨어

◑ 데이터 마이닝(Data Mining)
- 대용량 데이터로부터 데이터내에 존재하는 관계, 패턴 및 규칙 등
  - 탐색하고 모형화함으로써 유용한 지식 추출하는 일련의 과정

◑ 데이터 웨어하우스(Data warehouse)
- 현재까지 축적, 저장된 데이터에서 필요한 데이터 추출
  - 데이터 수집보다 분석에 초점

5 소프트웨어 개발 방법론

- 소프트웨어 개발 방법론의 등장
  - 기존의 소프트웨어 위기 극복 위해 소프트웨어 공학 도입으로 발생

- 의료정보체계 개발시 가장 우선
  - 전략적 계획 수립
- 효과적인 소프트웨어 프로젝트 관리 : 3P
  - People(사람) – Problem(문제) – Process(과정)
- 소프트웨어 프로젝트 관리
  - 주어진 기간내 최소의 비용으로 사용자를 만족시키는 시스템 개발
- 소프트웨어 개발을 위한 프로그래밍 언어의 선정기준
  - 과거의 개발실적
  - 대상업무의 성격
  - 개발담당자의 경험과 지식

5.1 폭포수 모델(Waterfall model)

1) 폭포수 모델의 개념

- 폭포수 모델은 고전적 라이프 사이클 모델이라고도 함
- 다른 공학에서도 많이 사용되는 전형적 방법
- 폭포수 모델의 순서
  - 요구사항 분석 → 설계 → 구현 → 시험 → 유지보수의 순서
  - 시스템의 개발이 이어짐
  - 소프트웨어 개발을 단계적으로 정의
  - 체계적이며 순차적인 방법을 이용하여 개발

2) 폭포수 모델의 특징

- 하향적 접근방법을 사용
- 앞 단계가 끝난 후 결과물이 명확히 나와야 함
- 앞 단계가 끝나야만 다음 단계로 넘어 갈 수 있음
- 제품의 일부가 될 매뉴얼을 작성해야 함

5.2 원형모델(Prototype model)

1) 원형모델의 개념

- 원형모델은 시스템 개발시 고객이 목표는 정의하였으나 요구되는 기능
  - 어떻게 만족시킬 수 있을지 모르는 경우나 사용자 자신이 원하는 것
  - 무엇인지 구체적으로 모르는 경우나 어떻게 반영될지 모르는 경우
  - 엔지니어들이 고객의 요구사항을 불완전하게 이해하고 있는 경우
  - 이를 대비해 간단한 원형을 만들어서 보여주는 것
- 원형모델은 폭포수 모델의 단점인 시스템 기능이 후반부에 밝혀짐
  - 그 사항의 수정에 많은 비용 및 인력 투입이 발생하는 점
  - 해결하기 위해 점진적으로 시스템을 개발해 나가는 접근방법

2) 원형모델 개발 방법 적용

- 구축하고자 하는 시스템의 요구사항이 불명확한 경우
  - 원형모델 개발 방법이 가장 적절하게 적용가능

5.3 나선형 모델(Spiral model)

1) 나선형 모델의 개념

- 나선형 모델은 폭포수 모델과 원형 모델의 장점
  - 새로운 요소인 위험분석을 추가하여 만든 소프트웨어 개발 방법론
- 나선형 모델의 목표
  - 시스템을 개발하면서 생기는 위험을 관리하고 최소화하려는 것

2) 나선형 모델의 작업 내용

- 계획(Planning)
- 위험분석(Risk analysis)
- 사용자 평가(Customer evaluation)

5.4 객체 지향적 모델(Object Oriented Model)

1) 객체지향 개발방법론의 개념

- 소프트웨어 제품의 전형적인 타입인 사용자 중심, 대화식 프로그램
  - 개발에 적합한 방식
- 객체지향 방법들은 기존의 폭포수 모델에 근간
- 단계의 구성
  - 요구사항 명세 분석 → 시스템 설계 → 객체 설계 → 구현 순 진행

2) 객체지향(Object oriented) 개념

(1) 객체(object)

- 객체는 전용자료와 메소드로 구성되는 class로부터 만들어진 실체
  - 객체내의 데이터 변수 : attribute
  - 프로시져(procedure) : method
- 객체지향 프로그래밍
  - 계산을 객체들 간의 상호작용 또는 통신으로 표현

(2) 다형성(polymorphism)

- 다중기능, 다형성이라고 함
- 동일한 메시지라도 메소드(method)가 정의되어 있는 수신자
  - 이에 따라 각기 다른 기능 수행

(3) 캡슐화(encapsulation)

- 캡슐화는 정보 은폐의 수단으로 사용
  - 객체 내부의 자료에 직접 접근할 수 없음
  - 객체에게 메시지를 전달함으로 간접적으로 쓰게 되는 형태

(4) 상속성(inheritance)

- 상속은 특수화, 일반화 두 원칙

– 이에 따라 정보를 표현하고 조직화하는 방법

(5) 메시지(message)

- 객체에게 해당하는 method를 실행시키라는 신호
  – 객체지향개념에서의 모든 연산(operation)은 객체에게 메시지
  – 전달함으로써 이루어짐
- 객체에게 어떤 행위를 하도록 지시하는 명령
- 송신자/수신자가 있음
  – 수신자는 자신이 모르는 메시지를 받으면 대개 에러로 처리

소프트웨어 개발 방법론

◑ 원형(프로토타입) 모델
- 구축하고자 하는 시스템의 요구사항 불명확한 경우 적용

◐ 나선형 모델
- 폭포수 · 원형모델 장점 +위험분석
- 실시되는 작업
  – 계획 / 위험분석 / 사용자 평가

◐ 폭포수 모델
- 하향적 접근방법 사용
- 앞 단계 끝나야 다음 단계 가능
- 제품의 일부가 될 매뉴얼 작성
- 앞 단계 끝나야 다음 단계로 가능
- 각 단계가 끝난 후 결과물 명확히 산출

◐ 객체 지향적 모델
- 사용자 중심, 대화식 프로그램 개발에 적합한 방식

◐ 객체지향 개념
- 캡슐화/상속/다형성/메시지

예상문제

1. 컴퓨터의 5대 장치에 포함되지 않는 것은?

① 연락장치 ② 제어장치 ③ 연산장치 ④ 출력장치

2. 컴퓨터 소프트웨어의 분류로 옳은 것은?

① 기억 프로그램, 응용 프로그램
② 제어 소프트웨어, 기억 소프트웨어
③ 시스템 프로그램, 기억 프로그램
④ 시스템 소프트웨어, 응용 소프트웨어

3. 컴퓨터 프로그래밍 언어에 해당되지 않는 것은?

① SAS ② C++
③ Visual BASIC ④ FORTRAN

4. 전자계산기를 세대별로 구분할 때 2세대에 해당하는 것은?

① 진공관 ② 집적회로
③ 트랜지스터 ④ 고밀도집적회로

5. 소프트웨어 중 처리프로그램에 해당되는 것은?

① 감시 프로그램 ② 자료관리 프로그램
③ 작업관리프로그램 ④ 언어번역 프로그램

6. 단항연산에 해당되는 것은?

① OR ② SHIFT ③ AND ④ 사칙연산

7. 채널은 어느 장치와 연결기능을 하는 것인가?

① 입출력장치와 주기억장치 ② 입출력장치와 레지스터
③ 주기억장치와 중앙처리장치 ④ 주기억장치와 제어장치

정답 1. ① 2. ④ 3. ① 4. ③ 5. ④ 6. ② 7. ①

예상문제

8. 사용자 중심, 대화식 프로그램의 개발에 적합한 방식은?

① 데이터구조 설계방법 ② 객체지향 설계방법론
③ 자료분석 설계방법 ④ 중앙식 설계방법론

9. 기억용량 한계 극복을 위해 실제자료를 보조기억장치를 두고 주기억장치에 있는 것 처럼 처리하는 기억장치는?

① Cache memory ② SRAM
③ Virtual memory ④ Associative memory

10. 컴퓨터 입 · 출력장치에 해당되지 않는 것은?

① printer ② magnetic disk
③ bar code scanner ④ card reader

11. 자연방전으로 내용이 소멸되는 것 막기 위해 재충전이 필요한 기억소자는?

① SRAM ② EPROM
③ DRAM ④ EEPROM

12. Visual basic은 몇 세대 프로그램 언어인가?

① 1세대 ② 2세대 ③ 3세대 ④ 4세대

13. 트랙까지 이동 후 특정한 섹터까지 헤드가 도달하는 시간은?

① Search time ② Seek time
③ Transmission time ④ Latency time

14. 데이터베이스의 특징으로 옳지 않은 것은?

① 데이터 중복 최소화 ② 다양한 응용
③ 레코드의 집합 ④ 동시 공유

정답 8. ② 9. ③ 10. ② 11. ③ 12. ④ 13. ① 14. ③

예상문제

15. 연산이나 제어장치에서 실행 도중 중간 데이터 값을 일시적 저장하는 것은?

① 주기억장치 ② 보조기억장치
③ 레지스터 ④ 중앙처리장치

16. 프로세스 레지스터에 해당되는 것은?

① 인스트럭션 레지스터 ② 메모리 데이터 레지스터
③ 메모리 주소 레지스터 ④ 연산 데이터 레지스터

17. 컴퓨터 입력장치에 해당되지 않는 것은?

① printer ② magnetic disk
③ bar code scanner ④ card reader

18. 데이터베이스에서 정보의 최소단위로 옳은 것은?

① 집합 ② 개체 ③ 파일 ④ 모델

19. 가장 우선적으로 생겨난 운영체제 형태로 옳은 것은?

① 일괄처리 시스템 ② 분산처리 시스템
③ 다중처리 시스템 ④ 시분할 시스템

20. 데이터 사전에 수록된 데이터 접근시 필요한 정보관리 유지 시스템은?

① 데이터 관리기 ② 인덱스
③ 데이터 번역기 ④ 데이터 디렉토리

21. JAVA의 특징으로 옳지 않은 것은?

① 분산적 ② 객체지향적
③ 집중적 ④ 높은 보안성

정답 15. ③ 16. ① 17.② 18. ② 19. ① 20. ④ 21. ③

예상문제

22. 효과적인 소프트웨어 프로젝트 관리로 옳지 않은 것은?

① 문제　② 계획
③ 과정　④ 사람

23. 폭포수 모델에 대한 내용으로 옳지 않은 것은?

① 상향적 접근방법을 사용함
② 제품의 일부가 될 매뉴얼 작성해야 함
③ 각 단계 끝난 후 결과물이 명확히 나와야 함
④ 앞 단계 끝나야 다음 단계로 넘어갈 수 있음

24. 나선형 모형의 작용내용으로 옳지 않은 것은?

① 계획　② 관리
③ 사용자 평가　④ 위험분석

25. 객체지향 개념으로 옳지 않은 것은?

① 다형성　② 캡슐화
③ 상속성　④ 확장성

정답 22. ② 23. ① 24. ② 25. ④

제 4 장

정보통신 및 통신망

Information Network

- 프로토콜의 개념
- 정보통신기술 및 6시그마 활용
- 통신망의 종류 및 구성
- 클라이언트/서버의 개념
- 정보통신
- 정보전송기술과 통신회선
- 정보통신 전송장비

제4장

정보통신 및 통신망

Information Network

1 프로토콜(Protocol)의 개념

1.1 프로토콜의 의미

- 데이터간의 통신을 위해 수신자와 송신자가 사전에 약속한 데이터 형태
  - 전송이 이루어지는데 이러한 규약을 프로토콜이라고 함
- 컴퓨터 통신이 발전해 오는 과정에서 다양한 형태의 프로토콜이 나타남
  - 이러한 프로토콜은 ISO라는 국제 표준화 기구에서 통신절차
  - 이에 대한 표준을 마련한 OSI의 7계층의 규정에 따라 전송됨
- 대표적인 프로토콜은 인터넷의 근간이라 할 수 있는 TCP/IP 등이 있음

1) 프로토콜관련 용어

- ISO(International Organization for Standardization)
- OSI(Open System Interconnection)

2) TCP/IP

- 인터넷의 기본 프로토콜
- 데이터간의 통신을 위한 전송 규약
- 서로 다른 종류의 컴퓨터 상호간 통신을 가능하게 하는 통신 프로토콜
- LAN에서 사용하는 네트워크 프로토콜의 일종

1.2 프로토콜의 종류

1) BSC(Binary Synchronous Communication) 프로토콜

- 문자방식으로 반이중 통신을 지원

- 포인트 투 포인트, 멀티포인트 방식을 지원
- 직렬전송과 병렬전송지원, 전용회선과 교환회선 지원
- Stop-and wait ARQ 에러제어방식 지원

2) DDCM(Digital Data Communication Message) 프로토콜

- 바이트방식의 프로토콜로 전이중과 반이중 통신을 지원
- 포인트 투 포인트, 멀티포인트 방식을 지원
- 직렬전송과 병렬전송지원, 동기, 비동기 전송을 모두 지원

3) SDLC(Synchronous Data Link Control) 프로토콜

- 비트방식의 프로토콜로 단방향, 반이중, 전이중방식을 지원
- Stop-and wait ARQ 에러제어방식을 지원
- BSC 프로토콜을 대신할 수 있음

4) HDLC(High-label Data Link Control) 프로토콜

- ISO에서 개발한 비트방식 프로토콜로 데이터를 프레임 단위로 분할 전송
- 반이중, 전이중, 통신지원으로 고속전송이 가능
- 포인트, 투 포인트, 멀티포인트, 루프 등의 다양한 전송방식을 지원
- Go-Back-N ARQ 방식을 지원하며 신뢰성을 향상시킴

1.3 통신 프로토콜의 개념

- 정보통신망에서 통신개체(entity) 사이에 보다 효율적으로 데이터
  - 송수신하기 위한 규범이나 약속

1.4 통신 프로토콜 기능

1) 단편화(Fragmentation)

- 단편화는 송신측에서 긴 메시지 전송이 유리하도록 블록크기의 작은 블록
  - 나누어 전송하는 것

2) 재합성(reassembly)

- 송신측에서 세분화되어 전송된 데이터를 순서가 틀리지 않게 재조립함
  - 원상태로 복원시키는 기능

3) 캡슐화(encapsulation)

- 각 프로토콜에 적합한 데이터 블록을 만듬
  - 데이터네 주소, 에러검출코드, 프로토콜 제어정보 포함하는 헤더 추가

4) 연결제어(connection control)

- 통신 엔티티 상호간의 데이터전송이전의 논리적인 연결의 여부에 따라
  - 연결중심의 데이터 전송과 비연결 중심의 데이터전송으로 나눔

(1) 연결중심의 데이터 전송

- 가상회선방식과 같이 데이터 전송전에 논리적인 연결을 수행하게 됨
  - 이는 연결설정, 전송 연결해제의 3단계로 구성

(2) 비연결중심 데이터 전송

- 데이터그램방식이 여기에 속하며 논리적인 연결없이 데이터전송

5) 흐름제어(Flow control)

- 데이터양이나 통신속도를 조정
  - 수신측의 처리능력을 초과하지 않도록 조정

6) 에러제어(Error control)

- 데이터 전송 중 발생가능한 오류나 착오 등을 검출하고 정정

7) 순서제어(Sequencing control)

- 연결중심 데이터전송에만 사용하는 것
- 데이터 전송시 발신측이 보내는 데이터들의 순서대로
  - 수신측에 전달될 수 있도록 함

8) 동기화(Synchroniztion)

- 두 통신개체간의 상태
- 시작과 종료, 검사 등의 수행상태를 일치시키는 기능

9) 다중화(Multiplexing)

- 하나의 통신로를 여러개로 나눔
  - 여러개의 회선을 하나의 통신로로 변화시킴
  - 다수의 가입자들이 동시에 사용하게 함

1.5 OSI 7계층 참조 모델

1) OSI 7계층 참조 모델 개요

- 1977년 국제표준화기구(ISO)에서 제정
  - 표준 네트워크 구조를 위한 개방형 시스템간
  - 상호접속(Open System Interconnection, OSI)을 위한 규정
- 이기종 정보시스템기기들간의 원활한 데이터 송수신을 위한 표준
  - 기반으로 WAN 모델 제공
- IP : OSI 7계층의 네트워크 계층의 프로토콜

표 4-1 OSI 7계층 기본 역할

층	단계	계층	내용	종류
하위층	1	물리계층	• 전송매체에서 전기적/기계적/논리적 신호전송	• IEEE 802 • Ethernet • RS-232 • X.21, V.28
	2	데이터링크 계층	• 오류 검출 및 회복제어, HDLC 전송제어절차 • 정보전송 위한 프레임화 및 프레임 흐름제어	• HDLC • SDLC • CDMA
	3	네트워크 계층	• 통신망사이의 중계기능 및 경로(routing) 선택 • X.25표준 프로토콜 서비스	• IP, ICMP • ARP, RARP
상위층	4	트랜스포트 계층	• 종단 프로세스간 데이터 투명성보장전송 • 오류수정과 흐름제어를 통한 연결지향 – 서비스 보장, TCP 서비스가 해당	• TCP, UDP

5	세션 계층	• 응용 프로세스간의 송수신 제어 및 동기 제어 • 응용 프로세스간의 연결 및 해제 – 이를 위한 제어구조 제공	
6	표현 계층	• 응용 프로세스간의 데이터표현 – 이를 위한 정보의 코드교환 • 암호화, 해독, 전송구문의 협상	
7	응용 계층	• 응용 프로그램과 네트워간을 연결 – 전자메일, 파일전송, 분산 데이터베이스관리 – 응용기능수행 • 사용자에게 OSI 통신환경을 제공하는 점	• FTP, DNS • NIS, SNMP • E-mail

2) OSI 7계층 기본 역할

- 물리 → 데이터링크 → 네트워크 → 트랜스포트 → 세션 → 표현 → 응용계층

2 정보통신기술 및 6시그마 활용

2.1 기업의 6시그마 도입

- 기업 정보 인프라의 고도화, PC의 고성능화
- 통계 패키지의 사용 편의성 증대 등과 같은 정보통신기술(ICT)의 발전
  - 기업의 6시그마 도입을 촉진시키는 중대한 역할을 함

2.2 정보통신기술(ICT)이 6시그마 도입의 촉매제 이유

1) 6시그마 도입 전제조건

- 기업이 정보시스템을 도입할 경우
  - 설계 단계에서부터 업무 프로세스를 정의
  - 이를 표준화해 시스템에 반영하게 됨
  - 업무 프로세스와 데이터의 흐름 분석이 가능하게 됨
- 이는 회사 내의 어떤 일들이 어떻게 이루어지고 있는지를 쉽게 확인
- 이러한 일들은 문제나 불량이 발생되는 곳을 확인
  - 이를 제거하도록 하는 6시그마 도입의 전제조건이라 할 수 있음

2) 시그마 적용 기반 : 정보시스템 도입 결과의 업무 표준화

- 정보시스템 도입 결과 업무 표준화가 이루어질 경우
  - 프로세스 관리가 가능하게 됨
- 업무 처리 방식이 ICT(정보통신기술)에 의해 상당 부분 표준화해 개선 결과를 유지
  - 관리할 수 있는 기틀이 마련됨
- 시그마 적용에 적절한 기반이 형성됨

  ☞ ICT(Information and Communications Technology, 정보통신기술)

3) 시그마 적용의 개선 효과

- 철도공사는 6시그마 추진을 통해 2003년 말 기준
  - 278건에 1,309억원의 개선 효과를 봄
  - 수송량 증가에 따른 직원 1인당 매출액이 연 평균 12% 증가
  - 고객 만족도 향상, 이미지 개선, 프로세스 개선, 생산성 향상

표 4-2 6시그마(Six sigma)의 내용

6시그마 의미	DMAIC의 5단계 추진 절차
• 6시그마는 제품 100만 개당(ppm) 2개 이하의 결함을 목표로 함 • 무결점 수준의 품질을 추구	• Define(정의) ·Measure(측정) → Analyze(분석) → Improve(개선) → Control(관리)
6시그마 활용 분야	**6시그마의 3P 전략**
• 기업 정보 인프라의 고도화 • PC의 고성능화 • 통계 패키지의 사용 편의성 증대 • 정보통신기술(ICT) 발전	• 사람의 혁신(People innovation) • 경영방식의 혁신(Precess innovation) • 상품의 혁신(Product innovation)

3 통신망의 종류

3.1 근거리 통신망(Local Area Network, LAN)

1) 근거리 통신망의 개념

- William Stalling은 LAN이란 가까운 지역내
  - 다양한 데이터통신기기의 상호연결을 제공하는 고속의 네트워크

- LAN은 비교적 근거리에 있는 컴퓨터들을 연결한 사설 네트워크
  - 규모가 한 사무실, 한 건물, 한 학교 등 비교적 가까운 지역에 한정
- 근거리 통신망은 여러 대의 PC와 주변장치가 전용의 통신회선
  - 이를 통해 연결되어 있는 통신망
- LAN의 특징
  - 고속데이타 전송이 가능
  - 짧은 거리(1~25km), 낮은 에러율, 확장 및 재배치가 용이

2) 근거리 통신망(LAN)의 특징

- 다양한 통신장치 및 주변장치 사이의 높은 연결성
- 높은 신뢰도
- 확장 및 재배치의 용이
- 멀티미디어 데이터의 전송
- 단일 기관의 소유
- 매우 낮은 에러율
- 통합적인 정보처리 능력
- 패킷지연이 최소화됨
- 경로제어가 필요 없음
- 네트워크에 연결된 이기종기기와 통신이 가능
- 고속데이터전송(1~100Mbps)이 가능
- 종합적으로 정보처리가 가능

3) LAN의 효과

- 고속처리
- 정보자원의 공유
- 정보의 실시간 처리, 정보자원의 일괄성
- 정보처리시스템의 비용 절감
  - 하드웨어 및 소프트웨어 경비 절감
- 통합된 사무자동화 구축
- 이기종간의 통신

4) 근거리 통신망의 구성요소

(1) 라우터(Router)

- OSI 참조모델 3계층에 속함
- LAN과 다른 LAN을 연결하는 장치
  - 한 네트워크에서 다른 네트워크로 패킷 전송
- 라우터는 전용선, ISDN, Frame Relay, X.25의 기술을 이용
  - LAN과 대중망을 연결시킴
- 라우팅 프로토콜
  - RIP, OSPF 등이 있음

(2) 브리지(Bridge)

- 동종의 망을 연결하는데 사용되는 고속의 스위치 장치
  - 리피터와 유사하나 필터링(Filtering), 포워딩(Forwarding)
  - 이를 통해 망의 트래픽을 감소시키는 장비
  - 두개의 LAN시스템을 연결하기 위해 사용하는 장비
- 브리지는 같거나 유사한 아키텍쳐를 네트워크들을 접속하는데 사용
- 물리계층 및 데이터링크계층의 패킷을 중계하는 장비
  - MAC브리지이라고 함

(3) 중계기(Repeater) : 리피터

- 장거리전송에서 신호를 증폭, 재생 위해 통신선로중간에 설치하는 장비
- 동일한 네트워크 구조를 가진 LAN을 연결하는데 사용
- 거리가 증가할수록 감쇄되는 신호를 재생시키는 장치
  - 서로 분리된 동일 LAN에서 거리를 연장하거나 접속되는 세스멘트
  - 이 수를 증가시키기 위한 장치

(4) 게이트웨이(Gateway)

- 두 개의 서로 다른 망의 특성을 상호변환시켜 호환성있는 정보
  - 전송할 수 있게 해 줌

- 서로 다른 프로토콜을 이용하는 네트워크를 연결할 수 있음
- 전송속도 차이의 변환, 프로토콜 변환, 주소변환, 메시지 형식변환
  - 여러계층의 프로토콜 변환기능 수행
- 국내에서 주로 LAN과 IBM 접속이 이루어지고 있음
- OSI 표준 모델의 7층에 해당
- OSI 참조모델의 모든 계층을 포함하는 인터네트워킹 장비

(5) 허브(Hub)

- 중앙의 제어장치를 중심으로 지점간 연결을 위한 장비
  - 망의 모니터링과 관리를 용이하게 하기 위한 DTE
  - 주로 사무실 내에서 사용되고 10BaseT 케이블을 접속하여 사용
- 단순한 기능만을 지닌 더미(Dummy)형과 FDDI, 라우터 기능
- 망 관리 모듈인 SNMP(Simple Network Management Protocol)
  - 이것을 장착하도록 고안된 지능형 허브가 있음
- 케이블링의 간소화 및 이동의 편리로 통합회선관리
- 전송된 신호를 증폭, 재생하여 전송
- 케이블 제한길이를 극복하고 네트워크 반경을 확장가능

(6) 망 서버(Network Server)

- 컴퓨터 시스템에 담겨있는 소프트웨어 및 데이터 공유할 수 있게 해 줌
- 프린터의 사용, 디스크의 백업 등
  - 같은 자원의 공유를 가능하게 해 주는 컴퓨터시스템

(7) 네트웍 운영체계

① 네트웍 운영체계의 의미

- 네트웍에 연결된 컴퓨터에 서버기능, 클라이언트 기능 가능하도록 해 줌
- 서버는 등록된 클라이언트의 이름과 부여된 권리를 검사한 뒤
  - 클라이언트 요구사항을 처리하여 그 결과를 클라이언트에게 전송
  - 프로그램의 집합체

- 네트웍 운영체계의 종류
  - 마이크로소프트의 윈도우 NT, 노벨의 네트웨어

② 클라이언트/서버

- 클라이언트와 서버 사이의 처리능력을 분담하여 효율을 극대화함

(8) LAN 카드

- 컴퓨터 내부의 확장 슬롯에 끼울 수 있는 LAN 카드
  - 컴퓨터와 전송선을 이어주는 장치
- LAN 카드는 통신망과의 접속장치
  - 네트웍 접속카드(Network Interface Card)라고도 함

(9) 전송 매체

- 전송 매체로는 전류 신호를 전달하는 구리 등의 금속선과 빛
  - 통과시키는 광섬유, 전파로 연결되는 무선 LAN 등이 있음
- 금속선으로 케이블을 사용하는 경우
  - 랜의 접속방식이 몇 가지 커넥터의 종류에 의해 구별
- RJ45커넥터(전화연결커넥터RJ11과 유사한 모습)에 의함
  - UTP(Unshielded Twisted Pair) 케이블(전화선)을 허브에 연결 사용

5) LAN의 분류

(1) 전송매체에 의한 분류

- 트위스트 페어선 LAN, 동축케이블 LAN, 광 섬유 LAN

(2) 토폴로지 구조에 따른 분류

① 버스형(트리형) LAN

- 버스형은 1개의 통신회선에 탭 또는 송수신기 설치
  - 노드를 접속하는 형태
- 중앙의 서버에 일대일로 연결되어 중앙집중 제어 가능

- 노드 추가 및 삭제 용이, 다른 노드에 영향을 미치지 않음
- 방송모드전송 가능
- 버스형은 중앙 제어형 컴퓨터에 일정지역까지
  - 하나의 통신회선 사용
- 이웃하는 노드
  - 일정지역내 설치된 중간노드에 다시 연결하는 형태

② 루프형(링형) LAN

- 통신회선에 직접 중계기를 통해 노드를 접속시키는 형태
- 노드의 추가가 어렵고 중계기 고장시 전체 통신망 마비

③ 스타형(성형)LAN

- 노드가 중앙의 교환기에 접속되는 형태
- 통신망 처리능력 및 신뢰성은 중앙의 제어장치에 의해 제어됨
- 고장 발견이 용이, 중앙제어장치의 고장시
  - 시스템 전체에 영향을 미침

(3) 액세스 방식에 의한 분류

① CSMA/CD(Carrier Sense Multiple Access/Carrier Dection)

- 장 많이 사용하는 접근방식
- 이용자가 필요에 따라 임의로 액세스할 수 있는 방식
- 채널상태를 파악하여 채널상에서 패킷의 충돌을 피하기 위한 방식
  - 채널이 사용 중이면 일정 시간 지연하였다가 채널을 사용하지 않을 때
  - 전송 시작하기 때문에 장치가 간단하고 쉽사리 장애가 일어나지 않음
- 패널이용률이 떨어지고 지연시간을 예측할 수 없음
- 버스형에 주로 사용되지 않으며 이더넷(ethernet)이 대표적

② 토큰패싱(token passing)

- CSMA/CD 방식과는 달리 채널의 액세스 자체를 제어함
  - 채널상에서 충돌이 일어나지 않도록 하기 위한 방식

- 고유 채널의 사용권을 균등분배하기 위하여 토큰의 진행방향에 따라
  - 차례로 정보를 전달해가는 방식으로 이용자
  - 토큰의 확보시에만 정보전송이 가능
- 토큰을 소유하는데 있어 우선순위를 부여
  - 우선순위가 높은 데이터를 전송함
  - 데이터의 지연시간이나 시간 예측이 불가능한 점을 보완하고 있음
- 초기에 링형 네트워크를 위해 개발되었기 때문에 토큰링이라 함
- 최근 논리적 링이 구성이 가능해져 버스구조의 네트워크에 이용

6) 근거리 통신망의 구성요소

(1) 네트웍 운영체계

① 네트웍 운영체계의 의미

- 네트웍에 연결된 컴퓨터에 서버기능, 클라이언트 기능 가능하도록 해 줌
- 서버는 등록된 클라이언트의 이름과 부여된 권리를 검사한 뒤
  - 클라이언트 요구사항을 처리하여 그 결과를 클라이언트에게 전송
  - 프로그램의 집합체
- 네트웍 운영체계의 종류
  - 마이크로소프트의 윈도우 NT, 노벨의 네트웨어

② 클라이언트/서버(Client/Server)

- 클라이언트와 서버 사이의 처리능력을 분담하여 효율 극대화

(2) LAN 카드

- 컴퓨터 내부의 확장 슬롯에 끼울 수 있는 LAN 카드
  - 컴퓨터와 전송선을 이어주는 장치
- LAN 카드는 통신망과의 접속장치
  - 네트웍 접속카드(Network Interface Card)라고도 함

(3) 전송 매체

- 전송 매체로는 전류 신호를 전달하는 구리 등의 금속선과 빛
  - 통과시키는 광섬유, 전파로 연결되는 무선 LAN 등이 있음
- 금속선으로 케이블을 사용하는 경우
  - 랜의 접속방식이 몇 가지 커넥터의 종류에 의해 구별
- RJ45커넥터(전화연결커넥터RJ11과 비슷한 모습)에 의함
  - UTP(Unshielded Twisted Pair) 케이블(전화선)을 허브에 연결 사용

7) 중요 관련 사항

(1) 의학영상 전송시스템(PACS)

- Picture Achieving and Communication System
  - 병원 내 LAN을 이용한 image 전송 체계
  - 방사선과 영역에서 운영되고 있는 화상정보 통신망

(2) 초고속 정보 통신망

- 정보사회로 가는 핵심적인 사회 기반으로 인식
- 미국 비롯 선진국뿐만 아니라 국내에서도 2015년까지
  - 국가정보 시스템으로 추진
- 미래에화상회의, 원격진료, 원격교육, 재택근무에사용

(3) 분산처리시스템의 장점

- 보안이 용이

3.2 원거리 통신망(Wide Area Network, WAN)

1) 원거리 통신망의 의미

- WAN은 지역적으로 LAN보다 멀리 떨어진 망의 연결에 사용되는 개념
  - 광범위한 지역사이의 연결

  예) 국가와 국가, 대륙과 대륙, 지방과 지방 등

2) 원거리 통신망의 구성요소

- 전송매체로 전화선, 동축케이블, 마이크로웨이브, 위성통신
  - 광섬유(Fiber Optic)이 있고 NIC로 모뎀이 주로 사용
- 도시망(Metro Area Network, MAN)
  - LAN과 WAN 사이에 위치하는 중간정도 크기의 네트워

LAN 관련 중요 내용

◑ Picture achieving and communication system
- 병원내 LAN을 이용한 image 전송체계
  - 방사선과 영역에서 운영되고 있는 화상정보 통신망

◑ LAN의 특징
- 단일기관의 소유 / 통합적인 정보처리능력
- 확장 및 재배치의 용이성 / 경로제어가 필요없음
- 패킷지연 최소화 / 다양한 통신장치 및 주변장치간 높은 연결성

◐ 근거리 통신망의 효과
- 고속처리 / 정보자원 공유
- 하드 및 소프트웨어 경비절감

◐ LAN 매체 엑세스 제어(Access Control) 기법
- CSMA/CD / Token Bus / Token passing

◐ 라우터(Router)
- OSI 계층을 담당하면서 LAN과 다른 LAN을 연결하는 장치

3) 원거리 통신망의 분류

(1) Dedicated 망 : 선로 할당

- 선로를 미리 할당하는 방식을 점대점(Point to Point) 방식

  예) 전용회선 서비스
- 전용회선이란 두 지점간을 직통으로 연결
  - 24시간 독점적 사용가능한 네트워크 방식
  - 가입자만 사용해서 전송 대역폭을 100% 보장하고 네트워크 보안 가능
- 24시간 선로가 연결되어 있는 상태이기 때문에 전용회선 임대료는 고가
  - 대기업, 은행 등 본사와 지사간의 직접통신이 많이 요구되는 곳 사용

(2) Switched 망 : 선로 교환

① 패킷 교환망(Packet Switch)

- 회선 교환망과 개념은 같지만 전송방식의 차이
  - 중간 전송장치가 있어 축척해 두었다가 모아서 전송
  - Stored and Forward 전송 방식 사용
- 전송할 테이터를 패킷 단위로 나눈 후 패킷의 앞부분에 송 · 수신자의 주소
  - 패킷 일련번호 등을 추가하여 전송하면 수신자 주소의 경로를 확보
  - 전송하고 송신자에게 에러없이 잘 받았는지 여부를 되돌려 주게 됨
- 패킷은 반드시 일련번호 순으로 전송되는 것이 아님
  - 항상 같은 경로로 전송되는 것도 아님
- 수신자가 패킷의 마지막까지 받은 다음 일련번호 순으로 재조합함
  - 원래의 데이터로 복구하는 것

② 회선 교환망(Circuit Switch)

- 선로를 교환하는 Switched 망
- 회선교환망은 주로 전화선 연결 방식
- 교환망은 전용선과 달리 여러 사람이 공유할 수 있는 망
- 회선교환방식의 장점
  - 일단 연결이 이루어지면 데이터 전송 지연이나 에러 발생이 거의 없음

표 4-3 근거리 및 원거리 통신망

근거리 통신망(LAN)	원거리 통신망 (WAN)
◐ 근거리 망의 의미 • LAN은 근거리에 있는 컴퓨터 – 연결한 사설 네트워크 • 규모가 한 사무실/한 건물/한 학교 – 비교적 가까운 지역에 한정 ◐ 근거리 통신망의 구성요소 • 라우터/브리지/중계기 · 리피터 • 게이트웨이/허브/망 서버 • 네트웍 운영체계/LAN 카드 ◑ LAN(근거리 통신망)의 연결형태 • 링형 / 스타형 / 버스형	◐ 원거리 망의 의미 • 광범위한 지역사이의 연결 – 국가와 국가/대륙과 대륙 – 지방과 지방 등 • WAN을 구성하는 요소 – 전송매체로 전화선/동축케이블 – 마이크로웨이브, 위성통신 – 광섬유, 모뎀이 주로 사용 ◐ 원거리 망의 분류 계통 • Dedicated 망 : 선로 할당 • Switched 망 : 선로 교환 – 회선 교환망 / 패킷 망

3.3 부가가치통신망(Value Add Network, VAN)

1) VAN 개념

- 통신사업자의 회선을 임차 또는 이용
  - 단순한 전송기능이상의 정보축적, 가공, 변환, 처리 등
  - 부가가치 부여한 음성 또는 데이터 정보를 제공하는 광범위하고 복합적
  - 서비스의 예

2) VAN의 제공기능

(1) 정보전송기능

- 물리적인 회선으로 정보를 부가처리없이 단순히 전송

(2) 정보교환기능

- 주로 패킷교환방식 이용

(3) 정보처리기능

- 응용 소프트웨어를 이용한 제반 컴퓨터
  - 급여관리, 인사관리, 판매관리 등의 처리

(4) VAN이 제공하는 서비스

① 기본통신 서비스

- 임대한 통신망에 여러 기업의 컴퓨터를 접속하여 회선교환을 함

② 고도통신 서비스

- 프로토콜과 속도를 변환하여 타 기종간의 데이터 교환이 가능하게 함
- 정보처리를 위해 데이터 형식과 코드변환을 함

③ 정보처리 서비스

- 데이타를 축적하여 데이터베이스를 구축

중요 내용

◑ Gateway의 기능
- 주소변환 / 프로토콜 변환 / 전송 속도 차이의 변환

◑ Telemedicine
- 산간지대, 낙도, 적설시대 등 교통이 불편한 벽지 주민
- 의료기관 사이에 통신망을 설치
- 각종 ME(medical-engineering) 기기를 이용하여 진료

◑ 클라이언트/서버
- 클라이언트와 서버 사이의 처리능력 분담하여 효율 극대화

3.4 종합정보통신망(Integrated Service Digital Network, ISDN)

1) ISDN의 개념

- 다양한 종류의 서비스를 하나의 디지털 통신망으로 종합
  - 제공하는 원거리종합통신망

2) ISDN의 특징

- 음성과 비음성 서비스를 하나의 표준안으로 수용
- 교환, 비교환서비스를 모두 제공하며 64Kbps 동시성 트래픽 서비스 제공
- 기존의 OSI 통신계층 구조이므로 기존의 통신 프로토콜과 호환이 가능

3) ISDN 채널

(1) A 채널
- 아날로그 음성 신호전송에 사용

(2) B 채널
- 기본적인 이용자 채널
- 64Kbps의 속도로 PCM 부호화된 디지털 신호 전송하는데 이용
  - 회선 및 패킷교환의 전용선

(3) D 채널

- 이용자와 네트워크 사이의 제어정보를 교환하는 채널
  - 사용자의 패킷 정보를 저속(64Kbps)의 디지털 데이터
  - 전송하고자 할 때 사용

(4) H 채널

- 384K, 1536K, 1920Kbps의 이용자 정보전송용 채널

(5) 채널의 종류

- 기본, 고속, 다중 및 복합 액세스

표 4-4 채널의 구조

종류	채널구조	채널속도
기본 액세스	2B + D	B:64Kbps D : 16kbps
고속 액세스	H + D	H:384Kbps D : 64Kbps
다중 액세스	aB +D(a의 최대 23)	B:64Kbps D : 384/1536 Kbps
복합 액세스	aH + bB + D	B:64Kbps D : 16/64 Kbps H:384Kbps

6) ISDN 서비스

(1) 베어러 서비스(Bearer Service)

- OSI 하위 계층에 속함
- 데이터에 변형을 주지 않고 그대로 전달만 하는 서비스

(2) 텔레서비스(Tele Service)

- 정보의 전달기능외에 처리기능을 하며 OSI 참조모델 전 계층에 적용됨

(3) 텔레커뮤니케이션 서비스

- ISDN에서 제공하는 통신 서비스의 총칭

3.5 이동통신망

1) 셀룰라(Cellular) 시스템

- 서비스 지역의 제한과 가입자 수용용량 한계 극복하기 위해 제안된 개념
- 서비스 구역을 여러 개의 작은 셀로 나누어 서로 충분히 멀리
  - 떨어진 두 셀에서 동일한 주파수 대역을 사용함
  - 공간적으로 주파수를 재 사용할 수 있도록 함

2) 셀의 개념

- 하나의 무성기지국에 의한 서비스 지역을 말함
- 여러 개의 셀이 모여 하나의 서비스지역을 구성

3) 셀룰라 시스템의 특징

(1) 주파수 재 사용

- 가입자 용량을 극대화하기 위해 동일한 주파수를 다른 셀에서 사용
- 지형특성, 안테나 높이, 전송 출력 등에 좌우됨

(2) 핸드오프(Hand-off)

- 통화중인 가입자가 현재의 기지국서비스 지역을 벗어나 새로운 기지국
  - 서비스지역으로 진입할 때
  - 통화의 단절이 없이 계속 통화가 될 수 있도록 하는 기능

(3) 로밍(Roaming)

- 이동전화 가입자가 자신의 각종 정보가 저장된 홈 교환국을 벗어나
  - 타 교환국에 있어도 이동전화서비스를 받을 수 있는 것을 의미
- 좀 더 범위를 확장하면 국가간의 로밍도 가능

4) IMT-2000

(1) IMT-2000의 의미

- IMT(International mobile telecommunication)-2000
- 국가별로 개별 운영되고 있는 다양한 이동전화 시스템이 규격을 통일
  - 세계 어느 지역에서도 하나의 단말기 또는 사용자 접속카드로 서비스 이용
  - 제3세대 이동통신서비스로 한국에서는 2002년 상용화됨

(2) 분류

- 1세대 : 아나로그 셀룰러와 무선전화
- 2세대 : 디지털 셀룰러(GSM, CT2 DECT)
- 제2.5세대 : PCS
- 제3세대 : IMT-2000

(3) IMT-2000 목표

- 다양한 멀티미디어 서비스
- 2Mbps까지의 다양한 전송률서비스
- 국제로밍, 위성과 연동 서비스
- 유선망, 무선망, 위성망의 통합

4 통신망의 구성

- 통신망은 효율성 높이기 위해 여러 개의 컴퓨터나 터미널들 연결하여 구성
- 가장 많이 사용되는 방법
  - 성형, 버스형, 환형 방법

4.1 성형망(Star Network) : 스타형 LAN

- 중앙에 서버나 중심이 되는 컴퓨터가 있음
- 주변에 다른 컴퓨터나 터미널들이 연결되어 있는 형태의 망
- 주변의 컴퓨터나 터미널들

- 중앙에 있는 컴퓨터와 지점간 회선으로 연결되어 있음
- 중앙 컴퓨터가 서버의 역할을 충분히 할 수 있는 경우 매우 유용
  - 모든 정보는 중앙 집중화된 시스템(centralized system)이 됨

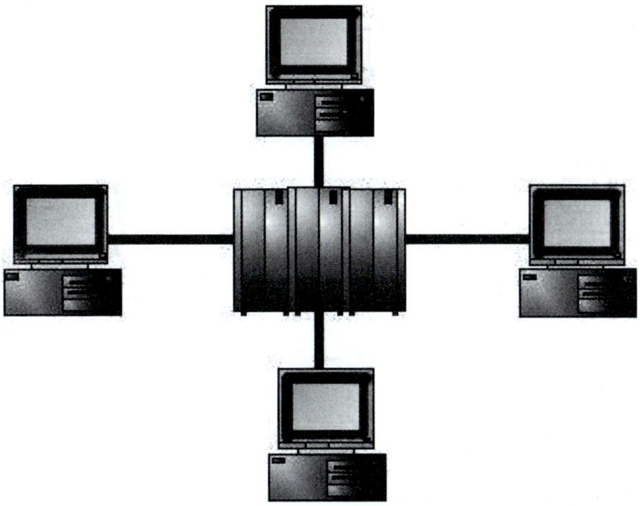

그림 4-1 성형망(스타형) 구조

4.2 버스망(Bus Network) : 트리형 LAN

- 버스망은 모든 노드들이 버스에 버스로 연결됨
  - 상호 지점간 회선으로 연결하는 방식
- 버스와 각 노드의 연결은 어뎁터(Adapter)를 통해 이루어짐
- 버스 종단에는 터미네이터(Terminator)를 둠

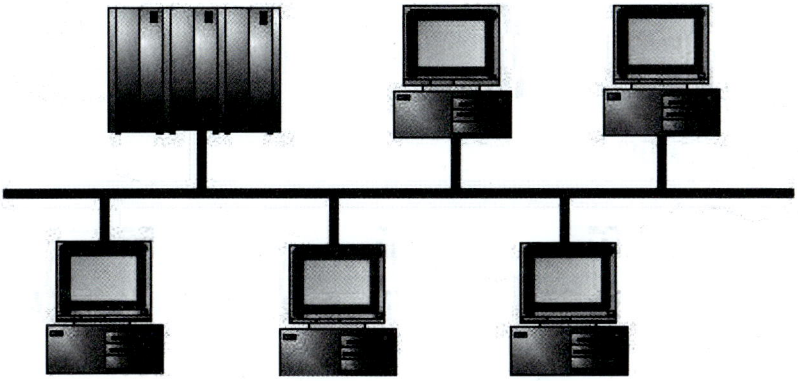

그림 4-2 버스망(트리형) 구조

4.3 환형망(Ring Network) : 링형 LAN

- 환형망은 중앙 집중화된 컴퓨터 시스템을 사용하는 것이 아님
- 여러개의 컴퓨터가 서로 서버가 될 수 있는 분산형 컴퓨터 시스템 구성
- 장거리 통신을 위한 데이터 통신 시스템에서는 많이 사용되지 않음
  - 주로 단일 건물이나 공장내에서 국부적인 통신에 많이 사용됨
- 환형망은 성형망에 의한 클라이언트/서버 방식과 다름
  - 전용 서버가 존재하지 않음
  - 각 노드가 동등하게 파일서버 역할을 수행
  - 망의 각 노드에 있는 여러 가지 자원들을 공유할 수 있음
- 클라이언트/서버 방식과는 달리 노드와 노드간의 메시지 전달
  - 서버를 거치지 않고 직접 두 노드간에 이루어짐

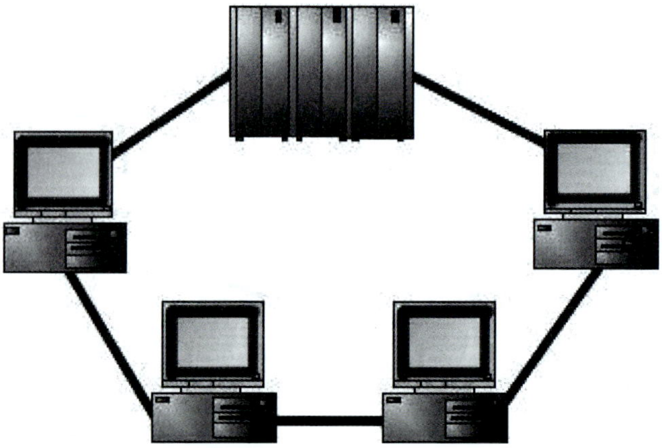

그림 4-3 환형망(링형) 구조

5 클라이언트 / 서버(Client/Server)의 개념

5.1 클라이언트 · 서버의 의미

- 클라이언트서버 컴퓨팅은 소프트웨어적인 모형이지 하드웨어는 아님
- 클라이언트와 서버 사이의 처리능력을 분담해 효율성을 극대화함
- 컴퓨팅의 기초

  - 모든 처리 능력을 하나의 서버 컴퓨터에 집중한 네트워크 구조
  - 메인프레임-터미널 구조
- 사용자는 서버에 연결한 더미 터미널을 이용
  - 간단한 명령 내리고 결과 얻음
- 서버에 필적하는 처리 능력을 가진 데스크톱 컴퓨터가 대중화됨
  - 이러한 강력한 클라이언트 컴퓨터의 파워를 활용하기 위해 클라이언트
  - 여기에서 상당 부분 기능을 처리하게 함
  - 서버에서는 데이터를 다루는 형태의 컴퓨팅 환경이 제시됨
  - 이것이 클라이언트서버 컴퓨팅임
- 많은 기업들이 사용하고 있으며 처리 응답 속도가 신속
  - 컴퓨터의 많은 부분을 직접 제어할 수 있어 사용자들의 호응이 높음

5.2 클라이언트 · 서버 애플리케이션

- 하나의 컴퓨터 내에서도 클라이언트 애플리케이션과 서버 애플리케이션
  - 동시에 들어 있을 수 있음
- 클라이언트 컴퓨터 쪽이 시간이 남는 경우
  - 많은 처리를 클라이언트에서 담당하면 됨
- 업무처리를 위해 기업의 네트워크 애플리케이션을 구성할 경우
  - 인터페이스 코드, 업무 규칙 코드, 데이터베이스 접근 코드 등
  - 여러 부차적인 작업이 필요하며 네트워크운영체계(NOS)의 역할도 포함됨
  - 이러한 애플리케이션을 다층(N-Tier) 애플리케이션이라 함
- 클라이언트 서버 애플리케이션 설계의 성공 여부
  - 여러 티어의 기능과 보안, 호환성 등을 고려
  - 어떻게 효율적으로 배치하느냐에 달려 있음

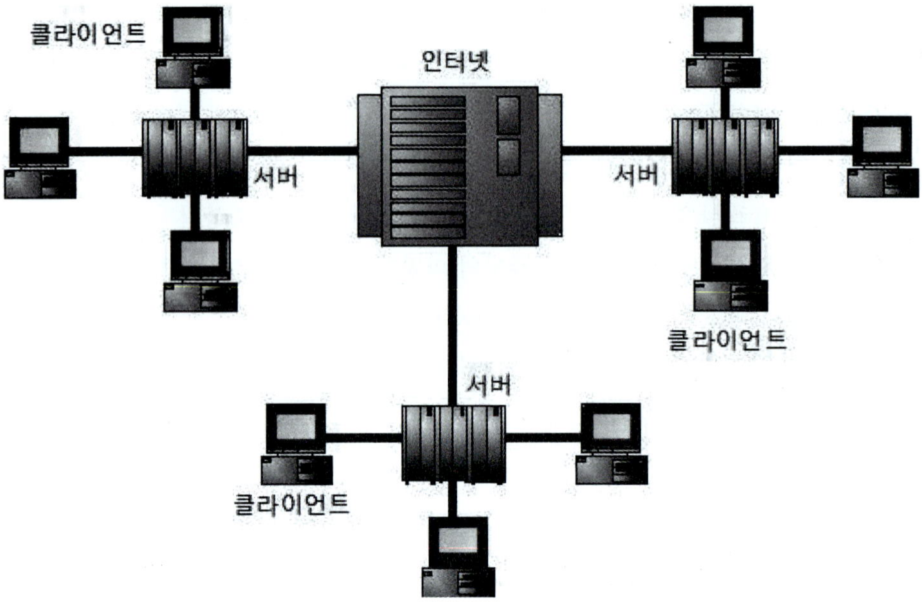

그림 4-4 Client / Server 컴퓨팅 모델

통신망의 종류

◑ 성형망(Star Network) = 스타형 LAN
- 중앙에 서버나 중심이 되는 컴퓨터가 있음
- 주변에 다른 컴퓨터나 터미널들이 연결되어 있는 형태의 망

◑ 버스망(Bus Network) = 트리형 LNA
- 버스망은 모든 노드들이 버스에 버스로 연결됨
  - 상호 지점간 회선으로 연결하는 방식

◑ 환형망(Ring Network) = 링형(루프형) LAN
- 여러개의 컴퓨터가 서로 서버가 될 수 있는 분산형 컴퓨터 시스템 구성

6 정보통신

6.1 정보통신의 개념

- CCITT(국제전신전화자문위원회)에서 정보통신 정의
  - 데이터를 발생하는 터미널과 데이터를 처리하는 컴퓨터
  - 이에 의해 처리된 정보의 전송

6.2 전송 형태

- 통신 회선을 이용한 데이터의 전송
  - 병렬 전송(parallel transmission), 직렬 전송(serial transmission)
- 통신 회선의 전송 용량을 증가시키는 방법
  - 주파수 대역폭을 증가시킴

1) 병렬 전송

- 여러 가닥으로 이루어진 통신 회선을 이용
  - 상호간에 데이터를 전송하는 방식
- 많은 데이터를 신속한 시간에 전송할 수 있으며 구현하기도 간편
  - 회선을 구성하는 비용이 많이 듬

2) 직렬 전송

- 한 가닥으로 이루어진 통신 회선을 이용하여 상호간에 데이터 전송 방식
- 데이터를 신속히 보낼 수는 없으나 비용은 매우 적게 듬
- 데이터의 의미있는 묶음인 패킷(paket)을 이용
- 패킷은 주로 시작 정보, 전송 데이터, 멈춤 정보로 이루어짐
  - 이를 어떻게 구현하느냐에 따라 IPX/SPX, NETBEUI, TCP/IP 등
  - 프로토콜로 정의

(1) IP(Internet Protocol)

- 인터넷의 주소를 지정하는 프로토콜
- IP에서는 IP 주소라는 주소방식을 통해 각 노드의 주소를 정함
  - 이 주소를 통해 패킷의 배달 경로를 결정하게 됨
- IP 주소는 32비트 숫자로 구성
- 사람이 읽기 쉽도록 1바이트씩 끊어서 읽음

  예) 십진 숫자로 203.246.40.2, 203.246.64.160 등으로 구성

(2) TCP(Transmission Control Protocol)

- 연결지향형 방식을 나타내는 프로토콜

- Reliable Stream Service라고 부름

• 하위 네트웍의 문제가 있어 패킷이 유실되거나 순번이 뒤바뀌는 경우
  - 복구하여 상위층이 신뢰할 수 있는 연결방식을 제공하기 때문
• 가상회선
  - 신뢰성이 확보된 연결을 패킷이 오고감에도 회선이 연결된 것처럼
  - 보이기 때문에 가상회선이라고 부름

6.3 전송속도(Transmission speed)

1) 전송속도의 의미

• 전송속도는 1개의 회선을 통하여 데이터를 1초에 보낼 수 있는 비트의 수
• 전송 속도 나타내는 단위
  - bps(Bit per second) 또는 보우율(Boud rate) 이용

2) 3가지 채널의 등급 분류

(1) 저속도(Low-speed) 또는 협엽 주파수 대역(Narrow frequency band)

• 협엽 주파수 대역은 전신 회선 등이 이 대역에 속함
• 초당 40~300 비트
  - 40 bps~300 bps 전송
    예) 텔레타이프라이터 통신

(2) 음성 주파수 대역(Voice frequency band)

• 300~9600 bps의 속도를 가지는 통신 대역
  - 이 대역은 음성 신호를 보내는 데 적당한 대역
  예) 전화에서 사용하는 속도
• 통신 회선의 전송 용량을 증가시키기 위한 방법
  - 주파수 대역폭 증가

(3) 광역 주파수 대역

• 9600 bps 이상의 속도

- 데이터를 전송할 수 있는 대역

예) 마이크로 웨이브, 광섬유, 위성 통신 등을 이용한 채널

– 컴퓨터간의 통신에 주로 사용

6.4 정보통신의 역사

1) 1876년

- 그레함 벨의 전화기 발명으로 전기통신이 시작

2) ENIAC

- 펜실베니아 대학의 Eckert와 Mauchly에 의해 1946년에 완성
- 최초의 전자계산기로 컴퓨터 제조기술의 발달 가져옴
  - ENIAC의 출현과 함께 UNIVAC-1의 상품화
  - 이에 힘입어 전기통신과 정보통신의 발전이 가속됨

3) SAGE(Semi-Automatic Ground Environment)

- 1958년 미국에서 군사용으로 개발한 최초의 장거리 온라인 통신망
- 컴퓨터와 항공기 레이다를 연결하여 모든 항공기로부터 오는 정보
  - 컴퓨터에서 분석처리하는 시스템
- 데이터통신 시스템이 최초로 이용된 분야
  - 군사분야

4) SABRE(Semi-Automatic Business Research Environment)

- 1961년에 발표된 세계최초의 상업용 데이터 통신망
- 미국 항공회사에서 대규모예약시스템의 점검
  - 비즈니스를 종합적으로 처리하는 온라인 시스템

5) TSS(Time Sharing System)

- 컴퓨터 시스템을 많은 이용자가 이용할 수 있도록 처리시간을 분할
  - 마치 혼자전용 시스템처럼 업무를 처리하는 방식

6) ARPA(Advanced Research Project Agency)

- 1971년 발표된 최초의 패킷 교환망)
- 이후 TELENET으로 이어짐

7) ISDN, ATM, FRAME RELAY 등

- 발전되었음

6.5 정보통신시스템 구성

- 정보통신 시스템의 구분
  - 정보를 전송하는 정보 전송계와 정보를 처리하는 정보처리계

7 정보전송기술과 통신회선

7.1 정보전송기술

1) 단방향(Simplex) 통신

- 두 장치 사이에 통신방식이 한 방향으로 한정된 방식
  예) 가정의 라디오, 텔레비전방송

2) 반이중(Half-Duplex) 통신

- 두 장치 사이에 통신방식이 한 방향으로 한정된 방식
  예) 전화기

3) 전이중(Full-Duplex) 통신

- 두 장치 사이에 동시에 양방향전송이 가능한 시스템
  예) 전화기

4) 직렬(serial) 전송

- 한 바이트에 해당되는 정보를 1비트씩 순차적으로 보내는 방식
  - 속도가 느리지만 경제적

중요 내용

◑ TCP/IP
- 인터넷의 기본 프로토콜
- 데이터간의 통신을 위한 전송 규약
- 서로 다른 종류의 컴퓨터 상호간의 통신을 가능하게 하는 통신 프로토콜
- LAN에서 사용하는 네트워크 프로토콜의 일종

◑ ISDN
- 여러 가지 다른 목적으로 사용하고 있는 통신망을 하나로 모음
  - 전화, 팩시밀리, 비디오 텍스 등 여러 가지 서비스를 하나의 망
  - 이를 통해 가입자에게 제공

◑ 의료정보관련 국제표준
- ASTM, HL7, DICOM, ISO/TC215

◑ OCS / PRM / EMR / PACS
- 의학의 초고속발전, 병원규모의 대형화, 의료수요의 증가
- IT의 발전과 변화로 등장한 업무

◐ 프로토콜
- 단편화 및 재합성 기능이 있음
- 프로토콜의 종류
  - HDLC, BSC 등
- 송수신기기간 효율적인 정보전송을 위한 절차나 규범의 집합

7.2 통신회선

1) 꼬임선(Twisted pair wire)

- 꼬임선은 디지털과 아날로그신호를 전송할 수 있음
- 디지털신호인 경우 2-3km마다 중계기가 필요
  - 아날로그 신호인 경우 506km마다 중계기가 필요

2) 동축케이블

- 트위스트페어 케이블보다 에러율이 낮음
  - 대역특성이 좋아 장거리 전화 및 CATV, LAN 시스템 연결에 사용
- 동축케이블은 장거리 전화망의 중요한 부분을 차지하고 있음
- 주파수 분할 방식을 이용하면 10,000회선 이상의 음성채널을 전송 가능

- CCTV는 아날로그이고 근거리 통신망의 경
  - 아날로그 및 디지털 기법의 양자가 이용됨
- 디지털 전송에서 540Mbps 정도로 전송이 가능
  - 리피터를 거의 매 km마다 설치하면 800Mbps까지 전송이 가능

3) 광섬유

- 광대역 · 전송으로 Gbps급 전송이 가능
  - 가볍고 크기가 작아 이동성이 좋고 설치가 간단
- 감쇠율이 적어 리피터간격이 100km 이상까지도 가능
- 전자장의 영향이 적어 충격잡음에 강해 도청이 어렵고 보안성이 뛰어남

4) 무선통신

- 무선통신은 통신장비의 이동이 빈번
  - 통신회선을 이용하기 어려운(산악 · 도서지방) 및 국가와 국가사이 정보
  - 전송에 사용됨
- 용도는 장거리 서비스용으로 동축케이블 대용
  - TV신호와 음성신호를 전송하는데 사용

5) 위성통신

- 통신위성은 무선통신의 중계국 역할을 하는 것으로 2개 또는 그 이상
  - 지상에 위치하는 송신국과 수신국을 연결하는데 사용
- 통신위성은 어떤 주파수를 수신하여 이들을 증폭하거나 반복
  - 다른 정지위성방식이 가장 많이 사용됨
  - 용도는 장거리 전화, 텔렉스, 텔레비전신호 등을 처리하는데 사용됨

7.3 전송속도

1) 데이터신호속도

- 데이터신호속도는 신호를 구성하는 있는 비트수
  - 1초에 얼마나 전송하는가를 나타내는 단위

- bps로 나타냄

2) 변조속도

- 신호의 변조과정에서 1초에 몇 번의 변조가 수행되었는가를 나타냄
- 단위로는 보오(baud)가 사용됨

예) • 4위상 모뎀에서 1,200보오의 변조속도
  - 2,400bps의 신호속도로 표시
• 16위상 모뎀에서 9,600bps의 데이터 신호
  - 2,400보의 변조속도로 표시

3) 베어러속도

- 기저대 전송방식에서 데이터 신호이외에 동기신호, 상태신호 등을 포함
  - 전송속도를 말함
- 단위로는 bps가 사용됨

7.4 펄스코드변조방식(Pulse Code Modulation, PCM)

1) 펄스코드변조방식의 의미

- 아날로그 데이터를 디지털신호로 바꾸는 과정
  - 샘플링(sampling)이론을 바탕으로 하고 있음

2) 샘플링(표본화) 이론

(1) 샘플링 이론의 개념

- 어떤 신호 f(t) 의미를 지니는 최고의 주파수보다 두배 이상의 속도
  - 균일한 시간간격으로 검출된다면 이 검출된 데이터
  - 원래신호가 가진 모든 신호를 포함
- 함수 f(t)는 검출된 데이터로부터 저역통과필터(low pass filter)를 사용
  - 재구성할 수 있음

(2) 샘플링 이론의 특징

• 샘플링 이론에 따르면 초당 8,000회 정도로 음성신호를 검출해야 함
  – 원래신호에 충실한 값을 얻을 수 있음
• 이는 PCM으로 인지된 데이터를 전송할 경우
  – 8,000×7=56 kbps의 데이터 전송률이 요구됨을 의미

(3) PCM 데이터 생성

• PCM 데이터를 생성하기 위해 PAM(Pulse Amplitude Modulation) 샘플
  – 정량화해야 함

3) 델타변조(DM)

• PCM방식의 성능을 배가시키고 그 난이도를 줄이기 위한 기법

4) 아날로그 데이터 전송 위한 디지털기법 사용 이유

• 아날로그 증폭기대신 리피터를 사용함
  – 부가적인 잡음이 발생하지 않음
• 아날로그 신호에서 사용하는 주파수분할멀티블레싱(FDM) 대신
  – 디지털 신호에서는 시분할 멀티플렉싱이 사용됨
• TDM에서는 상호변조잡음이 존재하지 않는 반면
  – FDM에서는 이 잡음이 존재

5) PCM 변조과정

• 아날로그 신호 → 표본화(PAM) → 양자화 → 부호화 → 디지털신호

펄스코드변조(PCM) 관련 중요 내용

◐ 펄스코드변조(PCM)
• 아날로그 데이터를 디지털데이터로 바꾸는 과정
• 초당 8,000회 음성데이터를 검출해야 함
• PCM데이터를 생성하기 위해 PAM샘플들을 정량화

◐ 펄스코드변조(PCM)의 과정
• 표본화 → 양자화 → 부호화 → 디지털신호

7.5 아날로그 및 디지털 다중화 방식

1) 다중화(Multiplexing) 개념

- 몇 개의 터미널들이 하나의 통신회선을 통하여 결합된 형태로 신호를 전송
  - 이를 수신측에서 다시 몇 개의 터미널들의 신호로 분리
  - 컴퓨터에 입출력할 수 있도록 하는 것

2) 주파수분할 다중화(Frequency Division Multiplexing, FDM)

- 전송속도가 낮은 각 부채널의 신호를 서로 다른 주파수대역으로 변조
  - 수신측까지 전송하고 수신측에서는 적절한 여파기를 이용
  - 각 부채널의 신호를 구분한 다음 각 부채널별로 복조함
  - 본래의 신호를 수신하게 하는 방식
- 변조방식은 주파수 편이변조를 사용
- 시분할장비에 비해 가격이 저렴하며 주파수 분할 자체가 주파수편이 변조
  - 역할을 수행하기 때문에 별도의 모뎀이 필요 없음
- 이 방식은 아날로그데이터 전송에 사용
  - 주로 TV, CATV 전송에 사용

3) 시분할 다중화(Time Division Multiplexing, TDM)

- 한 전송로의 데이터전송시간을 일정한 시간표(time slot)으로 나눔
  - 각 부채널에 차례로 분배함으로 몇 기의 저속 부채널
  - 한 개의 고속디지털전송선에 전송하도록 하는 것
- 펄스코드변조방식으로 24개의 통화로를 구성할 수 있는 PCM-24방식
- 포인트 투 포인트 시스템에서 가장 많이 사용되며 디지털전송에 사용

7.6 데이터 교환방식

1) 회선 교환방식

(1) 회선 교환방식의 의미

- 컴퓨터와 터미널간의 교환기에 의해 통신회선을 설정하여 데이터 교환방식
  - 한번 통신회선이 설정되면 전용회선에 의한 정보전달과 같음

(2) 회선 교환방식의 종류

① 공간분할회선 교환방식
- 송수신간의 기존 음성전화를 위한 전자교환기와 통신회선
  - 그대로 이용하는 방법

  예) 음성전화용 교환기

② 시분할회선교환방식
- 송신측 터미널에서 발생하는 여러 속도의 데이터
  - DSU(Digital Service Unit)에서 디지털 신호로 변환
  - 집선 다중화장치에 입력시키면 집선 다중화장치 입력되는 디지털 신호
  - 시분할 다중화해서 고속의 디지털통신회선을 통해 수신측에 전송 방식

(3) 회선교환의 특징
- 데이터량이 많을 때나 긴 메시지 전송에 적합
- 디지털 통신회선에는 PCM이 사용되어 고품질의 고속 데이터 전송이 가능
- 교환기내에서 처리지연시간이 없어 즉시성이 좋음

2) 축척교환방식

(1) 축척교환방식의 의미
- 교환기에 의해 송수신간을 간접적인 통신회선을 설정
  - 데이터를 전송하는 방식
- 송신측에서 전송된 데이터는 송신측 교환기의 기억장치에 저장함
  - 이를 다시 적절한 통신경로를 선택
  - 수신측 교환기를 통하여 수신측 터미널에게 전송하는 교환하는 방식

(2) 메시지 교환방식

① 의미

- 응답시간이 느려 대화형 데이터 전송을 위해 부적절
  - 수신측이 준비안된 경우에도 지연 후
  - 전송이 가능한 데이터 교환방식
- 교환기를 이용하여 송신측 메시지를 받아 일정한 길이로 절단하지 않음
  - 본래 길이 그대로 신측에 보내주는 방식
  - 전송하고자 하는 메시지의 길이를 그대로 전송하는 방식

② 장단점

- 메시지를 저장 후 전송하므로 통신회선을 효율적으로 전송 가능
- 데이타전송량이 많은 경우도 축적기능을 이용함
  - 회선교환방식에 비해 효율적
- 오류제어, 코드변환, 우선순위제어가 가능
- 여러지점을 동시에 선택하여 전송하는 방송통신기능을 가짐

표 4-5 패킷교환망 및 정보통신망(ISDN)

패킷교환망	정보통신망(ISDN)
◑ 패킷 교환망 • 데이터를 중간 전송장치에 축적 – 모아서 전송하는 데이터 – 전송방식을 사용하는 방식 ◐ 패킷교환망의 특징 • 통신회선이용 효율이 높음 • 정보를 패킷단위로 전송 • 디지털전송함으로 전송품질 우수 • 고신뢰성 ◐ ARPA • 최초의 패킷교환망 – 인터넷의 근간이 되는 통신망	◑ ISDN • 다양한 목적으로 사용하는 통신망 – 하나로 모음 • 전화, 팩시밀리, 비디오 텍스 등 – 여러 가지 서비스를 하나의 망 – 이를 통해 가입자에게 제공 ◐ 종합정보통신망(ISDN)의 내용 • A, B, C, D, E H 채널로 분류 • 64Kbps의 디지털 기본 접속기능 제공 • 음성 및 비음성 서비스 포함 – 광범위한 서비스 제공

3) 패킷교환방식

(1) 패킷교환방식의 개념

- 패킷을 송신측 교환기에 저장하였다가 수신측 주소에 따라
  - 적당한 통신경로를 선택하여 수신측 패킷교환기에 전송하는 교환방식
- 패킷교환은 축적기능을 이용함으로 속도와 코드가 서로 다름
  - 기종이 서로 다른 경우에도 통신이 가능한 융통성이 매우 큰 교환방식

(2) 패킷교환방식의 특징

- 패킷다중방식을 이용함으로 통신회선과 교환설비의 이용효율이 높음
- 요금은 송신되는 패킷수에 따르는 통신량 과금방식
  - 짧은 메시지와 낮은 정보량의 데이터 통신에 적합
- 다양한 종류의 터미널간의 통신을 위해 프로토콜의 변환과 전송속도 변환
  - 통신서비스 기능이 제공
- 디지털 전송을 기본으로 하므로 전송품질과 신뢰성이 높음

8 정보통신 전송장비

8.1 정보통신 전송장비의 내용

- 정보통신 전송장비는 변복조기인 모뎀이 해당
- 모뎀은 변조와 복조기능을 함께 갖음

8.2 변복조기 : 모뎀

1) 모뎀의 기능

(1) 변조(modulation)

- 컴퓨터나 터미널의 디지털 신호를 아날로그 전송매체에 적합하도록 변환

(2) 복조(demodulation)

– 입력된 변조신호를 다시 원래의 디지털신호로 변환하여 주는 것

표 4-6 변조와 복조

변조(modulation)	복조(demodulation)
• 컴퓨터, 터미널의 디지털 신호 → 아날로그 전송매체 적합하도록 변환 • 변조(D→A) 담당하는 장치 • 모뎀에 사용되는 변조방식 – ASK / FSK / PSK / QAM	• 입력된 변조신호→원래 디지털신호 – 변환 • 복조(A→D) 담당하는 장치

2) 변조방식

(1) **진폭편이변조**(Amplitude Shift Keying, ASK)

- 디지털신호의 11, 10, 01, 00의 4가지 상태를 나타내는 4가지 진폭상태
  - 만들어 한 번씩 2비트씩 전송하는 방법으로 가장 초기의 변조방법
- 잡음에 약해 데이터 전송용으로 사용하지 않음

(2) **주파수편이변조**(Frequency Shifting Keying, FSK)

- 일정 진폭의 정현파를 디지털 신호 0과 1을 나타내는 2개 주파수로 변조
  - 전송하는 방식으로 수신측에서는 다시 이 신호를 복조
  - 원래의 상태로 복원하는 변복조 방식
- 비교적 저속(2,000bps) 이하의 데이터 전송에 사용
  - 신호속도에 동기를 필요하지 않음
  - 회로를 간단히 구성할 수 있고 잡음에 강함

(3) **위상편이변조**(Phase Shifting Keying, PSk)

- 일정 주파수의 진폭을 갖는 정현파의 위상을 2등분, 4등분, 8등분 나눔
  - 디지털 신호의 1비트 또는 2비트, 3비트를 하나의 위상차 갖도록 변조
  - 전송하는 방식
- 종류
  - 2위상 편이변조방식, 4위상 편이변조방식

(4) 진폭 · 위상편이변조(QuadratureAmplitudeModulation)

- 전송속도를 높이기 위해 위 반송파의 진폭과 위상을 상호 변화
  - 신호를 얻는 변조방식
- 종류
  - 4위상과 2진폭으로 한 번에 3비트씩 전송할 수 있는 방식
- 고속데이터 전송에 이용
- 주로 9600[bps]의 속도에서 운용되는 변조 방식

표 4-7 정보전송시스템과 정보통신망

정보전송 시스템	정보통신망
• 모뎀(MODEM) • 통신처리장치(CCU) • 데이터터미널장치(DTE)	• 근거리 통신망(LAN) • 종합정보통신망(ISDN) • X.25/Frame Relay

중요 내용

◐ **메시지 교환**

- 응답시간이 느려 대화형 데이터 전송 목적
  - 부적절하나 수신측이 준비가 안된 경우에도 지연 후
  - 전송이 가능한 데이터 교환 방식

◐ **데이터통신 시스템이 최초로 이용된 분야**

- 군사분야

◐ **흐름제어**

- 데이터의 양이나 통신속도를 조정
  - 수신측의 처리능력을 초과하지 않도록 조정하는 기능

◐ **부가가치통신망(VAN)**

- 통신사업자가 회선을 임차 또는 이용하여 단순한 전송기능이상의 정보축적, 가공, 변환, 처리 등의 부가가치를 부여한 복합적인 서비스

예상문제

1. 데이터간의 통신을 위한 전송 규약으로 옳은 것은?

① TCP/IP ② Register ③ ID ④ EMR

2. LAN의 특징으로 옳지 않은 것은?

① 다양한 기관의 소유
② 통합적인 정보처리능력
③ 확장 및 재배치의 용이성
④ 주변장치간의 높은 연결성

3. WAN에 해당되는 것으로 옳은 것은?

① 처리 프로그램, 응용 프로그램
② 지방과 지방
③ 학교와 병원
④ 대형마트 내부

4. 클라이언트/서버에 대한 내용으로 옳은 것은?

① 클리언트 PC 서버는 대형 컴퓨터
② 클리언트 서버 컴퓨팅은 하드웨어
③ 컴퓨터내에 클리언트와 서버기능 안됨
④ 클라이언트와 서버 사이의 처리능력 분담

5. LAN의 연결형태로 옳지 않은 것은?

① 버스형 ② 링형 ③ 기차형 ④ 스타형

6. 데이터를 중간 전송장치에 축적했다가 전송하는 데이터 전송방식은?

① 집중 교환망 ② 메인 교환망
③ 회선 교환망 ④ 패킷 교환망

정답 1. ① 2. ① 3. ② 4. ④ 5. ③ 6. ④

예상문제

7. 통신 회선의 전송 용량을 증가시키기 위한 방법은?

① 신호대 잡음 줄임 ② 주파수 대역폭 줄임
③ 주파수 대역폭 증가 ④ 잡음 세력 높임

8. Gateway의 기능으로 옳지 않은 것은?

① 주소변환 ② 프로토콜 변환
③ 기능변환 ④ 전송 속도 차이의 변환

9. 분산처리시스템의 장점으로 옳은 것은?

① 보안 용이 ② 확장성 좋음
③ 가용성 높음 ④ 기능성 좋음

10. 병원내 LAN 이용한 방사선과 영역에서 운영되고 있는 화상정보통신망은?

① Order communication system
② Computer output microfilm
③ Computer assisted retrieval
④ Picture achieving and communication system

11. 최초의 패킷교환망으로 인터넷의 근간이 되는 통신망으로 옳은 것은?

① ARPA ② TSS
③ SAGE ④ SABRE

12. 근거리 통신망(LAN)의 효과로 옳지 않은 것은?

① 고속처리
② 정보자원의 다양성
③ 정보자원 공유
④ 통합된 사무자동화 구축

정답 7. ③ 8. ③ 9. ① 10. ④ 11. ① 12. ②

예상문제

13. 패킷교환망의 특징으로 옳지 않은 것은?

① 정보를 패킷단위로 전송
② 통신회선이용 효율이 높음
③ A, B, C 채널로 분류
④ 디지털전송으로 전송 우수

14. LAN 매체 엑세스 제어 기법으로 옳지 않은 것은?

① 토큰패싱 버스(Token Bus)
② 토큰 링(Token Ring)
③ SABRE
④ CSMA/CD

15. 주소변환, 메시지 형식변환 등 여러계층 프로토콜 변환기능을 수행하는 것은?

① Hub ② Repeater ③ Bridge ④ Gateway

16. 프로토콜의 내용으로 옳지 않은 것은?

① 재합성 기능이 있음
② DDCM 종류가 있음
③ 데이터 송수신 위한 규범 집합
④ 다수의 가입자들 한가지로 사용

17. 통신회선에 직접 중계기를 통하여 노드를 접속시키는 형태는?

① 성형(스타형) ② 링형 ③ 버스형 ④ 트리형

18. 통신사업자가 회선을 이용하여 전송기능이상의 정보축적, 처리 등의 부가가치를 부여한 복합적인 서비스는?

① MODEM ② IMT-2000 ③ VAN ④ LAN

정답 13. ③ 14. ③ 15. ④ 16. ④ 17. ② 18. ③

예상문제

19. MODEM에 사용되는 변조방식으로 옳지 않은 것은?

① ISDN ② ASK ③ QAM ④ FSK

20. 송신측에서 메시지 전송 위해 블록크기의 작은 블록으로 나누어 전송하는 것은?

① 단편화 ② 캡슐화
③ 흐름제어 ④ 순서제어

21. MODEM의 내용으로 옳은 것은?

① 변조(D→A)와 복조(A→D) 담당하는 장치
② 오류제어, 우선순위제어, 코드변환이 가능
③ 데이터량이 많은 경우 긴 메시지 전송에 적합
④ 컴퓨터와 터미널간의 교환기에 의해 통신회선 설정

22. 펄스코드변조(PCM) 과정이다. 괄호안에 용어로 옳은 것은?

* 표본화 → (   ) → 부호화 → 디지털신호

① 양자화 ② 암호화
③ 캡슐화 ④ 단편화

23. 정보통신망으로 옳지 않은 것은?

① ISDN ② X.25/Frame Relay
③ LAN ④ CCITT

24. 위성 멀티미디어 환경에서 미래의 이동통신 서비스로 옳은 것은?

① ISDN ② IMT-2000
③ LAN ④ VAN

정답 19. ① 20. ① 21. ① 22. ① 23. ④ 24. ②

예상문제

25. 공중 통신망으로 옳지 않은 것은?

① PSDN ② ISDN
③ LAN ④ CSDN

26. 응답시간이 느려 대화형 데이터 전송 부적절하나 수신측이 준비안된 경우 지연 후 전송이 가능한 데이터 교환방식은?

① 패킷 교환 ② 메시지 교환
③ 회선 교환 ④ 시분할회선교환

27. 펄스코드변조(PCM)의 내용으로 옳지 않은 것은?

① 총당 8,000회 음성데이터 검출
② 아날로그에서 디지털데이터로 변경과정
③ PCM은 전수이론을 바탕으로 하고 있음
④ PCM데이터를 생성하기 위해 PAM샘플들을 정량화함

28. OSI 7계층의 네트워크 계층의 프로토콜로 옳은 것은?

① FDM ② TCP
③ TDM ④ IP

29. 무결점 수준의 품질을 추구하는 것은?

① 품질관리 ② 6시그마
③ 성과관리 ④ 변화관리

정답 25. ③ 26. ② 27. ③ 28. ④ 29. ②

제5장

데이터 베이스

Database

- 데이터베이스의 개념
- 자료구조의 기본
- 관계 데이터베이스 모델과 언어
- 데이터 모델링

제5장

데이터 베이스

Database

1 데이터베이스의 개념

1.1 데이터베이스의 정의

- 컴퓨터 자료 처리 방식으로 자료의 각 항목이 잘 정리됨
  - 종합적으로 관리하는 file의 집단
- 데이터베이스는 통합된 데이터(integrated data)
  - 동일 데이터의 중복을 최소화
  - 저장된 데이터
  - 컴퓨터가 접근할 수 있는 저장 매체에 저장된 집합체

1.2 데이터베이스 구성요소

- **데이터** : 데이터베이스를 구성하는 자료
- **하드웨어** : 컴퓨터 본체를 포함한 디스크 장치
- **소프트웨어** : DBMS(Database Management System)
- **사용자** : 단말기 사용자(end user)와 응용프로그램 작성자

1.3 데이터베이스의 목적

1) 데이터의 독립성

- 물리적(physical) 데이터 독립성
- 논리적(logical) 데이터 독립성

2) 최소의 중복성

- 동일한 데이터를 공동 사용할 수 있도록 중복을 최소화

3) 데이터 공유

- 서로 다른 사용자가 서로 다른 목적으로 동일한 시간에 동시에 사용 가능

4) 데이터 보안

- 데이터가 수정되거나 파괴되는 것을 방지
- 취급시 권한과 한계를 정의

5) 데이터 무결성

- 데이터의 정확성을 의미
- 개체 무결성
  - 기본키에 속해 있는 속성(attribute)
  - 반드시 널(NULL) 값을 가질 수 없음을 나타내는 무결성
- 데이터 데이블의 기본키로 지정된 속성
  - NOT NULL
  - UNIQUE
  - 외래키로 참조됨

데이터베이스 중요 내용

◑ 데이터베이스의 정의
- 컴퓨터 자료 처리 방식으로 자료의 각 항목이 잘 정리됨
  - 종합적으로 관리하는 file의 집단

◑ 데이터베이스의 특성
- 동시 공유
- 실시간 접근성
- 내용에 의한 참조

◑ 데이터베이스 관리자의 역할
- 데이터베이스 설계와 운영
- 시스템 감시 및 성능분석
- 사용자의 요구와 불평 청취 및 해결

◑ 데이터베이스 장점
- 데이터 무결성 및 일관성 유지
- 데이터 보안 보장이 용이
- 데이터의 범기관적 시행

◑ 데이터베이스관리체계(DBMS)
- Data base를 정의하고 새로 구축
- 변경사항의 수정 및 통제 기능 수행하는 소프트웨어

◑ 데이터베이스 설계과정
- 기획 → 요구 설계 → 개념적 설계 → 논리적 설계 → 물리적 설계

1.4 데이터베이스의 장 · 단점

1) 데이터베이스의 장점

- 데이터의 독립성과 구조적 독립성을 지원
- 구조가 단순하며 사용이 편리
- 데이터의 다 대 다(n : m) 관계 표현 가능
- 데이터베이스 설계와 관리
  - 다른 모델보다 편리
- 다른 데이터베이스로 변환이 쉬움

2) 데이터베이스의 단점

- 다른 모델에 비해 DBMS 성능이 떨어짐
- 데이터 종속성과 구조적 종속성
  - 강력한 질의 처리 등의 해결 목적
  - H/W와 OS 등에 부담이 따름
- 장애 발생시 회복 과정이 복잡잡

표 5-1 데이터베이스의 장 · 단점

장점	단점
• 데이터의 다중 이용 • 파일 수정의 융통성 • 용이한 데이터 관리 • 내용에 의한 데이터 액세스	• 전산화 비용의 증가 • 시스템 복잡 • 파일 회복이 어려움

1.5 데이터베이스 시스템 구성

1) 스키마(Schema)

- 데이터의 성질, 형식 또는 데이터간의 관계 등 데이터 정의의 집합
- 데이터베이스를 구성하는 필드, 레코드, 파일의 형과 이들 간의 관계 등
  - 데이터베이스의 전체적인 설계를 데이터베이스 스키마라 함

(1) 내부 스키마

- 데이터베이스 저장 방식에 대한 기술을 하는 것
  - 저장되는 레코드의 형식과 길이, 인덱스 유무, 레코드의 물리적 저장순서
  - 이를 명시하는 것
- 물리적 스키마라고도 함

(2) 외부 스키마

- 데이터베이스의 논리적 구조
- 공용의 의미보다 어느 특정 응용에 국한
  - 논리적 데이터 구조
- 전체 데이터베이스의 한 논리적 부분
  - 서브스키마라고도 함

(3) 개념 스키마

- 데이터베이스의 전체적인 논리 구조
- 모든 응용 프로그램이나 사용자들
  - 이들이 필요로 하는 데이터
  - 종합한 조직 전체의 데이터베이스 구조
  - 한 개만 존재
  - 단순 스키마라고 함

표 5-2 외부 및 개념 스키마

내부 스키마(internal schema)	개념 스키마(conceptual schema)
• 데이터베이스 저장 방식 기술 – 저장되는 레코드의 형식과 길이 – 인덱스 유무, 레코드의 물리적 저장순서 – 이를 명시하는 것 • 물리적 스키마라고도 함	• 데이터베이스의 전체적인 논리 구조 • 모든 응용 프로그램이나 사용자들 – 이들이 필요로 하는 데이터 – 종합한 조직 전체의 데이터베이스 구조 – 한 개만 존재 – 단순 스키마라고 함
외부 스키마(external schema)	
• 데이터베이스의 논리적 구조 • 공용의 의미보다 어느 특정 응용에 국한 – 논리적 데이터 구조 • 전체 데이터베이스의 한 논리적 부분 – 서브스키마라고도 함	

2 자료구조의 기본

- 기억공간 내 자료의 표현 방법 및 저장법과 그룹 내에 존재하는 자료간
  - 관계를 알고 여러 작업을 수행하기 위한 알고리즘(algorithm)을 연구
- 자료 구조는 알고리즘과 프로그래밍의 관계를 갖음

표 5-3 자료 및 파일의 기본단위

자료의 기본 단위	파일의 기본 단위
◑ Bit • Binary digit의 약자 • 정보 표현의 최소 의미 • 2진수 0 또는 1 의미 ◑ Byte • 문자 자료의 표현 단위 • 메모리에 번지부여의 최소 단위 ◑ Word • CPU에서 처리되는 명령의 단위 – half word : 2byte – full word : 4byte – double word : 8byte	◑ Field • 레코드를 구성하는 기본 단위 • 파일 구성의 최소 단위 ◑ Record : 필드의 집합 • 서로 관련된 필드 또는 항목의 집합 • 논리 및 물리레코드 구분하여 의미 가짐 ◑ File : 레코드의 집합 • 내용, 목적 및 형태가 같은 성격 가짐 • 문서 또는 프로그램의 기본 단위 • 자료 표현의 최종 단위

3 관계 데이터베이스 모델과 언어

3.1 데이터베이스 모델

- 데이터 구조가 응용되어 만들어진 데이터베이스에 접근하는 방법의 분류
  - 데이터베이스의 모형으로 DBMS와 직접 상통

3.2 데이터베이스의 특징

- 기본 데이터 구조는 릴레이션이라고 부르는 2차원 테이블 구조
- 릴레이션은 연관된 속성들을 모아 구성
- 릴레이션은 행과 열로 구성
  - 행 : 튜플(tuble), 열 : 속성(attribute)이라 부름
- 릴레이션, 행과 열은 각각 파일 시스템의 파일, 레코드, 필드와 의미가 비슷
- 릴레이션은 데이터 및 구조적 독립성을 함께 제공
  - 기존 파일 시스템과 다름
- 가장 단순하고 데이터 구조가 일정하며 형식적

3.3 데이터베이스의 용어

1) 관계(Relation)

- 몇 가지 entry를 2차원 테이블로 나타냄
- 테이블 내에 각 entry는 단일 값을 가짐
- 그룹 항목이나 배열을 사용할 수 없음
- 테이블의 각 열은 유일한 명칭을 가짐
- 열과 행의 순서는 중요하지 않음

2) 속성(Attribute) : 테이블의 열

- 테이블의 열을 나타내는 데이터 항목과 같은 의미
- 관계 테이블의 학번, 성명, 성별 및 평점 등

3) 튜플(Tuble) : 테이블의 행

- 테이블의 행을 튜플이라고 함
- 열의 수가 n인 경우 n-튜플이라고 함

4) 도메인(Domain)

- 속성들이 나타날 수 있는 값의 집합
- 성별의 도메인은 남과 여, 평점의 도메인은 4.5 이하

5) 기본키(Primary key)

- 한 DB 내에서 모든 튜플을 유일하게 구별할 수 있는 속성
- 데이터베이스에서 일반적으로 키라고 하면 기본키를 말함

6) 후보키(Candidate key)

- 두 개 이상의 조합을 이루어서 유일하게 튜플을 구별할 수 있을 경우
  - 그 속성을 후보키라 함

7) 어노말리(Anomaly)

- 오류의 수정, 삭제 및 변동 사항들로 이를 해결하는 방식 중 하나가 정규화

관계형 데이터베이스의 중요 내용

◑ 관계 데이터베이스 설계시 고려사항
- 보안 : 뷰(View)
- 무결성 : 기본키
- 일관성 : 외래키

◑ 관계형 데이터베이스 테이블의 특성
- 각 행은 유일해야 함
- 각 열은 오직 하나의 값을 가져야 함
- 동일 테이블의 동일 열은 동종의 값을 갖음
- 각 열의 위치, 각 행의 순서는 무의미

◑ CASCADES
- 관계 데이터베이스에서 main table의 데이터 삭제시
  - 각 외래키에 부합되는 모든 데이터를 삭제하는 참조 무결성의 법칙

◑ 뷰(View)의 의미
- 하나 이상의 기본 테이블로부터 유도되어 만들어지는 테이블
- 물리적 구현되지 않고 정의만 시스템내에서 저장하였다가 필요시
  - 실행시간에 테이블을 구축함

◑ 뷰(View)의 이점
- 사용자의 데이터 관리 간단
- 숨겨진 데이터를 위한 자동 보안 제공
- 여러 사용자의 상이한 응용이나 요구 지원

3.4 데이터베이스 언어

1) 데이터 언어

- 데이터베이스를 정의하고 접근하기 위해 시스템과의 통신 수단

2) 데이터 정의어(Data Description Language, DDL)

- 데이터베이스를 정의하거나 그 정의를 수정할 목적으로 사용하는 언어
- 데이터 정의어는 DB를 구축시
  - 필요한 매크로(macro)와 특수 명령어로 구성된 독립된 언어
- 데이터베이스에 저장되는 데이터의 구조를 설계
  - 이를 컴퓨터상에서 구현할 때 사용하는 언어

3) 데이터 조작어(Data Manipulation Language, DML)

- 사용자와 데이터베이스 관리 시스템간의 인터페이스를 제공
- 데이터 조작어는 데이터 서브언어라고도 부름
- 응용 프로그램이 데이터베이스의 데이터
  - 이것을 사용자에게 제공하기 위한 조작 방법 등을 제공

(1) 데이터 조작어 기능

- Select : 데이터 검색
- Insert : 데이터 추가
- Update : 데이터 갱신

- Delete : 데이터 삭제

(2) Revoke

- 데이터를 조작하는 권한을 사용자로부터 박탈하는 명령어

4) 질의어(Query Language)

- 단말 사용자가 데이터베이스 파일과 범용 프로그램밍 언어
  - 이것을 정확히 알지 못함
- 사용 가능한 자연어로 구성
  - 대화식으로 데이터베이스를 쉽게 이용하도록 만든 언어

중요 용어

◑ 데이터베이스관리시스템의 데이터 언어

1) 데이터 언어
- 데이터베이스를 정의하고 접근하기 위해 시스템과의 통신수단

2) 데이터 정의어
- 데이터베이스를 정의하거나 그 정의를 수정할 목적으로 사용하는 언어

3) 데이터 조작어
- 사용자와 데이터베이스 관리 시스템 간의 인터페이스를 제공

4) 질의어
- 단말 사용자가 데이터베이스에 정보를 요구 위해 사용되는 언어

◑ 개체
- 데이터베이스에서 정보의 최소 단위

◑ 명령어

1) Revoke
- 데이터를 조작하는 권한을 사용자로부터 박탈하는 명령어

2) Order by
- 특정별에 대한 오름차순 또는 내림차순으로 정렬을 나타내는 명령어

◑ 집계함수
- MAX, MIN, SUM, A VG

4 데이터 모델링(Data Modelling)

4.1 개념적 데이터 모델(Conceptual data model)

- 사용자가 데이터를 인식하는 방식에 대한 개념 제공
- 데이터를 객체(object)와 객체간의 관계로 표현
  - 객체에 기반을 둔 모델

1) 개체(entity) : 테이블의 행

- 데이터베이스에 저장될 실세계의 개체나 개념
- 개체는 데이터베이스에서 정보의 최소단위

2) 속성(attribute) : 테이블의 열

- 개체(entity)의 특성을 표현

3) 관계(relationship)

- 두 개의 개체들 사이의 연관성을 의미

4) 대표적 모델

- 개체–관계(E–R : Entity–Relationship) 모델

성명	학과	성별	주소	전화번호
홍춘심	보건관리학과	여	충남 공주시	287–1412
주도권	응급구조학과	남	대전시 노은동	376–5850
오대운	간호학과	여	서울시 잠실동	413–9359
이최고	간호학과	여	충남 공주시	850–2224
진간장	보건관리학과	남	대전시 둔산동	587–1571
우등상	보건관리학과	여	서울시 대치동	416–2428
장간장	보건관리학과	남	서울시 삼전동	418–7273
황된장	임상병리학과	여	충남 공주시	854–5146
학생테이블				

그림 5-1 관계형 데이터베이스의 예

4.2 데이터 관리

- 데이터는 데이터베이스에 저장
- 데이터베이스는 함께 속하는 데이터를 구조화함
- 데이터베이스는 파일의 집합체
- 컴퓨터의 데이터를 문서화하는데 사용되는 변수
  – 정수, 코드, 자연어, 실수
- 보건의료정보관리(의무기록)을 정보할 경우 필수 항목
  – 환자의 인적사항, 작성일, 작성자

4.3 데이터 모델링의 ERD

- 개체관계 다이어그램(Entity Relationship Diagram, ERD)
- 데이터 구조들과 그들간의 관계들을 표현

4.4 데이터 모델링의 사용 기술

- 일반화(generalization)
- 클래스화(classification)
- 집단화(aggregation)

4.5 데이터 모델링 도구의 선택기준

- 사용 용이성
- 다양한 모델링 기능 지원
- 메타데이터의 통합관리 지원

4.6 계층 데이터 모델

- 계층 데이터 모델에서 두 레코드간의 직접 표현 방법
  – 1:1 관계, 1:n 관계

– 두 개의 1:n 관계

4.7 서버 처리능력의 고려 요소

- 병원정보처리의 필요한 서버 처리능력의 고려 요소
  – 환자수
  – 입원병상수
  – 실시간 user 수
  – OCS 평균 transaction

4.8 병원데이터 보관용량의 산정 요소

- 보관주기
- 테이블사이즈
- 테이블별 데이터 발생건수

데이터관련 내용

◑ **데이터의 의미**
- 사상/개념/의사/명령을 표현
- 사람이나 기계가 인식하도록 숫자, 기호 등으로 형식화

◑ **데이터 디렉토리**
- 데이터 사전에 수록된 데이터를 실제로 접근하는데 필요한 정보
  – 이를 관리 유지하는 시스템
- 문자 → 숫자 등 데이터 유형 변환
- 성별코드, 부서코드 등 코드체계의 통합
- 정규화, 비정규화를 통한 데이터 구조 변경

◑ **데이터 정제 대상**
- 코드값 오류 / 레코드의 누락
- 중복데이터 / 허용범위를 벗어나는 값

◑ **데이터 관리**
- 데이터는 데이터베이스에 저장
- 데이타베이스는 함께 속하는 데이터를 구조화함
- 데이터베이스는 파일의 집합체
- 정규화, 비정규화를 통한 데이터 구조 변경

◑ **데이터 모델링관련 용어**
- 개체 = 실체(entity) / 속성(attribute) / 관계(relation)

예상문제

1. 컴퓨터 자료처리 방식으로 자료의 항목이 정리되어 관리하는 file의 집단은?

① 의료정보관리　② COM
③ 데이터베이스　④ CAR

2. 데이터베이스의 장점으로 옳은 것은?

① 시스템의 다양화　② 전산화 비용 증가
③ 파일 회복 불가능　④ 데이터 다중 이용

3. 단말 사용자가 데이터베이스에 정보를 요구하기 위해 사용되는 언어는?

① 질의어　② 정의어
③ 관계어　④ 조작어

4. 데이터베이스를 정의, 새로 구축, 수정 및 통제 기능의 소프트웨어는?

① computer output microfilm ② Data base management system
③ Imaging document system ④ Electronic medical record

5. 데이터베이스의 문제점으로 옳은 것은?

① 데이터 연결　② 데이터 보호
③ 데이터 보안　④ 데이터 공유

6. 데이터베이스 언어에 해당되지 않는 것은?

① 질의어　② 데이터 정의어
③ 데이터 실행어　④ 데이터 조작어

7. 3층 스키마에 해당되지 않는 것은?

① 개념 스키마　② 서브 스키마
③ 내부 스키마　④ 외부 스키마

정답 1. ③ 2. ④ 3. ① 4. ② 5. ② 6. ③ 7. ②

예상문제

8. **계층 구조 데이터베이스 모델에서 정보가 전달되는 단위는?**

① Segment ② Record
③ Block ④ File

9. **데이터베이스 관리시스템의 특징으로 옳지 않은 것은?**

① 데이터 공유 ② 무결성 유지
③ 데이터 중복 최소화 ④ 데이터 처리 간결

10. **관계 데이터 모델 용어와 관련이 없는 것은?**

① 레코드(file) ② 튜플(tuble)
③ 어트리뷰트(attribute) ④ 릴레이션(relation)

11. **데이터베이스의 모형에 해당되지 않는 것은?**

① 망 데이터베이스
② 계층 데이터 베이스
③ 규칙형 데이터베이스
④ 관계 데이터 베이스

12. **관계형 데이터베이스 테이블의 특성으로 옳지 않은 것은?**

① 각 행은 유일해야 함
② 각 열은 2개의 값을 가져야 함
③ 각 열의 위치, 각 행의 순서는 무의미
④ 동일 테이블의 동일 열은 동종의 값을 갖음

13. **데이터베이스에서 일반적으로 키라고 하면 무엇인가?**

① 후보키 ② 외래키
③ 대체키 ④ 기본키

정답 8. ① 9. ④ 10. ① 11. ③ 12. ② 13. ④

예상문제

14. 데이터베이스의 내용으로 옳지 않은 것은?

① 중복되는 자료를 없애는 데 있음
② 자료를 세분화시켜 기억하기 위한 것
③ 자료를 기억시키는 장치에 제한을 없애기 위한 것
④ 단위 프로그램의 자료를 독립적으로 관리하기 위한 것

15. 데이터 조작 언어로 옳지 않은 것은?

① Update : 데이터 갱신
② Insert : 데이터 갱신
③ Select : 데이터 검색
④ Delete : 데이터 삭제

16. 특정렬에 내림차순으로 정렬을 나타내는 명령어로 옳은 것은?

① Doing ② Having
③ Group by ④ Ordery by

17. 데이터베이스의 특성으로 옳지 않은 것은?

① 동시공유 ② 실시간 접근성
③ 연속 변화 ④ 내용에 의한 참조

18. 기본키에 속해 있는 속성은 NULL값을 가질 수 없음을 나타내는 무결성은?

① 정보 타당성 ② 개체 무결성
③ 제 1 정규화 ④ 뷰(View)

19. 단순스키마로 범기관적 입장에서 데이터베이스를 정의한 것은?

① 개념적 스키마 ② 외부 스키마
③ 논리 스키마 ④ 내부 스키마

정답 14. ② 15. ② 16. ④ 17. ③ 18. ② 19. ①

예상문제

20. 관계 데이터베이스를 설계할 때 고려해야 할 사항으로 옳지 않은 것은?

① 보안 – 뷰(View) ② 일관성 – 외래키
③ 재생 – 로킹 ④ 무결성 – 기본키

21. 데이터베이스의 설계과정이다. ( ) 안에 들어갈 용어는?

> ＊기획 → 요구설계 →개념적 설계 → (   ) → 물리적 설계

① 논리적 설계 ② 시간적 설계
③ 데이터 설계 ④ 추가적 설계

22. 데이터베이스에서 정보의 최소단위로 옳은 것은?

① 공유 ② 관계
③ 개체 ④ 속성

23. 데이터 모델링에 있어 데이터 구조들과 그들 간의 관계들을 표현하는 것은?

① ERD ② OCS
③ PACS ④ HIS

24. 계층 데이터 모델에서 두 레코드간의 직접 표현방법으로 옳지 않은 것은?

① 1: n 관계 ② 1:1 관계
③ 2: 2 관계 ④ 두 개의 1:n 관계

25. 데이터 모델링에 사용되는 기술로 옳지 않은 것은?

① 일반화 ② 분권화
③ 집단화 ④ 클래스화

정답 20. ③ 21.① 22. ③ 23. ① 24. ③ 25. ②

예상문제

26. 병원정보 처리에 필요한 서버 처리능력에 고려 요소로 옳지 않은 것은?

① 입원병상수　② 환자수
③ 실시간 user수　④ 병원규모

27. 데이터 모델링 도구의 선택기준으로 옳지 않은 것은?

① 다양한 모델링 기능 지원　② 컴퓨터 용량
③ 사용 용이성　④ 메타데이터의 통합관리 지원

28. 데이터 모델링과 관련이 없는 용어는?

① 실체　② 관계
③ 분리　④ 속성

29. 데이터를 조작하는 권한을 사용자로부터 박탈하는 명령어로 옳은 것은?

① Revoke　② Create
③ Delete　④ Commit

정답 26. ④ 27. ② 28. ③ 29. ①

제**6**장

데이터 웨어하우스 및 데이터 마이닝

Data warehouse and Data mining

- ▶ 데이터 웨어하우스의 개념
- ▶ 데이터 웨어하우스 구축시 구성요소
- ▶ 데이터 마이닝의 개념
- ▶ 데이터 마이닝 분석기법
- ▶ 고객영역
- ▶ 환자관계관리

제6장

데이터 웨어하우스 및 데이터 마이닝

Data warehouse and Data mining

1 데이터 웨어하우스의 개념

1.1 데이터 웨어하우스 의미

- 데이터 웨어하우스는 의사결정 지원에 효과적으로 사용가능
  - 이를 위해 다양한 운영시스템으로부터 추출, 변환, 통합 및 요약
  - 이것에 읽기 전용의 데이터베이스
- 업무처리용데이터(Transaction Information System)
  - 현재까지 진행되고 있는 병원정보시스템
  - 원무시스템, OCS, LIS, PACS, EMR은 일종의 업무처리용데이터
- 병원정보시스템의 기반구축이 완료되는 시점
  - 특정 주제중심(의학연구, 병원경영, 마케팅, QA 등)의 DB 형태를 추구
  - 이것을 데이터 웨어하우스라 함
- 데이터 웨어하우스는 기업의 의사결정과 계획을 위해 사용
  - 주제지향적(subject–oriented)
  - 통합적(integrated), 시계열적(time–variant), 비휘발성(non–volatile)
  - 데이터 저장고

1.2 데이터 웨어하우스의 특징

- 데이터 수집보다는 분석에 초점
- 이력데이터(Historical) 중심
- Summary 데이터보다는 Detail한 데이터를 가지고 있음
- 다차원 분석 및 미래예측이 가능

1.3 데이터 웨어하우스의 적용분야

- 통신회사 : 대량 데이터 발생으로 분석이 필요한 회사
- 제조업체 : 수요, 공급에 따른 물량 부족이나 과다재고 방지
- 백화점 : 미래의 구매패턴 예측

1.4 데이터 웨어하우스 의료계 필요 배경

- 다양한 진료 및 연구 지원
- 병원내 분산된 데이터의 통합
- 다양한 진료 및 연구 지원
- 신속 정확한 의사결정 지원
- 병원경영정보의 정확한 파악

2 데이터 웨어하우스 구축시 구성요소

- OLAP 서버, OLTP 서버, DW 서버, User

2.1 온라인분석처리(Online Analytical Processing, OLAP)

1) OLAP의 의미

- 최종 사용자가 다차원 정보에 직접 접근하여 대화식으로 정보를 분석
- 의사결정에 활용하는 과정
- 대규모 데이터에 대한 실시간 분석처리 시스템
  - 데이터 웨어하우징의 지원도구

2) OLAP의 기능

- 요약테이블 생성
- 메타데이터 관리 용이
- Drag and drop(끌어 놓기) 기능

3) MOLAP (Multiple Online Analytical Processing) 다차원 온라인분석처리

- 다차원 데이터베이스를 중심으로 다차원적 분석을 할 수 있도록 만들어짐
- 적은 용량에 적합한 OLAP 구현 방식

4) ROLAP (Relation Online Analytical Processing) 관계형 온라인분석처리

- 관계형 데이터베이스에서 다차원 분석이 가능하게 만들어진 OLAP

2.2 추출 · 변환 · 로드(Extraction, Transformation, Transportation, ETT)

1) ETT의 개념

- ETT는 데이터 웨어하우스(DW) 구축 목적
  - 기간계 OLTP 시스템에서 데이터 추출(Extraction)
  - DW에서 원하는 형태로 변환(Transformation)
  - DW에서 최종적으로 만들어진 테이블을 Fact라고 함
  - 로드(Transportation)하는 일을 말함
- ETT방법은 기간계 시스템의 종류나 데이터의 추출 시기, 데이터의 양과 질
  - 사용자의 요구조건 등에 따라 다양한 형태로 추진가능

예) • On-lin 방식으로 추출가능

- Off-line 방식으로 테이프나 매체에 의해 추출가능

ETT(추출/변환/로드) 개념

◐ ETT

1) 목적

- 데이터 웨어하우스(DW) 구축

2) ETT의 의미

- 추출(Extraction)
  - 기간계 OLTP 시스템에서 데이터 추출
- 변환(Transformation)
  - DW에서 원하는 형태로 변환
- 로드(Transportation)
  - DW에서 최종적으로 만들어진 테이블을 Fact라고 함
  - 여기에 로드하는 일을 말함

◐ 변환(Transformation)
- 데이터 변환시 변환과정에서 수행
  - null 값의 처리
  - 문자 → 숫자 등 데이터 유형 변환
  - 성별코드, 부서코드 등 코드체계의 통합
  - 정규화, 비정규화를 통한 데이터 구조 변경

2.3 다차원 모델링

1) 개념

- OLTP성의 기간계 시스템에서 주로 사용하는 관계형 데이터베이스
  - 이것의 엔티티 모델은 데이터의 무결성이 중요
- DW(데이터 웨어하우스)에서 주로 활용하는 다차원 모델링의 목적
  - 사용자의 다양한 요구 사항을 충족시킴
  - 복잡한 질의에도 신속하게 처리하는데 있음

  예) • 기업의 매출액은 년도별, 분기별, 월별, 지사별 등 다양하게 요구
  - 이러한 하나하나가 각각의 차원을 이루어 다차원 형성

2) 구성

- 차원(Dimension)과 사실컬럼(Fact)

3) 차원의 종류

- 다차원 모델의 형태
  - Snowflake 스키마, Star 스키마
- Star schema
  - 처리속도가 신속
  - 디스크 소모가 큼
  - 조인수가 적음
  - 각 차원마다 차원테이블이 있음

4) 데이터 웨어하우스를 사용 못하는 경우

- 소스테이블의 추출 데이터를 데이터 웨어하우스에 그대로 사용 못하는 이유
  - 소스 데이터의 코드가 일치하지 않음
  - 데이터 웨어하우스의 사실테이블은 특정한 포맷으로 구성되어 있음
  - 사용자의 요구에 따라 몇 개의 소스 시스템 테이블을 조합해야 함

3 데이터 마이닝의 개념

3.1 데이터 마이닝(Data mining)의 의미

- 대량의 데이터베이스로부터 알려지지 않은 유용한 정보를 통계적 기법 등
  - 이를 이용하여 찾아내는 과정
- 방대한 양의 데이터 속에 쉽게 드러나지 않는 유용한 정보
  - 찾아내는 과정
  - 이들 데이터내에 존재하는 관계, 패턴 및 규칙 등을 탐색하고 모형화함
  - 유용한 지식을 추출하는 일련의 과정

3.2 데이터 마이닝의 특징

- 과거, 현재, 미래의 사건을 다룸
- batch 처리방식 사용
- 특화된 의사결정 지원
- 자동화된 분석 및 지식 추출

3.3 데이터 마이닝의 활용분야

- 고객세분화
- 이탈고객 분석
- 장바구니 분석
- 부정사용탐지

4 데이터 마이닝 분석기법

4.1 의사결정나무

- 분석과정 이해가 용이
- 분석과정이 나무구조로 표현
- 관심 대상을 몇 개의 소집단으로 분류
- 분석에 사용되는 알고리즘으로 C4, 5, CHAID가 있음

4.2 연관성 규칙

- 시장바구니분석
- 상품의 배치 전략
- 관련 상품의 묶음 판매
- 품목간의 유의한 관계 규칙 발견

4.3 신경망분석

- 좋은 예측력
- 은닉마디
- 비선형모형
- 복잡한 구조를 가진 자료

4.4 모형화

- 데이터 마이닝의 핵심단계
- 분석 목적에 따라 적절한 기법 통해 문제해결에 적합한 모델을 찾는 과정

4.5 데이터 마이닝 과정

자료수집 → 탐색 → 자료변환 → 모형화 → 평가

그림 6-1 데이터 마이닝 과정

5 고객영역

5.1 병원의 BI(Business intelligence 비즈니스 인텔리전스) 솔루션 : 고객영역

- 차별화된 평생건강관리
- 의료의 질 향상을 통한 환자 만족도

5.2 균형성과표(Balanced Scorecard, BSC)

1) 균형성과표의 4가지 관점

- 재무, 고객, 내부프로세스, 학습과 성장

2) 균형성과표의 고객시각 측정 핵심 지표

- 시장점유율, 고객점유율

6 환자관계관리(Patient Relationship Management)

6.1 환자관계관리의 의미

- 병원의 환자 방문 지속 및 증대
- 고객정보 분석하여 적절한 건강정보 제공
- 질병예방 및 건강증진으로 비용효과적 의료비 지출 유도

6.2 환자관계관리의 구축 정보

- 의무기록정보
- 진료비정보
- 인구센서스자료
- 의료이용도조사자료

6.3 타겟환자군 세분화

- 질병을 예방하고 조기발견하는 중요한 정보로 활용
- 환자에 대한 다각도 분석을 통해 목표 환자군 결정
- 잠재환자와 지속적인 관계를 형성할수록 가치가 있음
- 주민의 건강상태와 건강요구수준 중심의 세분화가 필요

6.4 보건의료분야의 환자관계관리 적용 분야

- 질환의 조기발견
- 건강증진
- 만성병의 정기적인 관리

중요 내용

◐ 데이터 웨어하우스(Data warehouse)
- 병원정보시스템의 기반구축이 완료되는 시점
  - 특정 주제중심(의학연구, 병원경영, 마케팅, QA 등)의 DB 형태를 추구
  - 이것을 데이터 웨어하우스라 함

◐ 데이터 웨어하우스의 특징
- 데이터 수집보다는 분석에 초점
- 이력데이터(Historical) 중심
- Summary 데이터보다는 Detail한 데이터를 가지고 있음
- 다차원 분석 및 미래예측이 가능

◐ 데이터 마이닝(Data mining)
- 대량 데이터베이스로부터 알려지지 않은 유용한 정보를 통계적 기법 등

- 이를 이용하여 찾아내는 과정
- 이들 데이터내에 존재하는 관계, 패턴 및 규칙 등을 탐색하고 모형화함
- 유용한 지식을 추출하는 일련의 과정

◐ 진단 및 검사에 사용되는 의료기기를 이용하는 분야

- 통합정보시스템을 실시하는 것
- 심전도검사/방사선검사/중환자감시/임상병리검사
- 진료정보관리 업무
- 환자병력/진단과정/치료과정

◐ 진료행정관리업무의 내용

- 회계관리/기획관리/구매 및 재고관리/주제별 연구과제

◐ 병원 전략경영 수립시 전략적 평가

- 내부능력 검토 / 외부환경 분석

예상문제

1. 대량의 데이터베이스로부터 유용한 정보를 통계적 기법으로 찾아내는 과정은?

① 병원경영전략 ② 데이터 웨어하우스
③ 지식경영 ④ 데이터 마이닝

2. 데이터 웨어하우스를 구축하는데 필요한 구성요소로 옳지 않은 것은?

① PRM 서버 ② OLTP 서버
③ DW 서버 ④ OLAP 서버

3. 데이터 웨어하우스의 적용분야에 해당되지 않는 것은?

① 미래 구매패턴 예측
② 학점 관리
③ 대량 데이터 분석의 필요한 회사
④ 데이터 공유

4. 데이터 마이닝에 해당되지 않는 것은?

① 자동화된 지식 추출
② batch 처리방식 사용
③ 특화된 의사결정 지원
④ 현재의 사건만 취급

5. 데이터 마이닝의 활용분야로 옳지 않는 것은?

① 부정사용탐지 ② 장바구니분석
③ 고객집중화 ④ 이탈고객 분석

6. 데이터 마이닝의 분석기법 중 신경망 분석에 해당되지 않는 것은?

① 은닉마디 ② 선형모형
③ 좋은 예측력 ④ 복잡한 구조의 자료

정답 1. ④ 2. ① 3. ② 4. ④ 5. ③ 6. ②

예상문제

7. 데이터 마이닝의 핵심단계로 분석 목적에 따라 적절한 기법을 통해 문제 해결에 적합한 모델을 찾는 과정은?

① 탐색 ② 자료변환
③ 모형화 ④ 데이터 분석

8. 데이터 마이닝 과정에 대해 빈칸에 용어로 옳은 것은?

* 자료수집 → 탐색 → ( ) → 모형화 → 평가

① 자료분석 ② 데이터 분석
③ 자료변환 ④ 연관성 규칙

9. 균형성과표(BSC)의 고객시각을 측정하는 핵심지표로 옳은 것은?

① 개발사업분석 ② 연구개발
③ 의료의 질 관리 ④ 시장점유율

10. 균형성과표의 4가지 관점에 해당되지 않는 것은?

① 고객 ② 재무
③ 내부프로세스 ④ 병원경영

11. 병원의 전략경영 수립에 있어 전략적 평가에 필요한 것은?

① 자원의 획득 ② 외부환경 분석
③ 사업계획 분석 ④ 자원의 획득

12. 고객정보를 분석하여 적절한 건강정보를 제공하는 것은?

① 환자관계관리 ② 데이터 마이닝
③ 데이터 웨어하우스 ④ 균형성과표

정답 7. ③ 8. ③ 9. ④ 10. ④ 11. ② 12. ①

예상문제

13. 병원의 BI 솔루션 중 고객 영역으로 옳은 것은?

① 물품구매비용 최소화
② 차별화된 평생건강관리
③ 병원자원 활용 극대화
④ 효율적인 사업분석

14. 보건의료분야에서 환자관계관리를 적용할 수 있는 분야는?

① 건강증진 ② 의료수가 조정
③ 약물해독 ④ 정보 접근자 파악

15. 환자관계관리를 위한 구축하는 정보로 옳지 않은 것은?

① 의무기록정보 ② 진료비 정보
③ 물품구매정보 ④ 인구센서스자료

16. OLAP의 기능으로 제공되어야 하는 것으로 옳지 않은 것은?

① 요약테이블 생성 ② 사용자 이용도 분석
③ 메타데이터 관리 용이 ④ Drag and drop 기능

17. 최종 사용자가 다차원 정보 접근하여 대화식으로 정보분석 및 의사결정 활용하는 과정은?

① OLAP ② OLTP
③ DW 서버 ④ User

18. 관계형 데이터베이스에서 다차원 분석이 가능하게 만들어진 OLAP은?

① OLTP ② HOLAP
③ ROLAP ④ MOLAP

정답 13. ② 14. ① 15. ③ 16. ② 17. ① 18. ③

예상문제

19. 다차원 모델 형태의 분류로 옳은 것은?

① Star schema–Snowflake schema
② ROLAP–Snowfake schema
③ Star schema–Network schema

20. 데이터 변환시 변환과정에서 수행하는 것이 아닌 것은?

① Null값의 처리
② 데이터 유형 변환 안됨
③ 성별 · 부서코드 등 코드체계 통합
④ 정규화 · 비정규화 통한 데이터구조 변경

21. 소스테이블에서 추출한 데이터를 데이터 웨어하우스에 사용 못하는 이유가 아닌 것은?

① 소스 데이터의 코드가 일치하지 않음
② 사용부서마다 동일소스에 대한 요구사항이 다르기 때문
③ 사용자의 요구에 따라 몇 개의 소스 시스템 데이블을 조합해야 함
④ 데이터 웨어하우스의 사실테이블은 특정한 포맷으로 구성되기 때문

22. Star schema에 대한 내용으로 옳지 않은 것은?

① 처리속도 신속
② 조인수가 적음
③ 디스크 소모 적음
④ 각 차원마다 차원테이블 있음

23. 데이터 마이닝 분석기법 중 의사결정나무로 옳지 않은 것은?

① 분석과정 이해가 어려움
② 분석과정이 나무구조로 표현
③ 관심 대상을 몇 개의 소집단으로 분류
④ 분석에 사용되는 알고리즘으로 C4.5, CHAID가 있음

정답 19. ① 20. ② 21. ② 22. ③ 23. ①

예상문제

24. 데이터 마이닝 분석기법 중 연관성 규칙으로 옳지 않은 것은?

① 상품의 배치전략
② 상품의 별도 판매
③ 시장바구니분석
④ 상품의 배치전략

25. 환자관계관리에 내용으로 옳지 않은 것은?

① 병원의 환자 방문 지속
② 고객정보 분석하여 건강정보 제공
③ 암환자 연구개발투자의 사업계획 수립
④ 건강증진으로 비용효과적 의료비 지출 유도

정답 24. ② 25. ③

제 7 장

정보보안

Information Security

- ▶ 정보보안의 개념 및 필요성
- ▶ 정보보안의 5대 원칙 및 대책
- ▶ 암호화시스템 및 전자서명
- ▶ 진료정보 공동 활용 방안
- ▶ 전자문서교환(EDI)과 마크업 언어(Markup)
- ▶ 해킹과 대응방안

제7장

정보보안

Information Security

1 정보보안의 개념

1.1 보안의 정의

- 정보를 보호하기 위한 것
- 불법적인 유출이나 수정, 파괴를 막기 위한 기술적, 행정적 절차와 조치

1.2 정보보안의 정의

- 정보보안이란 정보의 수집, 가공, 저장, 검색, 송신 및 수신 중
  - 정보의 훼손, 변조 및 유출 등을 방지하기 위한 관리적, 기술적 수단
  - 그러한 수단으로 이루어지는 행위

1.3 정보보안의 특성

- 정보보호는 100% 완벽하게 달성할 수 없음
- 정보시스템 성능에 도움을 주지 못함
- 정보보호 대책의 설치시 필요성을 확신할 수 없음
- 정보보호 대책의 효과성은 실패율에 의해 측정
- 2가지 이상의 대책을 동시에 사용하면 위험을 크게 줄일 수 있음
- 타인에게 미뤄서는 안됨

2 정보보안의 필요성

1) 정보 보호 필요

- 정보화사회에서 국가 정보뿐만 아니라 개인 정보 유출

  – 모두 심각한 결과 초래
- 정보의 중요도와 그 활용 영역의 폭이 넓어지고 있음
- 각 정보에 따른 적절한 보호가 필요

2) 정보 제공 및 통제

- 정보보호는 우연히, 의도적으로 허가받지 않은 정보
  – 누출, 전송 및 수정 파괴 등으로부터의 보호
- 특정한 정보에 대해 정식으로 허가받은 사용자에게만 적절하게 제공
- 그렇지 않은 사용자에게는 부당한 접근 통제

3 정보보안의 5대 원칙

3.1 비밀성(Confidentiality)

- 비밀성 : 전송되는 데이터의 보호
- 비밀성은 정보의 소유자가 원하는 대로 정보의 비밀이 유지되어야 함
- 정보는 소유자의 인가를 받은 사람만이 접근할 수 있어야 함
- 비밀성 보장을 위해 접근 통제와 암호화 매커니즘을 적용

3.2 무결성(Integrity)

- 무결성 → 전송하는 데이터의 위변조 방지
- 무결성이란 비인가된 자에 의한 정보 변경, 삭제 및 생성 등
  – 이로부터 보호하여 정보의 정확성, 완전성이 보장되어야 함
- 정보는 의도적이든 우발적이든 허가없이 변경되어서는 안됨
- 항상 정확성을 일정하게 유지하여야 함
  – 인가받은 방법에 의해서만 변경되어야 함
- 무결성 보장을 위해 정보 변경에 의한 통제와 오류나 태만 등
  – 이로부터 예방이 필요
  – 이를 위해 변경을 탐지하여 복구할 수 있는 매커니즘을 적용

3.3 인증(Authentication)

- 인증 → 통신하는 실체들간의 확인
- 인증은 수신자가 수신된 메시지가 정당한 송신자로부터 전송된 것인지
  - 확인할 수 있어야 함
  - 송수신자간에 각자의 실제 신원 확인을 가능케 함
- 정보 전송에서 신원 확인
  - 암호 시스템에 기반을 둔 프로토콜을 통해서만 가능
- 인증을 위해 실체인증, 개인식별 등의 매커니즘을 적용

3.4 부인봉쇄(Non-Repudiation)

- 부인봉쇄 → 수신 또는 발신 사실의 부인 불가
- 부인방지는 송신자와 수신자간에 전송된 메시지
  - 전송 부인 또는 발송되지 않은 메시지
  - 이를 수신자가 받았다고 주장할 수 없도록 발신 부인
  - 수신 부인 방지를 가능케 함
- 부인 방지를 위해 문서에 서명날인을 하는 것과 같은 동일한 효과
  - 발생시키는 기능이 통신프로토콜에 내재토록 해야 하는 디지털 서명
  - 메커니즘을 적용

3.5 접근 제어(Access Control)

- 접근제어 → 정당한 사용자 여부 확인
- 접근 제어란 통신 링크를 통한 호스트 시스템과 응용간 액세스 제한
  - 제어할 수 있음을 말함
- 접근 제어를 위해 각 실체에 맞는 액세스 권한
  - 주어지도록 접근을 얻으려는 각 실체는 우선 식별되어야 함
  - 인증과정을 거쳐야 함

중요 내용

◑ **정보보안의 5대 원칙**
- 인증 : 통신하는 실체들간의 확인
- 비밀성 : 전송되는 데이터의 보호
- 접근제어 : 정당한 사용자 여부 확인
- 무결성 : 전송되는 데이터의 위변조 방지
- 부인 봉쇄 : 수신 또는 발신 사실에 대한 부인 불가

◑ **의무기록정보의 보안 조치**
- 보안교육 / 패스워드 보호
- 컴퓨터 감사 추적 / 바이러스 감지 소프트웨어

◑ **환자 진료정보의 관리할 극비사항**
- 약물중독 내용/정신과 진료내용
- 성에 관계된 내용/환자와 의사간의 대화내용

4 데이터 보호

4.1 데이터 보호의 절차

- 데이터 관리절차
- 물리적 안전장치
- 기술적 보안기전

4.2 데이터 보호의 위험요인

- 전산센터로의 불법적인 접근
- 소형화(마이크로컴퓨터)에 따른 장비의 도난 가능성
- 인터넷과 같은 망의 설치시 자료 통신 자원들의 잘못된 이용
- 승인받지 않은 비적격자에 의한 프로그램 수정
- 워크스테이션과 같은 마이크로컴퓨터 사용에서 자료의 비합법적 참조
- 승인되지 않았거나 올바르지 않은 프로그램 또는 그 기능의 사용
- 하드웨어적인 고장
- 버전을 바꿀 경우에 발생하는 프로그램상의 오류

- 자료가 갱신될 때 발생하는 오류
- 한 환자가 자료가 다른 환자의 자료로 전송되는 것

4.3 정보보안의 법적 근거

- 최초 히포크라테스 선서 후 법, 면허, 윤리 규정, 고용계약 등
  - 정보 보안 언급
- 형법 제317조 제1항 / 의료법 19조 / 의료법 20조

5 정보보안 대책

5.1 법, 제도의 정비

1) 미국 HIPAA(Health Insurance Potability & Accountability Act)

- 규정에 따른 개선 명령

2) 보안상태 평가

- 의료기관신임합동위원회(JCAHO) 병원인증 심사의 보안 상태
  - 평가

  ☞ JCAHO
  - Joint Commission for Accreditation of Healthcare Organization

3) 법률

- 일본의 IT 기본법(2001.4)과 전자서명 및 인증업무에 관한 법률

5.2 기술적 측면

1) 보안기술

- 사용자 인증 : 패스워드와 아이디, 지문, 음성, 망막 등 인지
- 접근 통제 : 정보 사용 목적에 따라 접근 수준을 달리함
- 감시체제 운영

- **재해 복구 시스템** : 완벽한 백업 자료 구축
- **외부의 접근 통제** : Firewall
- **외부 커뮤니케이션통제**
  - 신원이 확인되는 자료는 공공 네트워크 사용 금함
- **소프트웨어** : 바이러스 검사, 소프트웨어 설치 제한
- **시스템 감시** : 항시 보안 상태를 시험

2) 네트워크 보안 기술

(1) 가상 사설망(Virtual Private Network, VPN)

- 터널링 기법이 핵심기술
- 공중망을 사설망처럼 직접 운용 관리하는 시스템
- 컴퓨터시스템과 프로토콜의 집합으로 구성
- 작업환경 이동성 필요로 하며 네트워크 확장 요구 증대
  - 인터넷 기술의 발달과 함께 강력한 보안 요구 높아짐
  - 이러한 요구에 부합
  - 보안을 유지하면서 통신비용의 절감을 위한 기술
- 인증기술과 공개키 기반의 암호화기술이 필요

(2) 침입차단시스템(Firewall) : **방화벽**

- 외부로부터 내부망을 보호하기 위한 네트워크 구성 요소 중 일종
- 외부의 불법 침입으로부터 내부의 정보자산을 보호
- 외부로부터 유해 정보 유입을 차단하기 위한 정책
  - 이를 지원하는 하드웨어(H/W), 소프트웨어(S/W) 총칭

(3) 침입탐지시스템(Intrusion Detection System, IDS) : **감시카메라**

- 각종 침입 행위들 자동으로 탐지하고 지능적으로 대응하는 시스템
- 은행의 감시카메라와 같은 역할
- 해킹기술의 발달로 1차 방어선인 방화벽을 통과한 경우
  - 2차적으로 탐지저지를 함

5.3 병원 정책과 지침

- 사적 비밀보장을 어긴 사람에 대한 처벌 규정
- 보안 프로그램을 감시 운영할 위원회
- 정보 보안 담당자 고용
- 환자 정보에 접근하는 직원들의 보안 교육 프로그램
  - 정보 접근 권한 설정
- 환자들에게 자신들의 정보 유형과 접근 권한, 보안 등 교육

데이터 보호의 중요 내용

◑ 데이터 보호의 절차
- 데이터 관리절차 / 물리적 안전장치 / 기술적 보안기전

◑ 데이터 보호 위험요인
- 데이터의 손실 / 데이터의 도난
- 비의도적인 접근 / 부적합한 조작

◑ 물리적 데이터 보호의 예방책
- 서버 보호 / 보호된 구역내 하드웨어 설치

6 암호화시스템(Cryptosystem)

6.1 암호시스템의 의미

- 송신자와 수신자간의 정당한 권리가 있는 사람만이 이용
  - 송신자가 문자가 데이터를 암호화함
- 수신자가 복호화해서 평문으로 인지할 수 있도록 해 주는 기술
- 암호화(encryption) 및 복호화(decryption) 과정
  - 이때 사용되는 암호화/복호화 키(key)와 키 관리 등을 포함
  - 정보보호를 위한 일련의 과정을 암호시스템이라고 함

6.2 암호화의 내용

- 데이터의 불법 복제, 배포 제한
- 원본 저작물이 변화해도 이 내용은 불변
- 지폐의 위조를 방지하기 위한 기술
- 멀티미디어 데이터에 대한 소유권을 보호

6.3 암호화 기술

- 전송되거나 저장된 평문(plaintext)의 의미
  - 제3자가 알 수 없도록 다른 형태로 바꿈
  - 생성된 암호문(ciphertext)로 부터 의미를 알 수 있는 형태로 바꿈
  - 이를 위한 방법을 다루는 기술

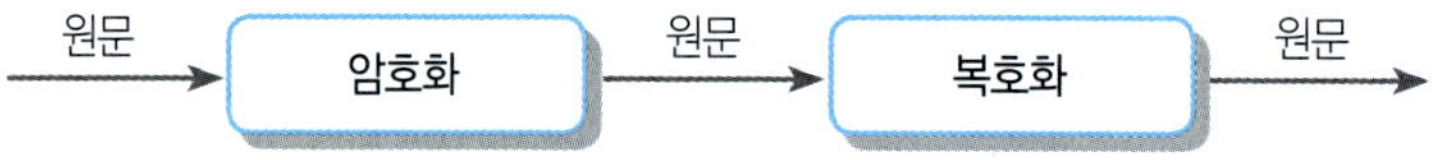

그림 7-1 암호화 기술

1) 암호시스템을 설계할 때의 고려할 사항

- 암호화 복호화 알고리즘은 효율적인 계산과정으로 이루어져야 함
- 암호시스템은 사용이 용이해야 함
- 암호시스템의 안전성은 키에만 의존해야 함

2) 암호화 기술의 분류

- 암호화 기술은 키 관리 측면
  - 비밀키 암호시스템과 공개키 암호시스템으로 분류
- 암호프로토콜 기술
  - 정보화 사회에서 요구되는 데이터의 무결성, 인증 등의 문제
  - 해결해 주는 유한한 일련의 과정
- 대표적인 암호 프로토콜
  - 네트워크 상에서 상대방의 신원을 확인하는 개인식별

- 인증, 디지털 서명 등이 있음

• 암호 프로토콜의 응용
  - 전자화폐, 전자투표 및 전자결재 등이 있음

표 7-1 암호화 기술 및 암호 프로토콜

암호화 기술	암호 프로토콜
◑ 비밀키 암호시스템 • 블록암호 알고리즘 • 스트림암호 알고리즘 ◑ 공개키 암호시스템 • DES 암호 알고리즘 • RSA 암호 알고리즘 • 타원곡선 암호 알고리즘	◑ 기본 암호 프로토콜 • 인증 및 개인식별 • 전자서명 ◑ 암호 프로토콜의 응용 • 전자화폐 • 전자투표 • 전자결재

6.4 공개키 암호화 방식(Public Key Infrastructure, PKI)

1) 공개키 암호화 방식(PKI)의 의미

• 공개키 암호화 방식은 인터넷과 같이 안전이 보장되지 않은 공중망 사용자
  - 이들이 신뢰할 수 있는 기관에서 부여된 한 쌍의 공개키와 개인키 사용
  - 안전하고 은밀하게 데이터나 자금을 교환할 수 있게 해 줌

2) 공개키 암호화 방식의 구성

• 인증서 관리 시스템
• 디지털 인증서를 발급하고 검증하는 인증기관
• 공개키 또는 공개키에 관한 정보를 포함하고 있는 인증서
• 공개키를 가진 인증서들이 보관되고 있는 하나 이상의 디렉토리
• 디지털 인증서가 신청자에게 발급되기 전
  - 인증기관의 입증을 대행하는 등록기관

3) 공개키와 개인키 암호화 동작 원리

• 공개키와 개인키는 인증기관에 의해 같은 알고리즘(RSA)을 사용
  - 동시에 만들어짐

(1) 공개키 암호화

① 공개키 암호화의 의미
- 공개키는 모든 사람이 접근할 수 있는 디렉토리에 디지털 인증서
  - 일부로 공개

② 공개키 암호화방식의 구성
- 인증기관, 공개키인증서
- 인증대행 등록기관, 인증서 디렉토리

(2) 개인키 암호화
- 요청자에게만 주어짐
- 개인키는 다른 사람과 공유되거나 인터넷을 통해 전송되지 않음

표 7-2 관용 및 공개 암호방식의 비교

항목	관용 암호 방식 : 대칭키	공개키 암호 방식 : 비대칭키
키(key)의 관계	암호화키와 복호화키 동일	암호화키와 복호화키 구별
암호화 키	비밀	공개
복호화 키	비밀	비밀
암호 알고리즘	비밀 / 공개	공개
비밀키 전송	필요	불필요
키 개수	N(N-1) / 2개	2N개
경제성	높음	낮음
전자서명	복잡	간단 / Digital signature
암호화 속도	고속	저속
경제성	높음	낮음
예	DES / 3DES	알고리즘(RSA)

6.5 암호화와 복호화

1) 암호화

- 송신자와 수신자간의 정당한 권리가 있는 사람만이 이용가능
  - 송신자가 문서나 데이터를 암호화

  예) 지폐의 위조를 방지하기 위한 기술

2) 복호화

- 수신자가 복호화해서 평문으로 인지할 수 있도록 하는 기술

공개키 및 관용 암호 방식

◑ 공개키 암호 방식의 구성 : 비대칭키
- 인증기관 / 공개키 인증서
- 인증서 디렉토리 / 인증대행 등록기관

◑ 관용 암호 방식 : 대칭키
- 전자문서의 암호화 및 복호화에 이용되는 전자정보

7 전자서명

7.1 전자문서

- 정보처리시스템에 의해 전자적 형태로 작성
  - 송신 또는 수신되거나 저장된 정보

7.2 전자서명의 의미

- 전자서명은 문서나 메시지를 보낸 사람의 신원이 진짜임을 증명 목적
  - 이를 위해 사용되는 서명
- 전달된 메시지나 문서의 원래 내용이 변조되지 않았다는 것을 보증
- 전자서명은 전자문서를 작성한 자의 신원과 전자문서의 변경여부

– 확인할 수 있도록 비대칭 암호화(공개키 기반 암호화) 방식을 이용
– 전자문서의 자신만이 소유한 개인키로 작성한 작성자 및 해당 전자문서
– 이에 대한 고유한 전자적 정보를 뜻함

7.3 전자서명의 특징

- 전자서명은 키(Key)를 이용하여 전자서명을 생성
  – 전자서명의 진위여부를 확인
- 전자서명을 생성시킬 때 사용하는 키
  – 전자서명 생성자의 개인키를 사용하게 됨
- 전자서명의 진위여부를 확인할 경우
  – 전자서명 생성자의 공개키를 사용하게 됨
- 전자의무기록 시스템에 사용하는 전자서명키
  – 공인인증기관에서 발급 받을 수 있음
- 개인키는 개인이 보관하여 사용
  – 공개키는 공인인증기관에서 네트워크를 통해 확인 가능

7.4 전자서명 도입효과

- 전자서명을 통한 데이터 무결성 확보
- 데이터 암호화를 통한 기밀성 확보

7.5 전자서명 인증시스템 도입시 고려사항

- 인증방법
- 인증사용자
- 인증 대상 범위

7.6 전자서명의 절차

- 전자서명 대상 전자문서를 공인인증기관에서 제공하는 Hash Function

  – 이를 통해 압축된 정보로 만듬
- 이 작업은 전자서명 알고리즘을 통과하기 전
  – 최소단위의 데이터로 만드는 작업이 필요
- Hash Function을 통과하는 최소단위의 데이터를 Message Digest라고 함
- Message Digest를 생성자의 개인키를 이용
  – 전자서명 알고리즘을 통과하명 전자서명이 생성됨
- 전자문서를 전송해야 하는 경우에는 전자문서 원본과 전자서명 알고리즘
  – 이를 통과해서 생성된 전자서명, 인증서를 같이 보내면 됨
  – 특정 장소에 보관할 경우에는 전자문서와 함께 전자서명을 보관함
  – 이렇게 만들어진 전자서명은 생성자 본인만이 만들어낼 수 있음
  – 전자문서를 변경하게 되면 전자서명의 내용도 변할 수 밖에 없음

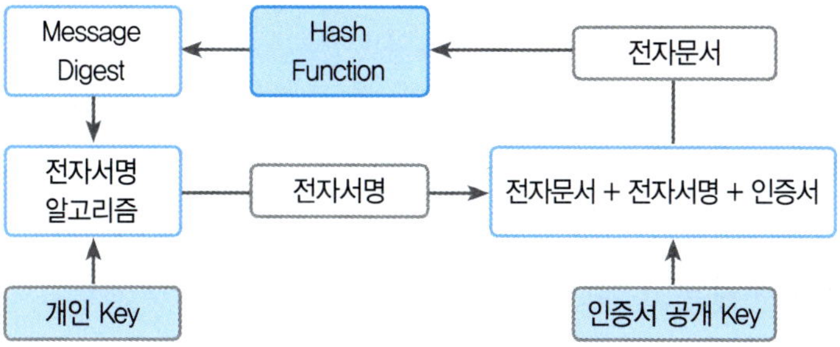

그림 7-2 전자서명의 생성 흐름도

전자서명관련 중요 내용

◐ 전자서명의 장점
- 전자의무기록 시스템에 저장, 원외처방 전달시스템 통해 발송
  – 전자문서는 공개키를 이용하여 신원확인
  – 해당 전자문서의 진위여부 반드시 확인
  – 해당 전자문서의 위·변조 불가능

◑ Hash Function
- 전자서명 대상 전자문서를 전자서명과 함께 압축 정보 만들기 위함
  – 이를 위해 사용하는 기술

◑ 인증서
- 비밀키가 가입자에만 유일하다는 것을 확인하는 정보

◐ 인증대상기관
- 공인인증서비스를 수행하는 기관에서 공인 인증서 발급 및 회수
  - 이를 통해 공인인증서의 상태를 물리적으로 검증하는 조직

◑ 전자서명 인증 주요 절차
- 로그인 서명 → 서명 검증(ID/PASS 확인) → 처방 →진료기록생성 → 전자서명 → 서명검증

◐ 전자서명의 인증 매체로 사용
- Smart card / USB memory

8 진료정보 공동활용 방안

8.1 진료정보 공동활용 방법

- 문서를 직접 전달
- 광카드를 통해 공유
- 인터넷상에서 공유

8.2 진료정보 공동활용의 기대효과

- 진료대기시간 감소
- 국가차원의 의료비 절감
- 고가 의료장비 중복 투자 방지

8.3 진료정보 공동활용시 고려사항

- 개인정보 보호
- 전자적 문서 인증

9 전자문서교환(EDI)과 마크업 언어(Markup Language)

9.1 EDI(Electronic Document Interchange)의 의미

- EDI는 기업간 거래업무 처리
  - 컴퓨터를 통한 표준화된 문서로 서로 교환하는 시스템

1) 전통적 전자문서교환(EDI)

- 거래 기업간 약정된 표준 문서 규약에 의해 VAN망이나 인터넷 망 이용
  - 문서를 주고받는 형태
  - 단위 기업별로 또는 단위 산업별로 EDI 추진

2) Web/EDI

- Web EDI는 전통적인 EDI에 비해 날로 복잡해지는 업무 구조
  - 그룹웨어나 인트라넷 등의 활성화로 인해 범용성 있는 EDI 시스템 필요
- 사용자는 별도의 프로그램 없이 Web Browser만으로 EDI 시스템 사용가능

3) XML/EDI

- XML이 등장하면서 그 자체로 문서제작에 사용되어지는 마크업 언어의 일종
- DTD(Document Type Definition)을 작성
  - DTD를 기반으로 제작된 XML문서가 전자적으로 전송 및 처리시
  - 이를 XML/EDI라고 함
- 차세대 웹문서의 표준이 XML과 EDI의 조화를 통한 전자문서 교환
- XML(eXtensible Markup Language)

9.2 마크업 언어(Markup Language)

- Markup 언어란 인터넷의 웹 브라우저를 통해 보여지는 페이지의 줄바꿈
  - 포트 크기조정, 타이틀 문자체 등과 같이 본 내용에 뭔가 특별한 의미
  - 추가적인 정보를 표시하기 위해 문서에 덧붙이는 표현 방법

  예) 〈html〉, 〈title〉야후! 등과 같이 데이터 내용자체의 내용, 의미 기술가능

1) SGML(Standard Generalized Markup Language)

- SGML은 1986년 ISO에 의해 국제표준 언어로 채택된 마크업 언어

– 태그 셋을 어떻게 정의할 것인가에 대한 표준
– SGML은 문서언어 그 자체에 들어있는 것은 아님
– 어떻게 지정할 것인지에 대한 설명으로서 일종의 메타 언어
- 메타언어 : 다른 언어를 만들 수 있는 언어

2) HTML(Hypertext Markup Language)

- HTML은 1990년 WWW 컨소시움에서 제안한 마크업 언어
  – SGML에 기반을 둔 공개된 포맷이며 누구나 사용하기 쉽도록 구성
  – 구문이 단순하여 사실상 웹 문서의 표준언어
  예) • 태크는 "〈 〉"
  • 하이퍼 링크 : 〈A HREF="http://www.terms.co.kr/memory.htm"〉
  – 글자 크기 조절 : 텀즈 코이아 〈/hl〉

3) XML(eXtensible Markup Language)

- XML은 1996년 W3C(World Wide Web Consortium)에서 제안
- 웹 상에서 구조화된 문서를 전송 가능하도록 설계된 표준화된 마크업 언어
- 어떤 플랫폼에서나 읽을 수 있는 포맷을 제공
  – 특정 회사 제품이나 환경에 구애받지 않는 언어

10 해킹과 대응방안

10.1 해킹의 개념

- 해킹이란 정보 보호 침해의 한 형태
  – 정보보호 시스템과 네트워크를 대상으로 자행
- 해킹은 주로 정보시스템과 네트워크를 대상으로 이루어짐
  – 해킹 대상에 따라 적절한 보안 기술이 필요

10.2 해킹의 대응방안

- 패치 설치

- 기술권고문 활용
- 패스워드 관련 사용자 교육
- 로그 점검 및 보안 점검 도구 활용
- 네트워크 기반의 침입탐지시스템을 설치하여 활용

10.3 해킹 발생시 조치 사항

- 네트워크 연결을 분리함
- 비정상적인 프로세스를 찾아 중지하거나 시스템을 종료
- 한국 정보통신망 침해사고 대응지원팀(CERT-KR)에 연락
  - 기술적인 도움을 받고 경찰청 사이버수사대나 대검찰청 컴퓨터 수사과
  - 서울지검 컴퓨터 수사부에 컴퓨터 범죄 수사를 의뢰

중요내용

◐ 진료정보 공동활용시 고려사항
- 개인정보 보호
- 전자적 문서 인증

◐ 진료정보 공동 활용 방법
- 문서를 직접 전달
- 광카드를 통해 공유
- 인터넷상에서 공유

◐ 진료정보 공동활용의 기대효과
- 진료대기시간 감소
- 국가차원의 의료비 절감
- 고가 의료장비 중복 투자 방지

◐ XML
- 웹에서 문서전송이 되도록 설계된 표준화된 마크업 언어
- 어떤 플랫폼에서 읽을 수 있는 포맷 제공
- 특정 회사 제품이나 환경에 구애받지 않음

◐ 컴퓨터 이용 의료정보 처리의 문제점
- 정보의 변형 가능성
- 정보의 누출 인식 어려움
- 개인 정보의 접근 및 누출 용이

예상문제

1. 정보보안의 원칙으로 옳지 않은 것은?

① 집결성 ② 인증
③ 접근제어 ④ 비밀성

2. 불법적인 유출을 막기 위한 행정적 절차를 무엇이라고 하는가?

① 정보 ② 비밀
③ 보안 ④ 관리자

3. 데이터 보호의 위험요인으로 옳지 않은 것은?

① 데이터의 손실 ② 데이터 발견
③ 비의도적 접근 ④ 데이터 도난

4. 물리적으로 데이터의 보호를 위한 예방대책으로 옳지 않은 것은?

① 파일 정기 백업 ② 서버 보호
③ 단거리에 정보관리자 배치 ④ 먼 곳의 지역 백업파일 보관

5. 네트워크 보안기술로 옳지 않은 것은?

① 침입탐지시스템 ② 침입차단시스템
③ 가상 사설망 ④ 게이트웨이

6. 지폐의 위조를 방지하기 위한 기술로 옳은 것은?

① 암호화 ② 복호화
③ 가상사설망 ④ 차단화

7. 수신자가 평문으로 인지할 수 있도록 하는 기술은?

① 인증 ② 복호화
③ 암호화 ④ 검증

정답 1. ① 2. ③ 3. ② 4. ③ 5. ④ 6. ① 7. ②

예상문제

8. 의무기록정보의 보안 조치로 옳지 않은 것은?

① 보안 교육 ② 패스워드 보호
③ ID 보호 ④ 바이러스 감지 소프트웨어

9. 암호키와 복호키가 동일한 암호화 방식으로 옳은 것은?

① 비대칭키 암호화 방식 ② 관용키 암호화 방식
③ 공개키 암호화 방식 ④ 차별 암호화 방식

10. 공개키 암호화 방식의 구성으로 옳지 않은 것은?

① 대칭키 인증서 ② 인증기관
③ 인증서 디렉토리 ④ 인증대행 등록기관

11. 전자서명 인증시스템 도입시 고려사항으로 옳지 않은 것은?

① 인증방법 ② 인증 사용자
③ 인증기간 ④ 인증대상 범위

12. 보안을 유지하면서 통신비용 절감을 위한 기술은?

① 방화벽 ② 침입탐지시스템
③ 침입차단시스템 ④ 가상사설망

13. 진료정보 공동활용시 고려사항으로 옳은 것은?

① 공유 시간 ② 진료수익 증대
③ 신뢰성 ④ 개인정보 보호

14. 데이터 보호를 위해 취해야 하는 절차로 옳은 것은?

① 물리적 안전 장치 ② 환자상태 이력
③ 기술적 보안기전 ④ 데이터 관리절차

정답 8. ③ 9. ② 10. ① 11. ③ 12. ④ 13. ④ 14. ②

예상문제

15. 전자서명 대상 전자문서를 전자서명과 함께 압축 정보를 위해 사용하는 기술은?

① Hash Function ② 비밀키
③ 공개키 ④ 전자서명

16. 환자 진료정보 내용 중 비밀사항으로 관리되는 정보로 옳지 않은 것은?

① 약물중독 ② 성관련 사항
③ 신생아 예방 ④ 우울증 진료

17. 전자서명 도입효과로 옳은 것은?

① 전자서명 내용 수정 용이
② 동일 인증서 관리의 효율성
③ 데이터 공개화를 통한 개방성 확보
④ 전자서명 통한 데이터 무결성 확보

18. 비대칭 암호방식을 이용한 전자적 서명방식으로 옳은 것은?

① Hash Function
② Digital signature
③ Message Digest
④ Electronic signature

19. 수신자가 평문으로 인지할 수 있는 기술은 무엇을 통해서 인가?

① 인증 ② 보안
③ 복호화 ④ 암호화

20. 비밀키가 가입자에만 유일하다는 것을 확인하는 정보로 옳은 것은?

① 인증서 ② 공개키
③ 비밀키 ④ 대칭키

정답 15. ① 16. ③ 17. ④ 18. ② 19. ③ 20. ①

예상문제

21. 공인인증서비스기관에서 공인 인증서 발급을 통해 공인인증서 검증조직은?

① 인증관리기관 ② 인증대상기관
③ 공인인증기관 ④ 공인검증기관

22. 전자서명의 인증 매체로 사용되는 것으로 옳은 것은?

① Bar code ② PACS
③ Computer ④ Smart card

23. 가상사설망의 내용으로 옳지 낳은 것은?

① 터널링 기법이 핵심 기술
② 비공개키 기반의 복호화 기술 필요
③ 보안 유지하면서 통신비용 절감 기술
④ 공중망을 사설망처럼 운용 관리하는 시스템

24. 진료정보 공동활용 방법으로 옳지 않은 것은?

① 광카드 공유 ② 인터넷상 공유
③ EMR 공유 ④ 문서 직접 전달

25. 진료정보 공동활용의 기대효과로 옳지 않은 것은?

① 물리적 안전 ② 진료대기시간 감소
③ 국가 의료비 절감 ④ 고가 의료장비 중복 투자 방지

26. XML에 대한 내용으로 옳지 않은 것은?

① 특정 회사 제품이나 환경에 구애받지 않음
② 어떤 플랫폼에서 읽을 수 있는 포맷을 제공
③ 어떻게 지정할 것인지에 대한 설명으로 메타언어
④ 웹에서 문서전송이 되도록 설계된 표준화된 마크업 언어

정답 21. ② 22. ④ 23. ② 24. ③ 25. ① 26. ③

제8장

보건의료데이터 거버넌스, 빅데이터, 인공지능(AI) 및 원격의료

- ▶ 데이터 및 보건의료데이터 거버넌스 개념
- ▶ 정보거버넌스의 개념 및 원칙
- ▶ 보건의료정보 보호 및 빅데이터의 활용방안
- ▶ 보건의료데이터 거버넌스의 국제적 동향
- ▶ 디지털 헬스케어 및 스마트 헬스의 개념
- ▶ 인공지능 및 원격의료의 개념
- ▶ 건강정보관리 전문가 책임 및 전자 환경

제8장

보건의료데이터 거버넌스, 빅데이터, 인공지능(AI) 및 원격의료

1 데이터 및 보건의료데이터 거버넌스 개념

1.1 데이터 거버넌스(Data Governance)

1) 거버넌스(Governance)의 정의

- 공동의 목표를 달성하기 위하여 주어진 자원 제약 하
  - 모든 이해 당사자들이 책임감을 가지고 투명하게 의사결정을 수행할 수 있게 하는 제반 장치
  - 프로세스(process 과정)
- 조직의 자산을 관리하기 위한 정책을 수립하고 적절한 실행
  - 지속적으로 모니터링하여 조직의 번영과 실행력을 강화하는 활동
  - 전사적 활동(Enterprise activity)

2) 데이터 거버넌스의 정의

- 전사적으로 보유하고 있는 데이터를 관리하기 위한
  - 정책, 지침, 표준, 전략 및 방향을 수립
  - 데이터를 관리할 수 있는 조직 및 서비스를 구축하는 통합적 데이터 관리체계
- 조직에서 사용하는 데이터의 가용성, 유용성, 통합성, 보안성을 관리
  - 이를 위한 정책과 프로세스를 다루며 프라이버시, 보안성
  - 데이터품질, 관리규정 준수를 강조
- 프라이버시나 보안성 등 국가에서 정한 기준이 있는 경우
  - 국가의 기준을 반영하여 시행
- 데이터 거버넌스의 영역
  - 데이터의 질, 가용성, 유용성, 무결성, 보안성

거버넌스의 개념

◐ 거버넌스의 포괄적 개념
- 거버넌스 = 의사결정 = 데이터와 정보의 파생 = 통합관리체계
- 데이터 양 증가 → 데이터 신뢰, 관리 및 활용문제 → 해결방안 데이터 거버넌스

◐ 거버넌스의 의미
- 공동 목표 달성하기 위함
  - 주어진 자원하에서 이해 당사자들
  - 의사결정을 수행할 수 있게 하는 제반 장치

3) 데이터 거버넌스의 영역

(1) 데이터의 질(quality)

- 데이터의 정확성(accuracy), 일관성(consistency), 무결성(integrity)
  - 유효성/타당성(validity), 적시성(timeliness), 접근성(accessibility)이 유지되는 상태

(2) 가용성(availability)

- 데이터가 정상 상태에서 사용될 수 있는 유효한 정도로 사용자
  - 사용하고자 할 때 사용할 수 있음을 의미

(3) 유용성(usability)

- 데이터가 명확하게 구조와 문서화, 분류된 상태로 검색이 쉬움
  - 사용자가 사용하는 도구(시스템)와 쉽게 호환되는 상태

(4) 무결성(integrity)

- 데이터의 정확성과 일관성 등 질이 확보된 상태
- 다른 플랫폼에서 저장, 변환, 전송 및 열람되더라도 질이 확보됨
- 데이터의 저장 또는 전송시
  - 인가되지 않은 방법으로 변경할 수 없음을 의미

(5) 보안성(security)

- 데이터의 민감도에 따라 분류됨
  - 데이터의 손상 및 유출을 보호하기 위한 장치가 정의된 상태

중요 내용

◑ **데이터 거버넌스의 의미**

- 데이터를 관리하기 위한 정책, 지침, 표준, 전략 및 방향을 수립
- 데이터를 관리할 수 있는 조직 및 서비스를 구축
  - 통합적 데이터 관리체계

◑ **데이터 거버넌스의 영역**

1) 데이터의 질
- 데이터의 정확성, 일관성, 무결성, 유효성, 적시성, 접근성 유지

2) 가용성
- 사용자가 사용하고자 할 때 사용할 수 있음

3) 유용성
- 데이터가 명확하게 구조와 문서화, 분류된 상태로 검색이 쉬움
  - 사용자가 사용하는 시스템과 호환되는 상태

4) 무결성
- 데이터의 정확성과 일관성 등 질이 확보된 상태
- 다른 플랫폼에서 저장, 변환, 전송 및 열람되더라도 질이 확보

5) 보안성
- 데이터의 손상 및 유출을 보호하기 위한 장치

4) 데이터 거버넌스의 구성요소 및 의미

(1) 데이터 거버넌스의 구성요소

- 사람, 기술, 프로세스(process 과정)
  - 데이터 거버넌스가 이루어지기 위해 3가지 요소가 유기적으로 연계되어야 함
- 원칙 및 정책, 조직, 프로세스
- 데이터 관리체계 정착을 위한 교육 및 협약체 구성 등 변화관리
- 데이터 관리 지원을 위한 조직적 인프라
  - 각 요소는 유기적으로 연계되어야 함

(2) 데이터 거버넌스 주요 구성요소의 의미

① 원칙 및 정책(principle and policy)

- 데이터 운영 및 관리에 통일된 방향성을 유지함
  - 일관된 의사결정을 위한 전사적 공통 규정

② 조직(organization)

- 데이터 관리조직 및 역할을 정의하고 데이터 생성, 변경 및 폐기 등
  - 운영 및 관리주체 정의

③ 프로세스(process)

- 데이터 라이프 사이클 관리, 표준 체계관리, 품질관리
  - 데이터 흐름관리 및 메타데이터 관리 프로세스 등 정의

5) 데이터 거버넌스 기능

(1) 데이터 품질관리(Data quality management)

- 데이터의 품질 보장을 위한 데이터의 입력, 저장 또는 관리 방식
  - 불완전하거나 표준화되어 있지 않은 데이터의 프로파일링(profiling) 및 정제 포함
  - ☞ 프로파일링(profiling)
    - 검사법을 조합해서 검사하는 경우 그 검사항목의 조합
  - ☞ 정제 : 물질에 섞인 불순물을 없애 그 물질을 더 순수하게 함

(2) 메타데이터 관리(Meta data management)

- 데이터 저장소에 있는 데이터를 쉽게 검색
  - 이를 위한 정의된 프로세스 필요
  - 데이터 위치와 내용, 작성자에 관한 정보, 권리 조건
  - 이용 조건, 이용 내력 등

(3) 데이터 주기관리(Data lifecycle management)

- 데이터 생성 및 초기 저장에서부터 데이터가 폐기될 때까지

– 시스템의 데이터 흐름을 관리하는 것
– 데이터 저장 기간을 정의함

(4) 데이터 보안 및 프라이버시(Data security and privacy)
• 데이터 사용자의 역할을 기반으로 필요한 데이터 보호 수준을 정의

표 8-1 데이터 거버넌스의 기능

데이터 품질관리 (Data quality management)	메타데이터 관리 (Metadata management)
• 데이터 프로파일링 및 데이터 정체와 같은 작업 포함 – 데이터 사용 방법에 따라 실행	• 데이터 검색 중 데이터를 찾음 – 분석 도구가 빅데이터를 정확하게 해것 하고 사용할 수 있도록 실행
데이터 주기관리 (Data cycle management)	**데이터 보안 및 프라이버시 관리 (Data security and privacy)**
• 데이터 생성 및 초기 저장에서부터 데이터가 폐기될 때까지 – 시스템의 데이터 흐름을 관리하는 정책 수립 필요	• 데이터 요구 사항 및 정책은 사용자의 역할을 기반 – 필요한 데이터 보호 수준을 정의

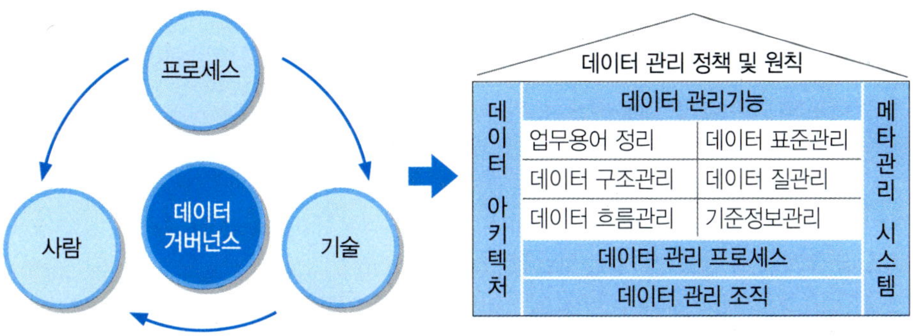

그림 8-1 데이터 거버넌스의 구성요소

1.2 보건의료데이터 거버넌스

1) 보건의료데이터 거버넌스의 의미

• 환자의 의료정보 데이터와 의료기관의 운영에 관련된 데이터
– 정책과 프로세스, 프라이버시 방안, 비밀보장 방안
– 데이터 질 관리 방안 등을 만들고 준수하는 것

- 보건의료데이터의 가용성, 유용성, 통합성, 보안성을 관리하기 위한 정책과 프로세스를 다루는 것

2) 보건의료데이터 거버넌스의 필요성

- 데이터 양의 증가
- 데이터 활용 영역의 확대
- 데이터가 자산인 시대
- 데이터의 신뢰성과 낮은 품질 수준
- 데이터 활용은 최대화, 프라이버시 피해는 최소화

3) 보건의료데이터 관리전략

(1) 데이터 표준화 및 통합

- 데이터 표준화를 기반으로 각 시스템 간 유기적인 통합을 통해
  - 체계적 데이터 관리를 의미
- 의학용어 및 서식의 표준화를 통해 EMR 시스템 내
  - 정보를 구조적으로 수집 · 저장하고 타 시스템과의 통합 · 연계함
  - 이로써 데이터를 효율적으로 관리, 활용의 극대화 기대

(2) 데이터 품질관리

- 사용자에게 유용한 가치를 제공할 수 있는 수준
  - 데이터의 질을 확보하기 위한 활동
  - 그 결과는 데이터의 유용성과 효용성을 결정함

(3) 메타데이터 관리

- 각 시스템의 메타데이터를 정의하고 관리함
  - 활용목적에 따른 데이터의 수집이 명확해 질 수 있음
- 데이터의 생성일, 데이터의 전송 및 수신일
  - 데이터의 최근 접속일과 수정일 등을 정확히 관리할 수 있음

(4) 데이터 모델링 기반의 관리

- DB 및 DW 모델링 기법을 기반
  - 데이터의 유기적 통합과 관리가 가능

(5) 데이터 소유권

- 데이터에 대한 소유와 책임을 의미
- 데이터에 대한 통제와 관리권한을 의미
- 각 데이터에 대한 관리부서와 담당자가 선정
  - 데이터 관리에 대한 책임이 해당 부서(또는 담당자)에게 있음

(6) 데이터 관리권

- 데이터 자산에 대한 관리 · 감독을 의미
- 고품질 데이터의 제공과 데이터 요구사항 충족 여부 및 적정성
  - 검토 위해 의료기관 내 데이터 관리자 및 사용자 간 협력을 실행함

(7) 데이터 보안 및 프라이버시 보호

- 동의(consent) 기반의 식별가능 데이터 활용
- 비식별화된 데이터 활용방안 수립

표 8-2 보건의료데이터 거버넌스의 필요성 및 의미

보건의료데이터 거버넌스의 필요성	보건의료데이터 거버넌스의 의미
• 데이터 양의 증가 • 데이터 활용 영역의 확대 • 데이터가 자산인 시대 • 데이터의 신뢰성과 낮은 품질 수준 • 데이터 활용은 최대화 • 프라이버시 피해는 최소화	◑ 의료정보 데이터와 의료기관 운영 • 데이터 정책, 프로세스 • 프라이버시 방안, 비밀보장 방안 • 데이터 질 관리 방안 등 준수 ◑ 보건의료데이터 • 가용성, 유용성, 통합성, 보안성 – 관리 위한 정책과 프로세스 다룸

1.3 보건의료데이터 거버넌스의 영역

1) 보건의료데이터 관리의 영역 및 활동

(1) 보건의료데이터 관리의 영역

- 전사적 보건의료데이터 관리의 영역 분류
  - 데이터의 생애주기별 관리, 데이터 아키텍쳐, 메타데이터 관리
  - 마스터 데이터 관리, 내용관리, 데이터 보안관리
  - 비즈니스 인텔리전스, 데이터 질 관리, 용어관리
  - 각 영역을 유기적으로 연계시키는 활동

(2) 보건의료데이터 거버넌스 활동

- 각 영역별로 요구되는 보건의료데이터 거버넌스 활동
  - 미션과 범위 정의, 목표와 성공 가능한 지표 실행
  - 데이터 거버넌스의 구조 · 프로세스 · 의사소통 계획 설정
  - 재정확보, 의사결정권 실행, 책임 정의

2) 보건의료데이터 거버넌스의 세부 영역

(1) 데이터 아키텍쳐(Data architecture)

- 조직의 핵심 자산인 데이터를 전사적 관점에서 구조적으로 조망
  - 리모델링하는 것을 목표
- 데이터에 관한 모든 계층을 총망라해서 객관적이고 접근 방법
  - 명시한 체계적인 방법론
- 조직정보화의 원천인 데이터의 기초를 세우는 작업
  - 정보시스템의 성패를 좌우하는 핵심요소

(2) 메타데이터 관리(Meta data mangement)

- 데이터에 관한 구조화된 데이터로 다른 데이터를 설명해 주는 데이터
  - 데이터를 보다 쉽게 검색, 사용 또는 관리할 수 있게 해 주는 구조화 된 정보

(3) 마스터 데이터 관리(Master data management)

- 환자나 개인의 데이터를 수집, 통합하여 데이터를 유지관리
  - 적시에 정확하고 일관성 있는 자료의 고유 및 사용을 지원하기 위한 데이터 관리 활용

(4) 내용관리(Content management)

- 문서, 레코드 및 이미지를 포함하는 비정형화된 데이터와 관련된 디지털 정보를 관리하는 기술
- 내용관리와 관련된 활동에는 레코드의 작성, 저장 및 검색, 레코드 내 정보의 목록 작성 및 분류가 포함

(5) 데이터 보안관리(Data security management)

- 정보 및 정보시스템을 무단 액세스로부터 보호하는 것
- 정보를 수정 또는 파기하는 것을 방지하기 위해
  - 정보의 사용, 공개, 수정 또는 파기 등과 관련된 접근 및 공개에 대한 제한을 유지

표 8-3 데이터 거버넌스의 구성요소과 기능

데이터 거버넌스의 구성요소	데이터 거버넌스의 기능
◑ 데이터 거버넌스의 구성요소 1) 원칙 • 데이터 운영 및 관리에 통일 – 일관된 의사결정을 위한 전사 2) 조직 • 데이터 관리조직 및 역할 정의 – 데이터 생성, 변경 및 폐기 등 – 운영 및 관리주체 정의 3) 프로세스(process) • 데이터 라이프 사이클 관리, 표준 체계관리, 품질관리 – 데이터 흐름관리 및 메타데이터 관리 프로세스 등 ◑ 데이터 관리체계 정착 위한 교육 – 협약체 구성 등 변화관리 ◑ 데이터 관리 지원 – 이를 위한 조직적 인프라 – 각 요소는 유기적으로 연계	◑ 데이터 품질관리 • 데이터의 품질 보장을 위한 – 데이터의 입력, 저장 또는 관리 방식 ◑ 메타데이터 관리 • 데이터 저장소에 있는 데이터 – 쉽게 검색하기 ◑ 데이터 주기관리 • 데이터 생성 및 초기 저장에서 데이터가 폐기될 때까지 – 시스템의 데이터 흐름 관리 ◑ 데이터 보안 및 프라이버시 • 데이터 사용자의 역할 기반 – 필요한 데이터 보호 수준

(6) 비즈니스 인텔리전스(Business intelligence, BI)

- 조직이 소유하고 있는 수많은 데이터를 분석

– 의사결정에 효율적으로 할용하도록 하는 일련의 프로세스

- 조직의 비전을 달성하기 위해 비즈니스 전략을 효율적이고 효과적으로 지원
  – 각 조직의 구성원에게 적시에 의사결정을 할 수 있도록 지원하는 정보체계

(7) 데이터 질 관리

- 데이터의 질 관리
  – 정확성, 일관성, 무결성, 타당성, 적시성, 접근성의 속성으로 정의

① 정확성(accuracy)

- 데이터가 현실과 사전 정의된 근거에 의해
  – 얼마나 정확하게 반영되고 있는지 보여 주는 것

② 일관성(consistency)

- 데이터가 신뢰할 수 있고 응용 프로그램간에 동일한 정도의 적합성을 유지하는 것

③ 무결성(integrity)

- 데이터의 정확성과 일관성이 유지되고 있음을 나타내는 것
- 데이터의 저장 또는 전송시 인가되지 않은 방법으로 변경할 수 없음

④ 유효성/타당성(validity)

- 관측치들이 사전 정의된 개념에서 발생 가능한 범위에 존재하는지 여부

⑤ 적시성(timeliness)

- 데이터가 최신성을 유지하고 사용자가 데이터를 필요로 할 때
  – 적절하게 사용할 수 있는지를 나타냄

⑥ 접근성(accessibility)

- 사용자가 데이터에 쉽게 접근할 수 있고 이를 이해하고 사용할 수 있어야 함

표 8-4 데이터 거버넌스와 보건의료데이터 거버넌스 영역

데이터 거버넌스의 영역	보건의료데이터 거버넌스 영역
• 무결성, 가용성 • 보안성, 유용성	• 용어 및 분류체계관리 • 데이터 보안관리 • 데이터 내용관리

2 정보 거버넌스의 개념 및 원칙

2.1 정보 거버넌스(Information governance, IG)의 개념 및 8원칙

1) 정보 거버넌스의 의미

- 거버넌스는 기업 거버넌스, 정보기술 거버넌스 등으로 구분하여 사용
- IT 분야에 거버넌스가 있음
- 정보기술의 자원과 정보, 조직을 기업의 경영 전략 및 목표와 연계
  - 경쟁 우위를 확보할 수 있도록 의사결정 및 책임에 관한 프레임 워크 의미
  - 이때 기업 지배 구조의 일부로 존재
  - 리더십, 조직구조 및 프로세스 통제 및 관리 체제로 구성

2) 정보 거버넌스의 통합관리시스템

- 정보 거버넌스는 데이터와 정보를 사용
  - 정보 품질, 마스터 데이터, 보안 및 보존, 건강정보의 교류
  - 법적 준수에 대한 감사(audits), 기록의 전자적 검색 및 보관
  - 정보수명주기 등
  - 정보를 기업의 비즈니스를 위한 핵심자산으로 최적화하고 보호하며 활용하는 방안
- 정보 거버넌스는 조직과 조직 내의 프로세스와 정보기술 기반의 일환으로 통합되어 관리되는 시스템

표 8-5 데이터 및 정보 거버넌스의 차이점

데이터 거버넌스	정보 거버넌스
• 기업에서 사용하는 데이터의 가용성, 유용성, 통합성 및 보안성을 관리하기 위한 정책과 프로세스 다룸 • 데이터의 가치를 보전하고 활용하기 위해 정책, 지침, 표준, 전략 및 방향을 수립하는 관리체계 및 프로세스	• 정보 거버넌스는 데이터와 정보를 사용 • 이를 통해 정보 품질, 마스터 데이터, 보안 및 보존, 건강정보의 교류, 법적 준수에 대한 감사(audits) • 기록의 전자적 검색 및 보관, 정보수명 주기 등

2.2 정보 거버넌스의 8원칙

1) 책임의 원칙(Principle of Accountability)

• 조직의 리더십 중에 한 구성원이 정보 거버넌스를 책임짐

2) 투명성 원칙(Principle of Transparency)

• 정보 거버넌스는 공개적이고 검증 가능한 방식으로 수행

3) 무결성의 원칙(Principle of Integrity)

• 정보 관리는 데이터의 신뢰성을 유지함

4) 보호의 원칙(Principle of Protection)

• 모든 정보는 안전하게 보호됨

5) 준수 원칙(Principle of Compliance)

• 정보 거버넌스 프로그램은 적용 가능한 모든 법률이나 표준 또는 정책을 준수

6) 가용성 원리(Principle of Availability)

• 정보 거버넌스 전략은 이해 관계자가 데이터에 접근할 수 있도록 보장

7) 보유 원칙(Principle of Retention)

• 정보는 법률, 재정, 운영 또는 기타 요구 사항에 따라 필요한 만큼 보관됨

8) 처분의 원칙(Principle of Disposition)

• 조직에서 더 이상 필요하지 않은 정보는 안전하고 합법적인 방법으로 처리됨

3 보건의료정보 보호 및 빅데이터의 활용방안

3.1 보건의료정보 보호의 필요성

1) 의료인의 규정 대응의 어려움

- 개인보호보호 및 보안을 위한 비밀유지 등 의료인에게 국한되는 일부 규정
  - 보건의료정보시스템을 사용하는 의료인 및 의료기관에 근무하는 직원, 내/외부의 공개, 활용의 요구에 대응하기가 어려운 현실

2) 건강정보의 보호 및 보안 세부지침 필요성

- 현행법과 국제적 표준에 근거하여 관리적, 기술적 및 물리적 측면
  - 총체적인 보안대책을 검토
  - 의료기관의 특성을 반영한 건강정보의 보호 및 보안을 세부치침을 확립할 필요성

3.2 보건의료 빅데이터의 활용방안

1) 보건의료 빅데이터의 출현 배경

- 보건의료 빅데이터의 출현 배경
  - 4차 산업혁명과 보건의료체계 패러다임의 변화와 관련이 있음
- 4차 산업혁명의 기반 : 6대 기술 분야 + 응용서비스 분야
  - 사물인터넷(IoT), 인공지능(AI), 로봇공학, 무인 운송 수단(무인 항공기)
  - 3차원 인쇄(3D 프린팅), 나노 기술의 6대 기술 분야
  - 빅데이터, 헬스케어, 가상현실, 증강현실(AR) 응용서비스 분야를 기반으로 함
  - ☞ 사물인터넷(Internet of Things, IoT)
    - 오프라인 사물에 센서를 부착하고 인터넷으로 연결
    - 상호 소통하게 만드는 새로운 차원의 인터넷 시스템

2) 보건의료정보관리 전문인의 역할 변화

- 3세대 HICT(Health information and communication technologies)
  - 강조되는 주요 직명은 빅데이터 분석가
  - 수집된 빅데이터를 효율적으로 분석하여 혁신적인 의료서비스를 개발

- 주요 대상 : 빅데이터
- 주요 기능
  - 의료분야 뿐만 아니라 유전자나 웨어러블 디바이스(wearable devices)
  - 다양한 분야의 정보통합, 의료정보와 시스템의 관리

3) 보건의료 빅데이터 활용방안

(1) 보건의료 분야 정책연구

- 보건의료 분야 정책 기획, 평가, 개선 등을 위한 연구
- 보건의료 전달체계 이용현황, 지역별 건강현황 등 보건의료 분야 정책환경을 살피기 위한 연구

(2) 의료정보 보호기술 연구

- 보건의료 빅데이터 정보보호 처리기술의 발전을 위한 연구

(3) 보건의료기술 연구

- 의과학, 치의학, 한의학, 의료공학, 의료기기, 의료정보학
- 의약품 분야 연구 중 영리적 연구 제외
- 시장분석, 개발된 제품의 마케팅 등 의학적 진보와 무관한 연구

4) 보건의료 빅데이터 활용의 가치창출 기전 및 사업

(1) 임상과정(Clinical operation)

- 비교과 효과성 연구, 임상의사결정 지원시스템, 의료데이터의 투명성
- 원격환자 모니터링, 고도의 분석 기반 환자 프로파일에 활용

(2) 지불가격 설정(Payment pricing)

- 진료비 청구의 정확도와 신뢰도를 점검하고 부정행위를 감지하는 등
  - 자동화시스템, 보건경제 및 결과 연구, 성과보상 플랜에 활용

(3) 연구, 개발 R&D로 예측모형

- 임상시험설계 개선을 위한 통계적 도구와 알고리즘, 임상시험데이터 분석
- 개인 맞춤의학, 질병패턴분석에 활용

(4) 신사업 모델(New business models)

- 환자 임상기록과 청구 데이터의 결합, 온라인 플랫폼과 커뮤니티들이 활용

(5) 공중보건(Public health)

- 질병감시와 반응 프로그램 등에 활용

표 8-6 보건의료 빅데이터의 활용방안 및 정보 거버넌스의 8원칙

보건의료 빅데이터의 활용방안	정보 거버넌스의 8원칙
▶ 보건의료 분야 정책연구 – 보건의료 분야 정책 기획, 평가, 개선 – 보건의료 전달체계 이용현황 ▶ 의료정보 보호기술 연구 – 보건의료 빅데이터 정보보호 처리 기술의 발전을 위한 연구 ▶ 보건의료기술 연구 – 의과학, 치의학, 한의학, 의료공학, 의료기기, 의료정보학 – 의약품 분야 연구 중 영리적 연구 제외 – 시장분석, 개발된 제품의 마케팅 등 ▶ 보건의료 빅데이터 활용의 가치창출 기전 및 사업 1) 임상과정(Clinical operation) • 비교과 효과성 연구, 임상의사결정 지원시스템, 의료데이터의 투명성 2) 지불가격 설정(Payment pricing) • 진료비 청구의 정확도와 신뢰도 점검 – 부정행위를 감지하는 등 3) 연구, 개발 R&D로 예측모형 • 임상시험설계 개선을 위한 통계적 도구 – 임상시험데이터 분석 4) 신사업 모델(New business models) • 환자 임상기록과 청구 데이터의 결합 – 온라인 플랫폼과 커뮤니티들이 활용 5) 공중보건(Public health) • 질병감시와 반응 프로그램 등에 활용	1) 책임의 원칙 • 조직의 리더십 중에 한 구성원 – 정보 거버넌스를 책임짐 2) 투명성 원칙 • 정보 거버넌스는 공개적이고 검증 가능한 방식으로 수행 3) 무결성의 원칙 • 정보 관리는 데이터의 신뢰성을 **유지함** 4) 보호의 원칙 • 모든 정보는 안전하게 보호됨 5) 준수 원칙 • 정보 거버넌스 프로그램 – 적용 가능한 모든 법률이나 표준 또는 정책을 준수 6) 가용성 원리 • 정보 거버넌스 전략은 이해 관계자 – 데이터에 접근할 수 있도록 보장 7) 보유 원칙 • 정보는 법률, 재정, 운영 또는 기타 요구사항에 따라 필요한 만큼 보관됨 8) 처분의 원칙(Principle of disposition) • 조직에서 더 이상 필요하지 않은 정보 – 안전하고 합법적인 방법으로 처리됨

4 보건의료데이터 거버넌스의 국제적 동향

4.1 보건의료데이터 거버넌스의 OECD 12가지 권고사항

1) 참여 및 참가

- 공개적인 협의 과정을 통해 폭 넓은 범위의 이해당사자들의 참가 및 참여
- 개인 보건의료데이터의 활용이 공익에 기여하고 적정한 수준으로 보호될 것이라는 개인의 합리적인 기대에 부응

2) 기관들 간 협력

- 개인 보건의료데이터 처리에 있어 정부 내 의견조정
  - 공공-민간 기관들 간 협력 증진
- 데이터 공통 요소 및 형식, 품질 보증, 데이터 상호운용성 표준
  - 자료공유를 위한 정책 및 절차

3) 정보시스템의 성능 검토

- 공공부문 보건의료 정보시스템의 성능 검토
- 데이터 가용성, 질, 사용적합성, 접근성, 프라이버시 보호 및 정보보안, 허용되는 정보처리 요소 등 고려

4) 개인에 대한 명확한 정보 제공

- 개인 보건의료데이터 처리의 정보를 명확, 정확
  - 이해하기 쉬운 용어로 제공
- 개인정보유출 등에 대해 통지

5) 사전 동의(informed consent) 및 적절한 대안

- 명확한 개인 사전 동의 기준과 예외 기준
- 동의를 구하는 것이 불가능할 경우 적법한 대안

6) 개인 보건의료데이터 사용에 대한 적절한 검토 및 승인 절차

- 사용 목적(공익성)에 대한 근거기반의 객관적, 공정한 평가

- 평가결과의 시기적절성, 일관성, 투명성 확보
- 데이터 사용이 개인 및 사회에 미치는 편익과 위험성
  - 독립적이고 학제적으로 검토

7) 공공정보 체계의 투명서

- 보건의료데이터의 공익적 사용목적과 법적 기반 동시 검토
- 보건의료데이터 처리 승인 절차와 기준
- 승인된 데이터의 수령인과 승인의 근거를 공개

8) 프라이버시 보호와 정보보안 보장

- 프라이버시 보호와 정보보안을 보장
  - 개인의 자기정보통제권을 촉진
- 보건의료데이터 재사용 및 분석 가용성 보장하는 기술적 수단의 잠재성 최대화와 발전 증진

9) 감독과 평가 체계

- 개인 보건의료데이터 사용 결과에 대한 평가
- 개인 보건의료데이터 처리에 사용되는 기술의 성능, 신뢰성, 취약점
  - 이에 대해 정기적인 검토 및 평가 권고

10) 교육훈련 및 기술 개발 방안 수립

- 프라이버시 및 보호와 관련
  - 개인 보건의료데이터 처리 표준 및 기술에 대한 적절한 교육
  - 훈련 및 기술 발전의 확립

11) 통제 및 안전장치의 구현

- 개인 보건의료데이터 처리에 대한 명확하고 강력한 책임 계통을 확립
- 개인 보건의료데이터 처리와 관련한 역할과 책임
- 개인 보건의료데이터 치리 기관에 프라이버시 보호와 정보보안
  - 이에 대한 법적 의무를 고지

12) 보건의료데이터를 처리하는 기관

- 개인 보건의료데이터 처리 기관에 대한 인증 또는 인가의 확립
- 인증 또는 인가받은 기관은 개인 보건의료데이터 처리에 대한
  - 이에 대한 표준 이행 또는 인정된 관리 표준에 부합하는 능력을 보여줄 수 있어야 함

중요 내용

◐ 보건의료데이터 거버넌스의 OECD 12가지 권고사항

- **참여 및 참가**
  - 공개적인 협의 과정을 통해 폭 넓은 범위의 이해당사자들의 참가 및 참여
- **기관들 간 협력**
  - 개인 보건의료데이터 처리에 있어 정부 내 의견조정
  - 공공–민간 기관들 간 협력 증진
- **정보시스템의 성능 검토**
  - 공공부문 보건의료 정보시스템의 성능 검토
- **개인에 대한 명확한 정보 제공**
  - 개인 보건의료데이터 처리의 정보를 명확, 정확
  - 이해하기 쉬운 용어로 제공
- **사전 동의(informed consent) 및 적절한 대안**
  - 명확한 개인 사전 동의 기준과 예외 기준
- **개인 보건의료데이터 사용에 대한 적절한 검토 및 승인 절차**
  - 사용 목적(공익성)에 대한 근거기반의 객관적, 공정한 평가
  - 평가결과의 시기적절성, 일관성, 투명성 확보
- **공공정보 체계의 투명서**
  - 보건의료데이터의 공익적 사용목적과 법적 기반 동시 검토
- **프라이버시 보호와 정보보안 보장**
  - 프라이버시 보호와 정보보안을 보장
  - 개인의 자기정보통제권을 촉진
- **감독과 평가 체계**
  - 개인 보건의료데이터 사용 결과에 대한 평가
- **교육훈련 및 기술 개발 방안 수립**
  - 프라이버시 및 보호와 관련
  - 개인 보건의료데이터 처리 표준 및 기술에 대한 적절한 교육
  - 훈련 및 기술 발전의 확립
- **통제 및 안전장치의 구현**
  - 개인 보건의료데이터 처리에 대한 명확하고 강력한 책임 계통을 확립
- **보건의료데이터를 처리하는 기관**
  - 개인 보건의료데이터 처리 기관에 대한 인증 또는 인가의 확립

4.2 21세기 데이터보건의료와 거버넌스

1) 보건의료데이터 활용 및 디지털 기술

- 보건의료데이터 활용과 디지털 기술은 환자의 안전과 의료의 질 향상
  - 다양한 의료요구의 충족, 의료서비스에 대한 접근성을 높임으로써
  - 보건의료시스템을 강화할 수 있음
- 이를 실현하기 위한 핵심은 정책의 실행과 리더십
  - 이는 보건의료데이터 거버넌스를 통해 달성 가능

2) 보건의료데이터 거버넌스 강화

- 보건의료데이터 거버넌스를 강화함으로써 데이터와 기술
  - 효율적으로 사용하는 동시에 데이터 보안과 개인의 프라이버시
  - 보호할 수 있으며 위험군에 대한 정확한 식별
  - 질병에 대한 감시, 감독, 대상 맞춤형 전략 및 중재가 가능

3) 거버넌스의 핵심 목적

- 거버넌스의 핵심 목적은 신뢰를 구축하는 것
  - 환자, 공공 데이터 관리인 및 이해 당사자간 데이터 사용의 이익
  - 사용하지 않는 경우의 위험에 대해 소통함
  - 언제, 무슨 목적으로 누가 데이터를 사용하는가를 투명하게 공개
  - 위반 발생시 리더십과 결정적인 조치를 취하는 것 요구

4) 우수한 데이터 거버넌스

- 우수한 데이터 거버넌스는 보건의료데이터의 처리 및 관리
  - 디지털 솔루션의 개발을 통해 보건의료시스템
  - 잘 운영될 수 있도록 하는 것
  - 국내 · 외에서 디지털 제품 및 플랫폼의 상호운용성
  - 촉진할 수 있는 공통 분류체계와 데이터 표준의 개발이 이에 포함

4.3 보건의료데이터 거버넌스와 보건의료정보관리사

1) 데이터 거버넌스 실행의 보건의료정보관리사의 역할

- 데이터 거버넌스 활동 지원을 위한 정책 및 절차 개발
- 데이터 거버넌스의 중요성 및 관련 역할에 대한 전 직원 교육
- 조직의 핵심 계획 지원을 위한 임상, 재정 및 행정 데이터 활용
- 데이터 거버넌스 계획에 대한 ROI(Return on investment) 평가

2) 보건의료데이터 거버넌스 실행 위한 보건의료정보관리사 역량

- 데이터 거버넌스 구조
- 전략적 조정
- 프라이버시 및 보안
- 법 및 규정
- 데이터 거버넌스
- IT 거버넌스
- 분석역량
- 정보 거버넌스 실행
- 전사적 정보관리(Enterprise information management)
- 규정 준수

5 디지털 헬스케어 및 스마트 헬스의 개념

5.1 디지털 헬스케어(Digial health care)의 개념

- 2020년 이후 디지털 헬스는 정보통신기술(ICT)의 발전이 의료영역으로 확장되면서 생긴 용어
- 정보통신기술(ICT)이 건강과 의료분야에 접목되어 활용되는 형태
- 인공지능, 로봇, 머신러닝, 사물인터넷, 헬서어플, 가상현실 등 정보통신기술(ICT) 출혈
- 소비자는 언제; 어디서나 디지털화된 의료서비스 요구
- 라이프스타일에 맞춘 소비자 환자중심 케어 강조

- 시스템과 연결된 새로운 데이터 저장기기
- 웨어러블, 센서, 소셜네트워크 데이터 활용
  ☞ 정보통신기술(Information & Communications Technology, ICT)

5.2 스마트 헬스(Smart health)

- 스마트 헬스는 의료와 ICT 기술이 결합된 형태
- 언제 어디서나 개인 맞춤형 건강관리서비스를 제공하는 것
- 개인 건강기기, 개인 건강어플리케이션, 개인 건강정보 플랫폼
  – 이를 활용한 건강관리/의료서비스로 구성
- 스마트 헬스 개념은 모바일 헬스를 포함하고 실제 디지털 헬스케어와 범위가 유사

6 인공지능 및 원격의료의 개념

6.1 인공지능(Artificial intelligence, AI)의 개념

1) 인공지능의 의미

- 인간과 같은 지능적인 활동을 할 수 있도록 컴퓨터를 구현하는 것
- 인공지능은 인간의 지능이 가지는 학습, 추리, 적응 및 논증 등
  – 기능을 갖춘 컴퓨터 시스템. 전문가 시스템, 자연 언어의 이해
  – 음성 번역, 로봇 공학, 인공 시각, 문제 해결, 학습과 지식 획득
  – 인지 과학 등에 응용

2) 인공지능의 특징

- 구글 DeepMind사의 인공지능 프로그램
  – 알파고(AlphaCo), 질병치료를 위해 도입되고 있는
  – IBM 왓슨이 대표적인 예

(1) 의학전문지식

- 종양학의 용어, 주요 엔티티(속성)
  – 암의 유형, 환자의 특성, 약 등 및 이들 간의 관계를 이해

(2) 확장성

- Emterprise(기업) 수준에서 인프라, 빅데이터 및 머신러닝을 결합
- 기존 임상 시스템에 EHR(전자건강기록)과 용이하게 통합

(3) 다양한 컨텐츠의 집계

- 기관별 컨텐츠를 분석하는 기능과 결합된 방대한 공통 데이터 종합

(4) 민첩성/속도

- Watson은 2의 페이지 이상을 3초만에 습득
- 신속하고 반복적인 변경이 가능한 유연하고 민첩한 아키텍처

(5) Cognitive(인지) 기술

- 머신러닝 및 자연어 처리를 활용
  - 사람이 파악하지 못하는 관계와 패턴을 감지
- 의학보고서, 가이드라인 및 환자기록에서 비정형 데이터
  - 또는 접근하지 못했던 데이터를 평가

표 8-7 인공지능의 의미, 특징 및 미래

인공지능의 의미 및 특징	인공지능의 미래
◐ 인공지능의 의미 • 인간과 같은 지능적인 활동 – 가능한 컴퓨터를 구현 – 학습, 추리, 적응 및 논증 등 ◐ 인공지능의 특징 • 의학전문지식 – 암의 유형, 환자의 특성, 약 등 – 이들 간의 관계를 이해 • 확장성 – 기업 수준에서 인프라, 빅데이터 – 머신러닝을 결합 • 다양한 컨텐츠의 집계 – 기관별 컨텐츠를 분석하는 기능 – 결합된 방대한 공통 데이터 종합	◐ 초지능 • 인간의 능력을 뛰어넘는 가설적인 지능체 • 미래에는 인간이 기계와 결합한 사 이보그로 진화하여 초지능인 트랜스휴머니즘임 ◐ 위험성 • 로봇과 AI의 사용 증가 – 장기 실업자를 증가 가능성 – 블루칼라 직종을 위협하던 종래 자동화와 달리 – 인공지능의 자동화 – 많은 중산층의 화이트칼라 일자리도 위협 가능성 수용

- 민첩성/속도
  - 신속하고 반복적인 변경이 가능
  - 유연하고 민첩한 아키텍쳐
- Cognitive(인지) 기술
  - 머신러닝 및 자연어 처리를 활용
  - 의학보고서, 가이드라인
  - 환자기록에서 비정형 데이터

3) 인공지능의 미래

(1) 초지능

- 초지능(superintelligence)이란 인간의 능력을 뛰어넘는 가설적인 지능체
- 미래에는 인간이 기계와 결합한 사이보그로 진화하여 초지능인 트랜스휴머니즘임

(2) 위험성

- 현재까지 과학기술은 일자리를 증가시키는 경향이 있었으나 경제학자들은 AI에 관해 미지의 영역이라고 인정
- 로봇과 AI의 사용 증가가 장기 실업자를 증가할 지에 대해 의견 분분
  - 다만 증가하는 생산성이 재분배된다면 순이익이 될 수 있음
- 블루칼라 직종을 위협하던 종래의 자동화와 달리 인공지능의 자동화
  - 많은 중산층의 화이트칼라 일자리도 위협할 수 있는 점이 중대하게 수용됨

  예) • 법률 사무원에서 패스트푸드 점원까지 다양한 직종에 위기 예측
  • 개인 건강관리나 성직자 등 일부 직종은 오히려 수요 증가 예상

6.2 원격의료의 개념, 필요성 및 문제점

1) 원격의료의 개념

- 원격의료(telemedicine)는 정보통신 기술을 이용
  - 원거리에 의료정보나 의료서비스를 전달하는 모든 활동
- 텔레비전, 통신, 컴퓨터 및 공학 등의 기술
  - 정보통신의 다양한 기술들과 의료서비스가 융합된 응용분야

- 피부학, 종양학, 방사선학, 수술, 심장학, 정신의학 및 재택진료
  - 많은 분야에서 실용화

2) 원격의료의 필요성

- 필요한 의료정보를 정확, 신속 및 편리하게 회득 가능
- 상호 통합적 의료환경에 필요함
- 의료의 위치 종속성을 극복할 수 있음

3) 원격의료의 장점

(1) 환자측

- 전문의사와 시속한 접촉, 시간 및 경제적 이익, 지속적인 진료
- 용이하게 자문가능, 조기진단, 총의료비의 감소, 지역불균형 해소

(2) 의사측

- 의료인의 효율적인 시간활용, 진료영역의 확대, 지속적인 진료
- 영상자료 데이터베이스구축, 신속, 편리한 진료의뢰
- 자문, 자료 공유

4) 원격의료의 응용분야

- 응급환자의 초기 평가와 진단
- 이송단계에서의 자료 전송
- 치료, 진단 및 수술환자의 추적조사, 투여약물 검사
- 전문의가 없는 지역환자에 대한 진료 및 상담
- 환자 병력(history)에 의한 일상적인 건강상담 및 검사
- 진단이미지의 전송
- 만성질환의 관리
- 의료정보의 전송
- 공중보건, 예방의학 및 환자교육

5) 원격의료시스템 응용 기술

- 임상기술(Clinical)
- 의료교육(Medical Education)
- 정보관리(Information Management)
- 의료행정서비스(Administrative Services)

6) 원격의료의 문제점

(1) 비용발생

- 원격의료에 의한 비용, 처리 부재 및 수익분석 부재

(2) 법 · 제도

- 원격의료의 모든 행위에 대한 법제도 전무
- 과실, 안정성 문제에 대한 대책

(3) 기술적 장애

- 표준화가 걸림돌, 통신망, 고가의 의료장비 연동문제

(4) 문화적 장애

- 의사의 수용성, 거부감 문제

7) 원격의료 대상

- 원격의료 주요 대상인 만성질환자, 재택진료 등

표 8-8 원격의료의 핵심 내용

원격의료의 필요성 및 응용	원격의료 장점 및 문제점
◐ 원격의료의 필요성 • 의료의 위치 종속성 극복 가능 • 상호 통합적 의료환경에 필요 • 필요한 의료정보 – 정확/신속/편리하게 획득	◐ 원격의료의 장점 • 지역불균형 해소 • 지속적인 진료 가능 • 의사 진료영역 확대

◐ 원격의료의 응용분야	◐ 원격의료의 장점
• 만성질환 관리 • 예방의학 및 환자 교육 • 응급환자 초기평가와 진단	• 원격의료 비용 발생 • 원격의료행위 법제도 전무 • 의사의 거부감 문제 • 표준화 문제

7 건강정보관리 전문가 책임 및 전자 환경

7.1 건강정보관리 전문가 책임의 전환

1) 환자 건강정보의 관리인 활동

- 건강정보가 유지되는 미디어(영화, 비디오, 종이 및 전자 등)
  - 관계없이 환자 건강정보의 관리인으로 활동

2) 정책, 시스템 및 안전장치 수립

- 건강정보법, 규정 및 표준에 따라 환자 건강정보가 문서화 유지
  - 공개되도록 정책, 절차, 시스템 및 안전장치 수립

3) 하이브리드(Hybrid) 및 전자 환경 정보 액세스

- 하이브리드 건강기록을 구성하는 다양한 보고서 또는 정보유형
  - 이에 대한 출처 매트릭스를 유지 관리
  - 사용된 소스가 조직이 지정한 법적 출처에서 나온 것인지 확인
  - 환자 건강정보의 승인 및 요청의 타당성과 유효성을 평가해야 함
- 하이브리드 및 전자 환경에서 정보를 액세스
  - 공개하기 위한 정책 및 절차의 정기적인 재평가에 적극적 참여
  - 모든 양식 또는 탬플릿의 표준화 및 지속적인 유지 관리를 보장

4) 건강정보관리의 실행 및 조직

- 건강정보관리의 실행 및 조직의 다른 비즈니스 기능에 대한 지원과 관련
  - 전자건강기록 시스템의 기능을 보장하는 데 핵심 역할 수행

7.2 건강정보관리 전문가의 향후 역할

- 비즈니스 관리자
- 전자건강기록 시스템 관리자
- IT 교육 전문가
- 비즈니스 프로세스 엔지니어
- 임상 어휘 관리자
- 워크 플로(work flow) 및 데이터 분석가
- 소비자 옹호론자
- 임상 정보 및 리마인더(reminder) 관리자
- 임상연구 조정자
- 프라이버시 코디네이터
- 엔터프라이즈 애플리케이션 전문가 등

표 8-9 건강정보관리 전문가 책임 및 역할

건강정보관리 전문가 책임의 전환	건강정보관리 전문가의 역할
◐ **환자 건강정보의 관리인 활동** • 건강정보가 유지되는 미디어 ◐ **정책, 시스템 및 안전장치 수립** • 공개되도록 정책, 절차, 시스템 및 안전장치 수립 ◐ **하이브리드(Hybrid) 및 전자 환경 정보 액세스** • 공개하기 위한 정책 및 절차의 정기적인 재평가에 적극적으로 참여 ◐ **건강정보관리의 실행 및 조직** • 건강정보관리의 실행 및 조직의 다른 비즈니스 기능에 대한 지원	• 비즈니스 관리자 • 전자건강기록 시스템 관리자 • IT 교육 전문가 • 비즈니스 프로세스 엔지니어 • 임상 어휘 관리자 • 워크 플로(work flow) 및 데이터 분석가 • 소비자 옹호론자 • 임상 정보 및 리마인더(reminder) 관리자 • 임상연구 조정자 • 프라이버시 코디네이터 • 엔터프라이즈 애플리케이션 전문가

예상문제

1. 데이터 생성에서부터 폐기까지 시스템의 데이터 흐름을 관리하는 정책 수립이 필요한 데이터 거버넌스는?

① 메타데이터 관리 ② 데이터 주기관리 ③ 데이터 품질관리
④ 데이터 보안관리 ⑤ 데이터 프라이버시 관리

2. 데이터와 정보의 사용을 위해 정보 품질, 마스터 데이터 보안 및 법적 준수의 감사를 하는 것은?

① 데이터 거버넌스 ② 흐름 버거넌스 ③ 표준 거버넌스
④ 구조 버거넌스 ⑤ 정보 거버넌스

3. 보건의료데이터 거버넌스의 필요성이 아닌 것은?

① 데이터 양의 증가 ② 데이터 활용 영역의 확대
③ 데이터의 낮은 신뢰성 ④ 데이터의 양질과 무관
⑤ 개인정보의 과도한 보호

4. 데이터 거버넌스의 구성요소인 것은?

① 사람-기술-프로세스 ② 사람-기준-프로세스
③ 사람-기술-결과 ④ 지식-태도-실천
⑤ 지식-기술-실천

5. 거버넌스 개념과 관련이 없는 것은?

① 통합관리시스템 ② 행정 ③ 분리성
④ 의사결정 ⑤ 연계성

6. 보건의료데이터 거버넌스의 영역에 해당되지 않는 것은?

① 용어 관리 ② 데이터 생애주기별 ③ 데이터 질관리
④ 데이터 아키텍쳐 ⑤ 데이터 종류관리

정답 1. ② 2. ⑤ 3. ④ 4. ① 5. ③ 6. ⑤

예상문제

7. 보건의료 빅데이터의 중요성으로 옳지 않은 것은?

① 민간기관 내 데이터만 기반
② 정책개선 재료로 활용
③ 의학연구의 재료로 활용
④ 다양한 종류의 연구 가능
⑤ 건강상태 흐름 파악

8. 보건의료 빅데이터 활용 가치창출 기전으로 옳지 않은 것은?

① 원격환자 모니터링
② 진료비 청구의 정확도 점검
③ 의료데이터의 불투명성
④ 보건경제 및 결과 연구
⑤ 임상시험데이터 분석

9. 정보 거버넌스의 8원칙에 해당되지 않는 것은?

① 처벌의 원칙
② 보유 원칙
③ 준수 원칙
④ 보호의 원칙
⑤ 책임의 원칙

10. 정보 거버넌스 전략이 이해 관계자 데이터 접근할 수 있도록 보장하는 원리는?

① 처분의 원칙
② 투명성 원칙
③ 무결성의 원칙
④ 가용성 원리
⑤ 책임의 원칙

11. 건강정보관리 전문가 책임과 관련이 없는 것은?

① 정책, 절차 및 안정장치 수립
② 하이브리드 공개 위한 재평가 불참
③ 환자 건강정보 승인의 타당성 평가
④ 전자건강기록 시스템의 기능 역할 수행
⑤ 건강정보의 관리인으로 활동

정답 7. ① 8. ③ 9. ① 10. ④ 11. ②

예상문제

12. 건강정보관리 전문가 향후 역할에 해당되지 않는 것은?

① IT 교육 전문가 ② 공급 옹호론자 ③ 임상연구 조정자
④ 프라이버시 코디네이터 ⑤ 임상 어휘 관리자

13. 업무상 필요하지 않은 개인정보를 삭제하는 관리는?

① 데이터 질관리 ② 데이터 아키텍쳐 관리 ③ 데이터 보안관리
④ 메타 데이터 관리 ⑤ 데이터 생애주기 관리

14. 마스터 데이터를 기본으로 서식 구성에 필요한 항목들을 검토하는 것은?

① 전사적 콘텐츠 및 기록관리 ② 마스터 데이터 관리 ③ 메타 데이터 관리
④ 데이터 아키텍쳐 ⑤ 비즈니스 인텔리전스

15. 보건의료정보관리사는 데이터 중복을 제거하여 의무기록 질관리를 하는 것은?

① 비즈니스 인텔리전스 ② 데이터 생애주기 관리 ③ 데이터 아키텍쳐 관리
④ 데이터 보안관리 ⑤ 마스터 데이터 관리

16. 데이터 거버넌스의 영역에 해당되지 않는 것은?

① 상황성 ② 보완성 ③ 무결성
④ 가용성 ⑤ 유용성

17. 보건의료데이터 거버넌스의 영역으로 옳게 연결된 것은?

① 용어 및 분류체계관리 – 데이터 프로세스 관리
② 용어 및 분류체계관리 – 데이터 정책 관리
③ 데이터 보안관리 – 데이터 프로세스 관리
④ 데이터 보안관리 – 데이터 내용관리
⑤ 데이터 프로세스 관리 – 데이터 보안관리

정답 12. ② 13. ③ 14. ① 15. ⑤ 16. ① 17. ④

예상문제

18. 보건의료데이터 거버넌스의 영역 중 해당되는 것은?

- 조직의 비전을 달성하기 위해 조직 내 다양한 데이터를 분석하고 활용
- 적시에 임상 의사결정을 할 수 있도록 하는 체계

① 데이터 내용관리 ② 데이터 보안관리
③ 비즈니스 인텔리전스 ④ 용어 및 분류체계관리
⑤ 데이터 생애주기 관리

19. 정보통신기술(ICT)이 건강과 의료분야에 접목되어 활용되는 형태는?

① 의무기록 ② 디지털헬스케어 ③ 디지털통신
④ 인공지능 ⑤ 보건기술

20. 건강정보관리 전문가의 향후 역할이 아닌 것은?

① IT 교육 전문가 ② 비즈니스 관리자
③ 소비자 옹호론자 ④ 임상연구 조정자
⑤ 퍼블릭 코디네이터

21. 원격의료 대상에 해당되는 것은?

① 급성질환자 ② 독감환자 ③ 만성질환자
④ 식중독환자 ⑤ 백내장 환자

22. 인간의 지능이 가지는 학습, 추리 등의 기능을 갖춘 컴퓨터 시스템은?

① 인공지능 ② 인공로봇 ③ 원거리 통신망
④ 지식경영 ⑤ 최고경영기술

정답 18. ③ 19. ② 20. ⑤ 21. ③ 22. ①

제9장

병원정보시스템

Hospital Information System (HIS)

- 병원정보시스템(HIS)의 개념
- 병원정보시스템의 구성
- 국내 병원정보시스템의 발전과정
- 병원 전산망 구축시 고려사항
- 병원정보시스템의 기능
- 병원경영정보시스템
- 최고경영자정보시스템(EIS)

제 9 장

병원정보시스템

Hospital Information System (HIS)

1 병원정보시스템(HIS)의 개념

1.1 병원정보시스템의 의미

- 병원정보시스템은 의료서비스를 제공하는 병원에서 서비스 생산을 비롯
  - 병원내 각종 의료 및 일반업무에 있어 정보이용자와 컴퓨터를 결합시킴
  - 조직구성원의 성과를 높이고 병원조직의 전체성과를 향상시키는데 있음

1.2 병원정보시스템의 구축 목적

- 진료와 진료지원 업무의 생산성 증가
- 의료서비스 향상을 통한 경쟁력 제고
- 병원행정의 3대 요소인 인원, 물자, 자금의 체계적 관리
- 정확한 경영 분석정보 제공을 통한 합리적인 운영계획 수립

1.3 병원정보시스템의 구축 방안

- 사용자 중심의 정보환경
  - 사용자 편리성을 최우선적으로 고려
- 신기술 적용에 대한 적극적인 대처
- 단계별 프로그램 개발 및 적용 계획 : 기존병원
- 기존시설과 환경에 적합한 전산망 및 전산장비 도입
- 경비대 효과의 경제성 고려

1.4 병원정보시스템의 기대효과

- 진료서비스 개선
- 행정업무의 개선
- 의사결정지원시스템
- 수익성의 개선
- 의료진의 편의, 의학연구, 통계 등

1.5 병원정보시스템의 구축 문제점

- 의료진이 주사용자임에 따라 PC 사용에 대한 거부감이 강함
- 기존 HIS 정보와의 호환성 유지 및 점진적인 교체기간이 필요
- 24시간 무정지 시스템을 유지하여야 함
  - 특히 진료정보에 대한 완벽한 보안과 보호가 보장되어야 함
- 전산화에 부적합한 시설 및 환경
  - 경제성, 편리성
- 컴퓨터에 미숙한 인적자원
  - 교육, 적용성
- 전산화에 따르는 경비

표 9-1 병원정보시스템의 구축 목적 및 기대효과

구축 목적	기대효과
• 진료와 진료지원 업무의 생산성 증가 • 의료서비스 향상을 통한 경쟁력 제고 • 병원행정의 3대 요소 – 인원, 물자, 자금의 체계적 관리 • 정확한 경영 분석정보 제공 – 이를 통한 합리적인 운영계획 수립	• 진료서비스 개선 • 행정업무의 개선 • 의사결정지원시스템 • 수익성의 개선 • 의료진의 편의, 의학연구, 통계 등

1.6 프리드만 및 마틴의 HIS 기능적 모형

- 핵심 기능(Core system)

- 관리 및 재무(Business and financial system)
- 커뮤니케이션과 네트워크(Communication and networking)
- 부서관리(Department management)
- 의무기록(Medical documentation system)
- 임상지원(Medical support system)
- 전산화에 따르는 경비

표 9-2 처방전달시스템(OCS)의 목표 및 고려사항

OCS의 목표	OCS의 고려사항
• 환자의 대기시간 단축 • 의료진의 paper work 감소 • 진료지시 및 결과 – 신속 · 정확한 전달 • paperless medical record system – 종이없는 의무기록체계 구축	• 정확, 신속한 의사 전달 • 정확한 회계 처리 • 신속한 검사결과의 보고 • 업무절차의 진행사항 파악

2 병원정보시스템의 구성

2.1 하드웨어의 분류

1) 서버(Server)

- 병원정보시스템에서 발생된 데이터를 저장하는 데이터베이스 서버와
- 데이터의 처리 및 가공을 담당하는 애플리케이션 서버로 분류
- 서버군
  – 네트워크 서버 : 네트워크의 관리를 위한 네트워크 서버
  – 백업 서버 : 자료의 백업(Backup)을 위한 백업 서버

2) 클라이언트(Client)

- 병원정보시스템의 처리를 위한 개인단말기와 주변기기로 구성

(1) 개인단말기

- 과거 : 서버와 1:1 처리를 위한 더미단말기(Dummy Terminal)이 대부분

- 현재 : PC, Notebook 등이 단말기로 사용
- 최근 : – WBT(Window Based Terminal 윈도 기반 컴퓨터 단말기)
  – PDA 등 사용 증가

(2) 주변기기

- 주변기기 중 출력장비
  - 레이저 프린터(Laser Printer), 바코드(Barcode Printer)
  - 진찰권 발급용 엠보싱 프린터(Embossing Printer)
  - 출력된 바코드를 인식하기 위한 바코드 인식기(Barcode Reader)
  - 마그네틱 카드 인식기(Magnetic Stripe(M/S) Reader)
  - 수납시 환자의 편의를 위한 금액표시기, 전광판 시스템
  - 스마트카드 인식기(Smart Card Reader/Writer)

2.2 소프트웨어

- 병원정보시스템의 운영을 위하여 각종 소프트웨어가 필요

1) 서버(Server) 소프트웨어

- 서버시스템의 운영에 필요한 O/S(Operating System)
- 데이터의 저장 및 관리를 위한 DBMS(Database Management System)
- 데이터의 전송을 원활하게 하게 제공하는 미들웨어(Middleware)
- 응용 소프트웨어를 제작하기 위한 프로그램 언어(Program Language) 등

2) 클라이언트(Client) 소프트웨어

- O/S는 국내 대부분의 PC
  - Notebook이 Microsoft사의 Windows 제품군을 사용하고 있음
- 클라이언트 프로그래밍 툴(Progrmming Tool)과 워드프로세서 등
  - 각종 유틸리티(Utility) 사용
- D/W, PACS, EMR 등 병원정보시스템 확장에 따라 소프트웨어 범위 증가

표 9-3 병원정보시스템의 소프트웨어

구분	분류	소프트웨어
Server (서버)	Operating system(운영체계)	• UNIX, LINUX • Window NT/XP 등
	DBMS(데이터베이스관리시스템)	• ORACLE, SYBASE, INFORMIX • MS SQL 서버 등
	Middleware(미들웨어)	• TUXEDO, TOPEND • ENTRA, TMAX 등
	Language(언어)	• C/C++, C, COBOL, FORTRAN
Client (클라이언트)	Operating System(운영체계)	• Window 7/XP/NT/Me
	Programming Tool(프로그램 툴)	• Visual Basic, C
	Utility(유틸리티)	• MS word, Excel

2.3 네트워크

1) 네트워크의 구성

- 병원내 거미줄처럼 퍼져 있는 네트워크는 병원정보시스템에 필수
- 과거 : 병원정보시스템에서는 서버와 클라이언트간에 1:1처리를 위한 연결
- 현재 : 병원내 모든 부서에 네트워크 구성이 되어 있음

2) 네트워크의 분류

(1) 병원내 데이터 전송

- 병원내의 데이터 전송은 PACS의 도입에 따라 대용량의 영상
  - 네트워크 상에 전송됨에 따라 전송속도 증가
  - 10Mbs, 100Mbps 환경을 뛰어넘어 1Gbps 전송환경이 구축되고 있음

(2) 병원 외부와의 인터페이스(Interface)

- 각종 의료정보의 전달을 위해 구성하는 경우가 많음
- 인터넷(Internet)을 통한 정보획득을 위하여 필요
- 외부와의 연결시에는 정보 보안을 위한 방화벽 시스템(Firewall System)

– 구성하여 외부와의 차단이 필요

2.4 응용소프트웨어

- 병원정보시스템은 여러 가지 시스템으로 구성된 복합시스템
- 여러가지 전산시스템이 복합적, 유기적으로 동작
  – 병원전반의 정보 유통을 담당하게 됨

1) 처방전달시스템(Order Communication System, OCS)

- 처방전달시스템 (OCS) : 병원정보시스템의 핵심
- 의사의 처방정보를 전산망을 이용하여 정확, 신속하게 전달하는 시스템

2) 의학영상 전송시스템(Picture Archiving and Communication System, PACS)

- PACS는 각종 의료 영상 촬영장치로 촬영한 의료영상들을 디지털화함
  – 하드디스크와 같은 저장 매체에 저장, Network
  – 이를 통해 각 단말기로 전송
  – 진찰실, 병동 등에서 환자의 영상을 조회할 수 있는 시스템

3) 전자의무기록(Electronic Medical Record, EMR)

- 완전정확한 다양한 의학 지식에 기초한 기억보조와 의사결정보조도구 등
  – 이용한 전문가 시스템을 통해 사용자를 지원하는 체계 위에 세워짐
  – 전자형식의 의무기록

4) 의무기록 광파일/전자서명

- 의료법에서 의무기록의 디지털 데이터로의 보관은 광파일 시스템에 보관
  – 전자서명법에 의한 전자서명을 한 경우만을 인정하도록 되어 있음

5) Point of Care(POC)

- 개인휴대정보단말기(PDA)를 이용, 의료진이 진료현장에서 직접 환자정보
  – 입력하거나 처방전을 발급하는 시스템

6) 데이터 웨어하우스(Dataware House, DW)

- 병원에서 기존의 운영계(On-line Transaction Processing, OLTP) 시스템
  - OCS를 운영하면서 생성된 데이터와 필요시 외부의 데이터를 취합
  - 데이터 웨어하우스 전용 데이터베이스를 구축하여 병원의 경쟁력 향상
  - 이를 위해 신속하고 정확한 의사결정을 지원하는 시스템

7) 경영정보시스템(Management Information System, MIS)

- 병원의 인사급여, 재고관리, 회계예산고정자산관리 등
  - 기업의 MIS와 같이 각종 일반관리 업무에 해당되는 기능

8) 최고경영자정보시스템(Executive Information System, EIS)

- 의사결정지원시스템(Decision Support System, DSS)의 한 분야
  - 최고경영자정보시스템(ESI)이 제공됨
- 병원의 필요한 정보를 추출, 가공하여 경영층에게 제공
  - 병원경영을 원활하게 할 수 있음

9) 고객관계관리(Customer Relationship Management, CRM)

- 고객관계관리는 고객과 관련된 기업의 내외부 자료를 분석, 통합
  - 고객 특성에 기초한 마케팅 활동을 계획하고 지원하며 평가하는 과정

10) 지식경영(Knowledge Management, KM)

- 지식경영이란 조직의 정보자산을 정의, 채집, 검색, 공유 및 평가 목적
  - 경영 방법론
- 정보자산은 데이터베이스, 문서, 업무규정, 절차, 전문지식, 경험 포함

11) 지식관리시스템(Knwoledge Management System, KMS)

- 조직이나 기업의 지식자원의 가치를 극대화 목적
  - 통합적인 지식관리 프로세스를 지원하는 정보시스템

12) 원가분석

- 병원의 원가는 처방기준, 수행기준, 부서별, 의사별

– 정확한 원가가 추출되어야 함
– 추출된 원가는 병원경영에 즉각적으로 반영되어야 함

중요 내용

◐ 병원정보시스템(HIS)의 구성
- 처방전달시스템(OCS) / 의학영상 전송시스템(PACS)
- 전자의무기록(EMR) / 의무기록 광파일/전자서명
- Point of Care(POC) / 원가분석
- 데이터 웨어하우스(Dataware House, DW)
- 경영정보시스템(Management Information System, MIS)
- 최고경영자정보시스템(Executive Information System)
- 고객관계관리(Customer Relationship Management, CRM)
- 지식경영(Knowledge Management, KM)
- 지식관리시스템(Knwoledge Management System, KMS)

◑ 클라이언트/서버 시스템(Client Server System)
- 다수 사용자의 동시 접근과 신속한 처리 속도가 특징
  – 컴퓨터 시스템

◑ 업무를 전산화하여 자료처리시 실시간 처리
- 병실관리업무 / 예약관리업무 / 주사실 업무

3 국내 병원정보시스템(HIS)의 발전과정

3.1 1990년대

- 대형병원을 중심으로 구축
- 처방전달시스템(Order Communication System, OCS) 위주
  – HIS 중 가장 기본이 되는 시스템
- OCS는 환자에게 발생되는 처방을 중심
  – 진료와 진료지원 및 원무행정부서간에 전달되는 과정 전산화한 시스템
- 1990년대 중반부터 각 병원에서 본격적으로 도입하여 운영하고 있음

1) 기술적 환경

- Client/Server 구조, Windows 기반 GUI 환경

2) 사회적 환경

- 1978년 : 건강보험 도입
- 1989년 : 전국민건강보험 실시
- 2000년 : 의약 분업

3.2 2000년 이후 : 새로운 경향

- 의료영상저장전송시스템(PACS)(Picture Archiving Communication System)
  - 주로 병원내부에서 근거리통신망(LAN)을 통해 정보가 전달되는 시스템
- Web-Based HIS
- ASP(Application Service Provider 애플리케이션임대서비스)

표 9-4 처방전달시스템(OCS)의 발전 과정

년도	발전 과정
1990	• 대형병원을 중심으로 구축 • 처방전달시스템(OCS) 위주 – HIS 중 가장 기본이 되는 시스템 • OCS는 환자에게 발생되는 처방을 중심 – 진료와 진료지원 및 원무행정부서간에 전달되는 과정 – 전산화한 시스템 • 1990년대 중반 – 이때부터 각 병원에서 본격적으로 도입 · 운영
2000–	• 의료영상저장전송시스템(PACS) – 병원내부에서 근거리 통신망(LAN)을 통해 정보가 전달되는 시스템 • Web-Based HIS • ASP(Application Service Provider 애플리케이션임대서비스)

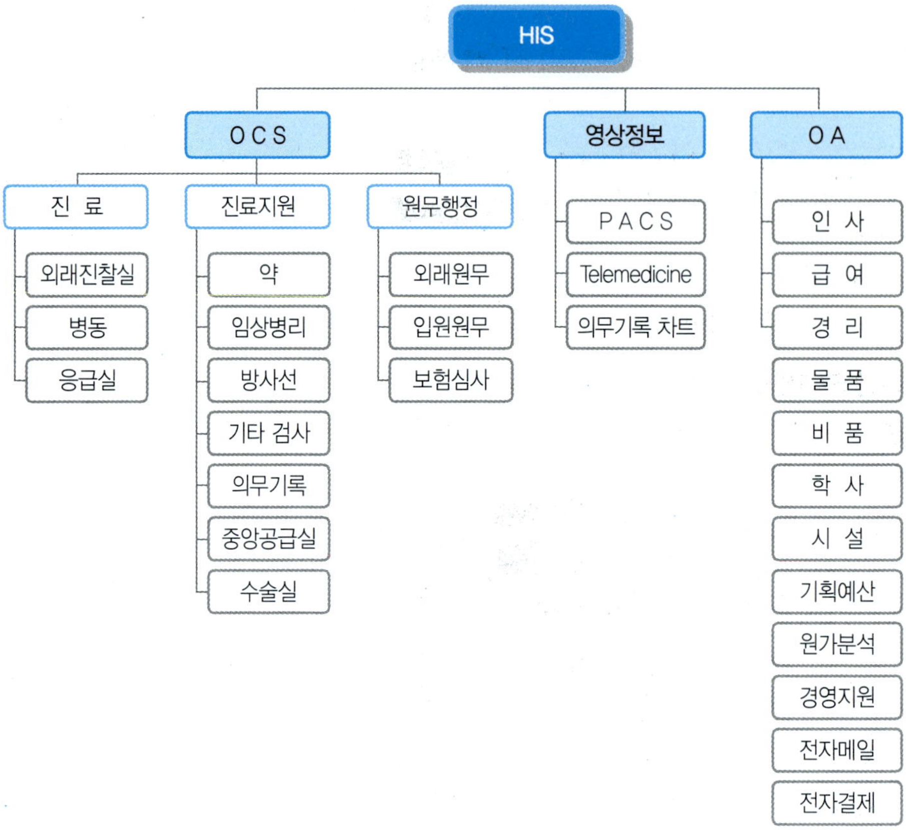

그림 9-1 병원정보시스템(HIS)의 구조

4 병원 전산망 구축시 고려사항

4.1 컴퓨터 시스템 선정시 고려사항

- 최우선적으로 고려하여야 하는 사항
  - 사용자의 요구를 처리속도면과 정보활용면
  - 이를 만족시켜 줄 수 있도록 시스템 선정
- PC를 다수의 사용자가 자원을 공유하면서 사용하고자 할 경우
  - 사용자의 PC 성능보다는 Server와 전산망 및 관련 장비에 큰 영향

4.2 병원 전산망 구축시 고려사항

- 정확성, 안전성, 보안성
- 경제성, 전산망 장비 설치 공간

병원정보시스템(HIS)의 중요 내용

◑ 병원 전산망 구축시 고려사항
- 정확성, 안전성, 보안성
- 경제성, 전산망 장비 설치 공간

◑ 병원정보시스템의 처리를 위한 클라이언트
- PC / PDA / Bar code printer

◑ 병원정보시스템의 GUI 환경 구축
- 사용 편리

5 병원정보시스템의 기능

5.1 처방전달시스템(OCS)

- OCS는 HIS의 가장 핵심이 되는 부분
- 병원을 찾아오는 환자를 중심으로 일어나는 일련의 흐름을 전산화하는 것
- 환자가 진료받는 장소에 따라 외래 OCS와 병동 OCS로 구분
- 업무에 따라 진료, 진료지원, 원무행정으로 구분
- 외래 OCS는 10-12시와 오후 2-4시 사이에 집중적으로 처방 발생
- 외래를 담당하는 server를 비롯한 통신장비
  - 최대 처리/통신량을 고려하여 선정

1) 진료시스템의 기능

(1) 병동처방 및 간호

① 병동처방 조회 기능

- 환자조회
  - 병동별과별의사별입원퇴원환자별, 전입환자별
  - 전출환자별, 입원예정환자별
- 환자별 진단명 조회, 환자별 의사지시사항 조회(진행, 전체)
- 약속처방 조회(개인별과별전체),
- 협의진료의뢰현황 조회(과별의사별)
- 환자별 수술내역 조회, 약품정보조회(일반명상품명)
- 검사명 조회, 검사결과 조회, 환자정보 조회(이름별진찰번호별)
- 예정식이 조회, 식이내역 조회, 약품 보험인정기준 조회
- 환자별 투약내역 조회(전체, 일일PRN항생제)
- 환자별 처치내역 조회, 환자별 처방 시행내역 조회
- 협의진료내역 조회(진료과별의사별)
- 전과내역 조회(진료과별의사별)
- 관리항생제 허가/사용내역 조회(병동별진료과별의사별)
- 대진현황 조회, 일일 검사내역 조회(진료과별의사별)

② 병동처방 입력 기능

- 병동처방의 입력기능은 외래진찰실 기능에 다음 사항이 추가
  - 식이처방, Message 처방, 협의진료 및 완료, 전과, 전과완료
  - 병실이동신청, 퇴원 후 외래진료예약, 진단서 입력
  - 처방중지, 수술 schedule 입력, 퇴원 sign 입력

③ 병동간호 조회 기능

- 병동현황 조회, 병실상태 조회, 환자배정내역 조회
- 식이내역 조회, 장기 입원환자 조회, 예정식이 조회
- 각종 약 Worklist 조회
  - 약, 검사, 처치, prep, Message, 협의진료, 전과, 퇴원
- 반복약처방 조회, 반환내역 조회(약, 소모품, 혈액)
- 소모품 신청내역 조회, 추가 Order 내역 조회
- 검사결과 조회, 환자별 투약, 처치내역 조회

- 환자별 처방 시행내역 조회, 혈액준비상황 조회

④ 병동간호 입력 기능

- 병실정보 입력(입원입실퇴원퇴실외출귀원전입)
- 한끼 식이 입력, 처치실시 입력, 환자배정 입력
- 소모품신청 입력, PRN 처방 입력(약검사처치)
- 일일 검사 신청, 처방 시행 입력
- 반복 약 신청 Hold 입력, 처방반환 입력(약소모품혈액)
- 병실이동신청, 병상변경 입력
- 퇴원간호기록 입력, 챠트 대출 신청
- 간호사 병동, 직위 변경, 약 조제형태 변경 입력, 추가약 신청

(2) 외래처방 조회 및 입력 기능

① 외래처방 조회 기능

- 환자별 진단명/처방내역조회(기간별 약검사처치)
- 당일진료환자 List 조회, Hot Key 정보조회
- 약속처방조치(개인별과별전체)
- 상병정의어조회(과별전체), 약품정의어조회(개인별전체)
- 검사명 및 결과 조회(방사선, 임상병리, 기능검사 등)
- 의사별 월별 예약 schedule 조회
  - 환자별 예약 입력, 조회, 변경
  - 시간별, 일별, 월별 달력기능 부여
- 의사별 진료 schedule 조회
- 환자인적사항 조회
  - 진찰권번호를 menu형식으로 조회

② 외래처방 입력 기능

- 진단명
  - 사용자 정의어 개념에 의한 진단명 DB화 및 조회
  - KCD-5th code 연계 과별, 전체 병명 생성

- 약처방
  - 사용자 정의어 개념에 의한 약품명 DB화 및 조회
  - 신규처방, 전처방, 기본처방, 약속처방, 반환처방 개인
  - 전체 약품 정의어 생성
- 임상병리검사처방
- 방사선검사처방
  - 일반 및 특수촬영 의뢰검사실 선택, 의뢰검사 항목 선택
  - 검사방법 변경, 촬영횟수 변경, 검사이유
  - 기술 검사선택 취소, 검사일자 지정
- 기타검사처방, 처치처방/재료, Chart 대출 신청, 외래진료예약입력
- 의사별 약속처방입력, 법정전염병 신고, 의약품이상반응 보고

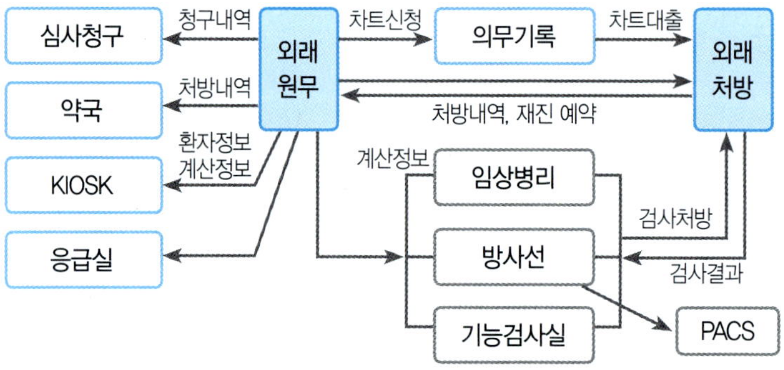

그림 9-2 병동 OCS 구조

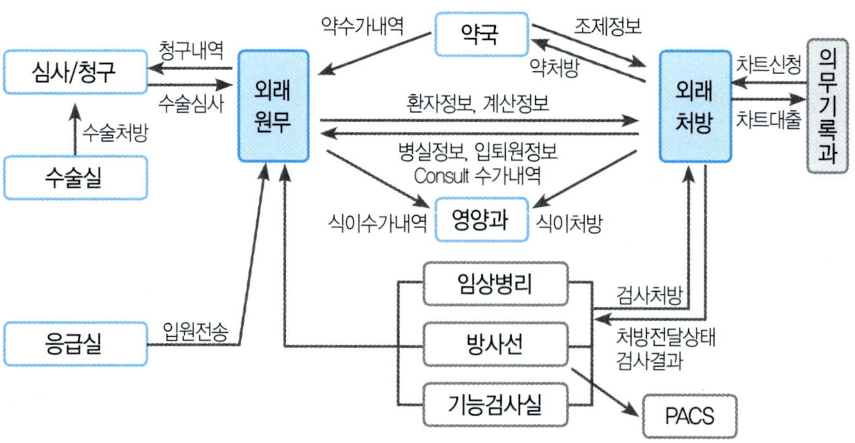

그림 9-3 외래 OCS 구조

2) 원무행정 시스템의 기능

(1) 진료비계산수납

① 외래 원무 계산

- 진찰실과 연계된 환자진료비 자동계산, 급여비급여 처리 항목 검색
- 감액, 후납, 선납관리 영수증 발행, 각종 처방 반환, 취소 관리
- 수납내역 조회, 전화예약 등 진료예약 관리
- 환자별 수납내역 집계 수입일보월보연보 환자접수 집계 예약처리

② 입원 계산

- 일일 계산, 중간 계산, 퇴원계산, 취소 소급처리, 후납처리 조회

(2) 환자등록 관리

① 입원등록

- 입원예정자 및 입원환자 관리, 보험 및 전환정산 관리
- 전과 및 전실 관리, 병실관리 조회, 환자 통계

② 외래등록

- 진찰권번호 자동 부여(초진환자) 진찰권 발행 Embossing
  – Barcode(선택기능) 출력
- 환자 인적사항 등록, 환자의 이중 등록 여부 검색
- 초재진 구분, 접수비 자동계산 및 영수증 발행
- 의무기록실 보관 챠트 대출 의뢰, 초진기록지 발행

(3) 보험청구 관리

① 통계

- 진료과별, 심사 조정 내역별, 상병 코드별 진료비 내역

• 약제 내역별, 개인별 심사 내역, 연합회관리공단의료보호별 집계

② 미수관리

• 입원외래 수입일보 발생, 미수금 청구, 미수금 회수

③ 화면심사

• 수납된 진료내역 조회, 항목별 금액 조회, 전과전실 조회
• 의무기록 상병 내역 조회, 전월 청구 상병내역 조회
• 심사전 내역 조회, 명세서 청구 진료과변경복사삭제 기능

표 9-5 처방전달 시스템(OCS)의 기능

진료시스템 기능	원무행정 시스템 기능
• 외래처방 입력/조회 • 병동처방 입력/조회 • 병동간호 입력/조회	• 환자등록 관리 : 외래/입원등록 • 진료비계산 · 수납 : 외래/입원 원무계산 • 보험청구관리/화면심사/통계/미수관리

5.2 진료지원 시스템

1) 임상병리정보시스템

(1) 임상병리정보시스템(LIS)의 현황

• 외국의 경우 독립적인 시스템으로 운영
  – Laboratory Information System(LIS)
• 병원에서 수행되는 검사 중 50% 이상 차지하는 임상병리관련 정보
  – 체계적이고 효율적으로 관리
  – 타 시스템으로 자료 연계를 제공하는 시스템

(2) 임상정보시스템(LIS)의 데이터 요소

• 환자
  – 등록번호, 이름, 생년월일, 성별, 입원일, 입원상태, 병동
  – 병실과 침상, 주치의, 진단, 퇴원

- 검체
  - 검체 번호, 상태(처방/채취/접수/보고), 날짜(년/월/일)
  - 시간(24시간제), 접수자월일, 재정 상태, 보증인, 보험정보, 주소
- 검사
  - 작업 번호, 검사명, 검사명의 약어, 검사한 장비, 총 처리 시간
  - 용기의 양, 특별히 요구되는 사항, 검사부서, 작업 목록
  - 검사방법, 측정 단위, 결과가 숫자인가?
  - 양성, 음성으로 보고되는 결과인가?
  - 변화치 검증, 정도관리물질/표준물질, 참고 구간, 경고치
  - 수가 코드, 수가, 작업 단위

(3) 검체 채취 및 접수시스템

- 검체용기에 라벨 부착
- 등록번호, 환자명, 검사실, 검체명, 검체번호 + 의뢰처, 검체량
- 바코드 사용 → 신속하고 정확하게 검체 접수

(4) 검사결과 보고 시스템

- 새로운 양식의 보고방법을 시도하여 임상검사의 진단효율을 극대화
- 결과보고는 임상병리과 검사진행순서 중 정도관리가 필요한 시점

  ☞ 임상병리정보시스템의 처방전달 과정
  - 검체채취 → 검사접수 → 검사실시 → 정도관리 → 결과처리

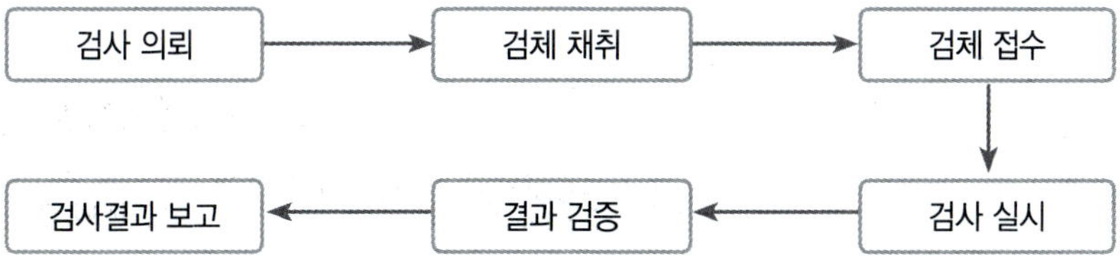
검사 의뢰
검체 채취
검체 접수
검사 실시
결과 검증
검사결과 보고

그림 9-4 임상병리과 검사진행 과정

(5) 자동기기 사용 부서 전산시스템

- 일반혈액검사실, 일반화학검사실, 뇨검사실

- 임상병리과검사 중 60-70% 수행
- 우선적으로 업무전산화가 되어야 하는 부서
- RS232-C를 통하여 외부컴퓨터에 검사결과를 전송

(6) 수작업 부서 전산시스템

- 특수검사실 및 면역혈청검사실 전산시스템
- 임상미생물 검사실 전산시스템
- 혈액은행 검사실 전산시스템

(7) 정도 관리 시스템

- 검사상 오차와 사무적 오차 시정
- 검사상 오차 : 무작위적 오차 + 계통적 오차

임상병리시스템(LIS) 중요 내용

◐ 정도관리
- 임상병리 업무 중 검사상 오차 수정하는 과정

◐ 결과보고
- 임상병리과의 검사진행순서 중 정도관리가 필요한 시점

◐ RS-232S
- 임상병리과의 자동분석장비에서 나오는 데이터 컴퓨터 전달시
  - 사용되는 프로토콜

◐ 임상병리정보시스템의 처방전달 과정
- 검체채취 → 검사접수 → 검사실시 → 정도관리 → 결과처리

2) 약품관리 시스템

(1) 처방전 및 봉투 자동출력

- 모든약 출력, 먹는약 처방전, 봉투 출력
- 주사약 봉투, 처방전 출력, 자동포장기(ATC) 처방전, 봉투 출력
- 단순처방 봉투, 처방전 출력, 수, 연고제 Label, 처방전 출력

(2) 환자별 약처방 내역 조회

- 진찰권번호별 조회, 이름별 조회, 진료비 계산일별 조회

(3) 약품정보 Master

- 약품등록, 수정, 삭제, 조회
- 약품명 사용자 정의어 등록, 수정, 삭제, 조회

3) 방사선 관리 시스템

(1) 접수 프로그램

- 촬영실 배정 및 예약접수 기능, 접수취소 기능
- 외래환자인 경우 수납한 검사 반환 기능
- 예약환자 및 접수환자 LIST 조회 기능

(2) 암실 및 촬영실 프로그램

- 촬영실 배정 및 접수예약 기능, 촬영실별 통계 기능
- 실제 사용한 필름 및 조영제 입력(촬영완료) 기능(바코드 출력)
- 병동환자인 경우 수납한 검사 반환 기능
- 예약환자접수환자촬영환자 LIST 조회 기능

(3) 판독실 프로그램

- 판독 입력수정조회 기능, 판독 조회 기능
- 판독한 Data 출력 기능(Typist별, 전체, 진찰권번호별)

(4) 필름보관실 프로그램

- 필름 대출 기능, 필름 반납 기능, 미반납, 대출내역 조회 기능

4) 보건의료정보관리(의무기록) 관리 시스템

- 병원내에서 발생하는 각종 의료정보
  - 신속하게 수집, 분석, 보관, 검색 및 이용 가능

– 의무기록과 의료정보센터의 역할

- 환자색인, 의무기록의 발췌, 의무기록 추적관리
  – 진료상 각종 통계 산출, 의무기록 대출 등

5) 수술실 관리 시스템

- 수술 시간표 관리, 의료소모품, 처치 연계 일자별 수술환자 관리
- 환자수술 기록지 입력, 수술장비 및 소독품 관리
- 마취의, 집도의 관리, 검사결과 조회
- 수술에 따른 환자정보 관리, 비품 및 의료장비 관리 등

6) 급식 관리 시스템

(1) 급식

- 끼니화일생성, 작업지시서, 추가식사관리, 수가생성
- 식사반환, 환자병실이동현황

(2) 급식통계

- 병동별 환자식 현황표, 환자식이통계
- 식이처방별 환자조회, 치료식 집계내역

7) 의료소모품 관리 시스템

- 의료소모품 불출 및 재고관리, 재사용품 관리, 소독품관리 등

처방전달시스템(OCS) 중요 내용

◑ 처방전달시스템(OCS)
- 환자 치료와 검사를 위해 생성되는 다양한 종류의 지시 내용
  – 전달 · 관리하는 시스템

◑ 처방전달시스템의 영역
- 진료 / 진료지원 / 원무행정

◑ 병원업무의 처리
- 외래 / 병동 / 수술실 / 응급실

◑ 병원정보시스템의 발전 과정 중 상위 단계
- 전문가 시스템

◑ 외래진료시 발생하는 처방
- 검사예약처방 / 재진예약처방

◑ 임상병리정보시스템에서 처방전달 과정
- 검체채취 → 검사접수 → 검사실시 → 정도관리 → 결과처리

6 병원경영정보시스템

6.1 경영의 개념

1) 경영의 의미

- 사회적 존재로 생존하고 발전하기 위한 목적을 달성
  - 이를 위해 내리는 최적의 의사결정 과정
- 모든 경제주체가 사회적 존재로 생존하고 발전하기 위해 인적, 물적 자원
  - 정보, 자본 등을 계획, 조직화, 지휘, 통제하는 연속적인 과정

2) 협의 및 광의의 의미

(1) 협의의 경영

- 영리조직인 기업의 경영만을 의미

(2) 광의의 경영

- 기업을 포함하여 개인, 가계, 국가와 학교, 종교단체
- 의료기관과 같은 비영리조직의 경영까지도 포함

6.2 경영의 관점

1) 과정 측면의 관점

- 계획 활동, 조직화 활동, 지휘 활동, 통제 활동

2) 업무 측면의 관점

- 인사 활동, 마케팅 활동, 생산활동, 재무 활동

3) 의사결정 수준(경영 계층) 측면의 관점

- 전략적 의사결정, 관리적 의사결정, 기능적 의사결정

6.3 경영 자원

- 과거 산업사회에서는 경영 활동을 하기 위해 필요한 자원
  - 토지, 노동(인력)과 자본
- 인적 자원(HR : Human Resources), 자본, 정보, 전략

6.4 경영정보시스템

- 각종 경영 활동에 유용한 정보를 생성하고 이를 관리하는 정보시스템
- 업무 방식과 절차, 조직 구성원, 정보 및 정보 기술을 포함
- 경영의 관점에서 정보시스템의 가장 중요한 구성 요소
  - 조직의 목표 달성을 위해 조직의 구성원들이 처리해야 할 업무방식

6.5 경영 관점의 정보시스템 구성 요소

- 업무방식, 조직구성원
- 정보, 정보기술

6.6 지식경영

- 병원에서 양질의 의료지식을 정보화를 바탕으로 자산화함
  - 전 직원이 공유하고 보다 나은 환자서비스, 진료환경
  - 의학연구에 기여할 것으로 보고 있음

6.7 경영정보시스템의 발전과정

1) 경영정보시스템의 변천

- 거래처리시스템→ 경영정보시스템→ 의사결정지원시스템 →전략정보시스템

2) 경영정보시스템의 발전 내용

(1) 거래처리시스템(Transaction Processing System)

- 단순작업처리

(2) 경영정보시스템(Management Information System)

- 업무의 수행/평가/통제/관리

(3) 의사결정지원시스템(Decision Support System, DSS)

- 경영자의 의사결정 지원

(4) 전략정보시스템(Strategic Information System)

- 조직의 성과 개선, 조직의 성격과 사명을 혁신적으로 변모

6.8 병원경영정보시스템의 발전 과정

1) 병원경영정보시스템의 변천

- 원무관리 자동화 → 일반관리 업무 자동화 → 통합적 병원정보시스템(HIS) 구축 → e-business(e-health) 지원 정보시스템 구축

2) 병원경영정보시스템의 발전 내용

(1) 1단계 : 원무관리의 자동화

- 진료비 산정, 수납, 보험진료비 청구 관리

(2) 2단계 : 일반관리의 업무 자동화

- 문서작성, 경영통계 및 지표의 작성, 급여관리, 인력관리 등

(3) 3단계 : 통합적인 병원정보시스템(HIS)의 구축

- 진료, 진료지원과 경영정보시스템의 유기적 연계
- 의사결정 지원과 전략정보시스템

(4) 4단계 : e-business(e-health) 지원 정보시스템의 구축

- 외부 정보시스템과의 활발한 연계
- 병원 기능의 근본적인 변화 초래

표 9-6 경영정보시스템과 병원경영정보시스템의 발전 과정

경영정보시스템	병원경영정보시스템
• 거래처리시스템→경영정보시스템 → 의사결정지원시스템→전략정보시스템	• 원무관리의 자동화→일반관리 업무 자동화→통합적 병원정보시스템 구축 → e-business 지원 정보시스템 구축

6.9 병원경영시스템의 구성

1) 환자관리시스템

- 원무관리시스템을 의미

2) 일반관리시스템

(1) 인사정보시스템

- 인사 데이터베이스, 인력관리 프로그램, 인력계획시스템

(2) 재무정보시스템

- 거래처리시스템, 재무관리시스템, 재무계획시스템

(3) 마케팅정보시스템

- 마케팅거래처리시스템, 마케팅관리시스템, 마케팅계획시스템

(4) 물류(구매) 정보시스템

- 물류(구매)거래처리시스템, 물류(구매)관리시스템, 물류(구매)계획시스템

6.10 병원경영정보시스템 도입의 효과

1) 의사결정 가능

- 병원의 경영 합리화와 효율성 향상을 위해 필요한 정보
  - 신속하고 정확하게 제공함으로써 자원 이용의 효율성 높임
  - 합리적이고 적중률 높은 의사결정 가능

2) 업무조정 및 협력 용이

- 병원 내 각 부서의 실무자와 경영진 간의 긴밀한 의사소통이 가능해짐
  - 업무조정과 협력이 보다 용이

3) 지식 및 정보 공유 활성화

- 개인과 부서가 보유한 지식과 정보 공유와 활용이 활성화

4) 생산성 향상

- 자료 작성수집전달분석저장검색 관련 업무량 감소
  - 이로 인해 생산성 향상

5) 업무 재구성 가능

- 업무 재구성(Business Process Reengineering) 가능
  - Business Reengineering

표 9-7 병원시스템의 구성 및 도입 효과

병원시스템의 구성	병원정보시스템 도입 효과
• 환자관리시스템 • 일반관리시스템 – 인사정보시스템/재무정보시스템 – 마케팅정보시스템 – 물류(구매) 정보시스템	• 의사결정 가능 • 업무조정 및 협력 용이 • 지식 및 정보 공유 활성화 • 생산성 향상 • 업무 재구성 가능

7 최고경영자정보시스템(Executive Information System, EIS)

7.1 최고경영자정보시스템(EIS)의 개념

- 최고경영자정보시스템은 조직내 최고 경영진의 요구사항을 만족시킴
  - 조직의 정보를 중역에게 제공하는 시스템
  - 경영진에게 외부자원뿐만 아니라 내부로부터 필요한 모든 정보들을 제공
  - ☞ 병원정보시스템의 발전 과정 중 상위 단계
    - 전문가 시스템

7.2 최고경영자정보시스템의 목적

- 최고경영자가 경영의 관리적 계획, 감독 및 분석을 증진하는데 목적
  - 정보를 제공하기 위해 설계된 데이터 지향시스템(Data-Oriented System)

7.3 최고경영자정보시스템의 기능

- 기업경영의 위험요소를 예측하여 사전에 통보해 주는 기능
- 고객, 경쟁사, 시장의 변화 및 돌발상황의 정보제공 기능
- 사업부서별 실적의 경영현황 및 평가 근거자료 제공기능 등 포함

7.4 EIS 시스템 구축시 고려해야 할 핵심 요소

- 경영진의 확고한 의지와 관심

표 9-8 최고경영자정보시스템(EIS)의 목적 및 기능

EIS의 목적	EIS의 기능
• 최고경영자가 경영의 관리적 계획 – 감독 및 분석을 증진하는데 목적 • 정보를 제공하기 위해 설계 – 데이터 지향시스템	• 기업경영의 위험요소를 예측 – 사전에 통보해 주는 기능 • 고객, 경쟁사, 시장의 변화 • 돌발상황의 정보제공 기능 • 사업부서별 실적의 경영현황 • 평가 근거자료 제공기능 등

중요 약어

◑ OCS (Order Communication System)
- 처방전달시스템

◑ COM (Computer Organized Management)
- 의료정보관리체계의 일종

◑ CAR (Computer Assisted Retrieval)
- 의료정보관리체계의 일종
- 보건의료정보관리(의무기록) 업무 중 Microfilm research에 유용

◑ TPS (Transaction Processing System)
- 업무 전산화
- 업무를 단순히 기계적으로 처리하는 체계

◑ DBMS (Data base Management System)
- Data base를 정의
- 새로 구축하며 변경 사항의 수정 및 통제 기능을 수행하는 소프트웨어

예상문제

1. OCS에 대한 내용으로 옳은 것은?

① 환자의 진단을 총괄적으로 관리하는 system
② 환자 진료비를 총괄적으로 관리하는 system
③ 환자의 통계 생성을 총괄적으로 관리하는 system
④ 환자 치료와 검사의 생성되는 다양한 지시 내용을 전달관리하는 system

2. OCS 실시와 관련성이 적은 부서로 옳은 것은?

① 수술실　② 회의실
③ 약제과　④ 방사선촬영실

3. OCS의 궁극적 목표에 해당되지 않는 것은?

① 환자대기시간 단축　② 진료지시의 신속한 전달
③ 의료진의 업무의 일관성　④ 의료진의 기록 감소

4. 다수 사용자의 동시 접근과 신속한 처리 속도가 특징인 computer system은?

① client server system
② disk server system
③ data base management system
④ file server system

5. 업무를 전산화하여 자료처리시 실시간 처리되지 않아도 되는 업무는?

① 병실관리업무　② 인사관리업무
③ 예약관리업무　④ 주사실 업무

6. 병원정보시스템(HIS)의 구조에 해당되지 않는 것은?

① OA　② OCS
③ Tele-medicine　④ 영상정보

정답 1. ④ 2. ② 3. ③ 4. ① 5. ② 6. ③

예상문제

7. 프리드만과 마틴이 제안한 병원정보시스템의 기능적 구성요소가 아닌 것은?

① 부서관리　② 보건의료정보관리(의무기록)
③ 주변기능　④ 임상지원

8. OCS를 기능적으로 분류할 경우 해당되지 않는 것은?

① 의료정보　② 진료
③ 진료지원　④ 원무행정

9. 국내 병원정보시스템과 관련된 시대적 상황으로 옳지 않은 것은?

① 1999년 : OCS 환경　② 1989년 : 전국민의료보험
③ 1978년 : 의료보험 도입　④ 1998년 : 의약 분업

10. 의료영상정보시스템에 해당되지 않는 것은?

① 보건의료정보관리(의무기록)　② PACS
③ Tele-medicine　④ 전자결재

11. OCS의 진료지원 기능에 해당되지 않는 것은?

① 수술실　② 응급실
③ 보건의료정보관리(의무기록)　④ 기타 검사

12. 임상병리 업무 중 검사상 오차 수정하는 과정은?

① 검체 채취　② 검사의뢰
③ 결과검증　④ 정도관리

13. 병원정보시스템에서 사용하는 데이터베이스관리시스템(DBMS)으로 옳은 것은?

① COBOL　② UNIX
③ TUXEDO　④ ORACLE

정답 7. ③ 8. ① 9. ④ 10. ④ 11. ② 12. ④ 13. ④

예상문제

14. 임상병리과의 검사진행순서 중 정도관리가 필요한 시점은?

① 결과보고 ② 의뢰
③ 검체채취 ④ 검사

15. 병원정보시스템의 GUI 환경 구축이 주는 가장 큰 의미는?

① 사용 편리 ② 구축비용 절약
③ 네트워크 확대 ④ 자료 증대

16. 경영정보시스템 발전단계 중 가장 마지막 단계는?

① 경영정보시스템 ② 전략정보시스템
③ 거래처리시스템 ④ 의사결정지원시스템

17. 경영관점에서 본 정보시스템의 구성요소가 아닌 것은?

① 정보 ② 정보보완
③ 업무방식 ④ 조직구성원

18. 병원경영정보시스템 중 일반관리시스템에 해당되지 않는 것은?

① 전략정보시스템
② 마케팅정보시스템
③ 인사정보시스템
④ 재무정보시스템

19. 임상병리과의 자동분석장비에서 나오는 데이터 컴퓨터 전달시 사용되는 프로토콜 중 가장 보편적인 것은?

① COM ② LIS
③ RS-232S ④ ATC

정답 14. ① 15. ① 16. ② 17. ② 18. ① 19. ③

예상문제

20. 임상병리정보시스템에서 처방전달 과정으로 괄호안의 내용으로 옳은 것은?

> * 검체채취 → 검사접수 → (　　　　) → 정도관리 → 결과처리

① 검사실시　　② 검사의뢰
③ 결과검증　　④ 검사예약

정답 20. ①

제**10**장

보건의료정보 표준화

Health care Information Standardization

- ▶ 보건의료정보 표준화 개요
- ▶ HL7
- ▶ ASTM
- ▶ 의료영상정보의 표준화(DICOM)
- ▶ 퇴원환자자료세트(UHDDS)

제 10 장

보건의료정보 표준화

Health care Information Standardization

1 보건의료정보 표준화 개요

1.1 보건의료정보 표준화의 필요성

- 보건의료정보 표준화는 정보의 교환과 공유를 통해 재원의 낭비를 막음
  - 효율을 극대화시키는데 필요
- 보건의료정보망의 효율적 구축과 적용 위한 의료정보 표준안 확립 필요
- 국제표준화기구(ISO)에서 이를 전담하는 전문기술위원회를 구성
  - 1999년부터 보건의료정보의 국제표준 제정 및 출판을 추진

1.2 보건의료정보표준의 4가지 형태

1) 특수목적형 표준(Ad hoc standard)

- 임상검사정보시스템 개발과 같이 특정분야의 관심이 있는 전문가 집단
  - 개발의 편이를 위해 표준안을 개발하여 상호동의에 의해 사용하는 경우

2) 산업형 표준(De facto standard)

- 마이크로소프트의 윈도우즈제품처럼 사회 전반에 이미 널리 보급된 경우
  - 이를 표준으로 인정하는 경우(=시장형 표준)

3) 정부주도형 표준(Government-mandate standard)

- 미국의 보건의료예산관리처와 같은 정보기관에서 개발
  - 보급하는 보험청구 표준과 같은 경우

4) 사용자 동의형 표준(Consensus standard)

- 정보사용자 및 산업 관련자들의 자발적 참여에 의해 개발된 개방형 표준
- 대부분의 보건의료정보 표준의 개발방식임
  예) HL7

1.3 국제 보건의료정보표준화 기술위원회(ISO TC 215 Health Informatics)

1) 보건의료정보 표준 위원회

- ISO 산하 188여 개 기술위원회(Technical Committee, TC)의 일종
  - 보건의료정보 표준을 정하는 위원회

2) 목표

- 시장의 세계화, 보건의료정보의 지역 내 및 세계화 공유 활성화
  - 보건의료정보산업 활성화 촉진
- 독립된 보건의료정보 시스템간에 상호 호환성과 교환성 목표

3) 표준화 작업 지원

- 통계를 비교할 수 있도록 자료의 호환성 보장
  - 중복된 노력과 반복작업 감소하기 위한 목적
  - 보건의료정보 분야와 보건의료통신기술 분야의 표준화 작업 지원

1.4 보건의료정보표준화 전문분과위원회(ISO TC215 Working Group)

1) WG 1 Health Records and Modeling Coordination

- 건강 및 보건의료서비스를 제공하는 과정과 관련된 정보를 위탁 관리함
  - 필요한 표준을 개발하며 서비스가 제공되는 환경과 기술
  - 이에 상관없이 독립적인 보건의료의 기록에 관한 표준을 취급

2) WG 2 Messaging and Communication

- 메시지 전달과 자료교환의 통신표준을 다루고 있음
  - 세부사항으로 교환의 기능적 목적과 교환이 일어나야 하는 사항

– 메시지 통신의 개념과 추상적 정의 및 개념표현의 필수적인 자료요소
– 한 개 이상 구문 또는 통신 방법에서 교환을 실행하는 형태를 표준화함

3) WG 3 Health Concept Representation

• 건강개념을 표현하는 표준을 개발하며 메타용어체계를 포함하는 표준
  – 전문용어와 관련 시스템의 구조 개발, 기능구현, 분산 평가
  – 용어와 관련체계의 활용 등을 개발하고 채택

4) WG 4 Security

• 보건의료정보의 신뢰성, 가용성, 무결성 등
• – 보호증진시키기 위한 기술적 측면
• 사용자의 책임, 보건의료분야에서 보안 관리를 위한 지침의 표준을 정의
  – 그 실행 방법의 표준을 작성

5) WG 5 Health Cards

• ISO/IEC 7810에 정의된 영역을 포함하는 물리적 특성을 준수하는 기계
  – 판독 가능한 카드의 보건의료분야 활용에 필요한 표준을 생성

1.5 국내표준화 동향

1) 국내 보건의료정보표준화위원회

• ISO/TC 215 국내 대응전문가조직으로 지식경제부 산하 기술표준원
  – 관장하고 있는 약 30여개의 표준위원회 중 하나
• 기술표준원의 보건의료정보에 관한 전문가 자문기관

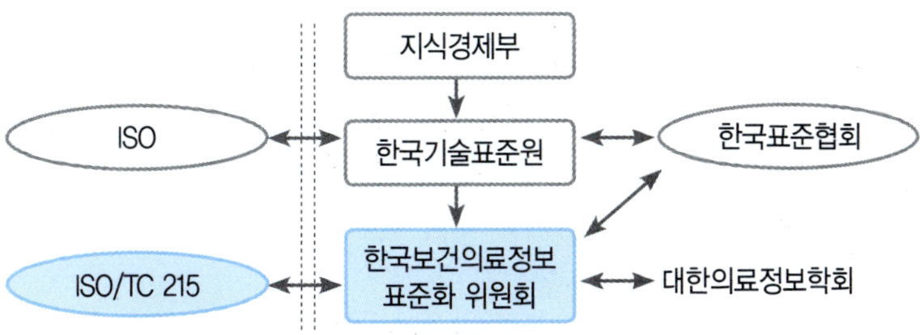

그림 10-1 한국 보건의료정보표준화위원회 조직 및 운영

2) 국내 표준화 현황 및 문제점

(1) 국내 표준 미정착

- 국내 보건의료정보분야 표준이 전무하여 국제 표준으로 제안할 국내 표준
  - 정착되어 있지 않으므로 국내 보건의료산업분야의 세계 시장 진출
  - 국제경쟁력의 커다란 저해요소로 작용하고 있음

(2) 표준안 없이 개발 및 보급

- 국내 의료정보시스템 대부분은 표준안 없이 개발 및 보급이 진행되고 있음
  - 불필요한 혼란이 예상되고 있음

(3) 연구지원 임시방편적 진행

- 보건의료 정책 입안자의 표준화에 대한 관심 부족, 연구지원
  - 임시방편적으로 진행되고 있어 국가적인 보건의료정보 표준화 사업
  - 일관성을 저해하여 비효율성을 야기하고 있음

(4) 표준화 활동 및 협조체제 유지 및 확대

- 미국, 유럽지역의 표준화는 물론 아시아 지역 보건의료정보 표준화 활동
  - 협조체제를 지속적으로 유지, 확대하여야 할 것임

중요 내용

◐ 국내 보건의료정보 표준화 현황
- 보건의료 정책 입안자의 표준화 관심 부족
- 국내 보건의료정보분야 표준 전무한 상태
- 연구지원이 임시방편적으로 진행

◐ 국내 보건의료정보
- 국제표준화기구에서 전문기술위원회 구성하여 운영
- 보건의료정보망 적용을 위한 의료정보 표준안 확립 필요
- 보건의료정보 표준화는 정보교환 통해 효율의 극대화에 필요

◐ 국내 보건의료정보
- 정보사용자의 자발적 참여
  - 개방형 표준의 보건의료정보 표준화 형태

◐ 국내 보건의료정보
- 통계 비교가능한 자료 호환성 보장
- 보건의료정보시스템 간의 상호 호환성
- 보건의료정보의 세계적 공유 활성화

◐ 국내 보건의료정보
- HL7 구조 중 필드들의 논리적 집합

2 HL7(Health Level Seven)

- 1987년 미국의 펜실베니아 대학에서 보건의료기관 및 관련 단체들
  - 자생적 공감대를 바탕으로 보건의료정보의 전자적 교환을 위한 표준 설계
  - 이를 도모하기 위하여 HL7이라는 이름의 단체를 설립하였음

2.1 정보시스템 통합의 필요성

1) 정보교환의 필요성

- 타 분야에서와 마찬가지로 의료분야에서도 비용 절감 및 의료서비스의 질
  - 향상을 위하여 다른 정보시스템들과 기능적으로 연계되어야 함
  - 정보교환이 가능해야 함

2) Legacy System의 문제점

- 다양하고 복잡한 의사소통 관계가 형성됨
  - 각 관계마다 별도의 인터페이스가 요구됨

  예) • 5개의 시스템이 있다면 20개의 서로 다른 인터페이스가 필요함

  ☞ N개 시스템간 인터페이스의 수 = N(N−1)

3) 정보시스템 통합의 기본전제

- 의료기관은 수행하는 업무에 따라 조직화되어 있음
  - 의료기관내 정보시스템 업무를 수행함에 문제없이 작동되어야 함
  - 무제한적인 데이터와 정보의 교환이 가능한 신기술의 네트웍이 필요함

2.2 정보전송 구조화의 필수요소

- 개별 항목이 전송되어지는 순서 또는 태그
- 개별 항목의 구별을 위한 구분문자
- 개별 항목의 형식 예) 날짜 표기법(구문, 문법)
- 개별항목의 의미 예) 첫째 항목은 이름(어의)

2.3 HL7의 개념

1) HL7의 의미

- 보건의료정보시스템간 정보의 전자적 교환을 위한 국제수준
  - 유일한 사실표준
- ISO/OSI 모델의 7계층에 상응하는 응용표준
- 1994년 ANSI(미국국립표준연구소)가 인증한 표준개발기구(SDO)
- 전 세계에서 가장 널리 사용되는 의료정보분야의 전송표준
- 국가, 지역, 의료기관의 모든 요구사항을 충족
- 의료기관 종사자, 정보개발자 등 관련자들이 공동으로 참여
  - 개발한 개방형 표준
- ISO TC 215 등 국제 표준화 기구와의 긴밀한 협조체제 유지
  - 사실상의 국제 표준
- 보건의료환경의 분야 및 정보기술의 변화에 따른 진화적 표준화 추진

2) HL7의 특성 및 목표

- 형식 및 프로토콜
  - 보건의료정보시스템간 의료정보의 교환에 적합하도록 설계됨
- 형식의 표준화와 이를 통한 인터페이스의 단일화 꾀함
- 통신의 효율성을 향상시킬 수 있음
- 인터페이스 조정 협상시
  - 이해 당사자간 대화를 위한 안내자로서의 역할 수행
- 인터페이스 수의 최소화 도모
- 국제 표준으로서의 위상 확보

3) HL7 도입시의 장점

- 인터페이스 구축시 노력 경감
- 보건의료전문가에게 생산적 환경 제공
- 효율성 및 융통성 제고
- 의료정보시스템의 유지보수 용이

4) HL7의 효과

- 의료기관간 정보공유
- 의료기관 정보 활용의 효율성 제고

5) HL7 프로토콜의 개념 및 구조

(1) HL7 프로토콜의 개념

- HL7에서는 다음 3가지를 대상으로 명세화하고 있음

① 메시지 구조

- 메시지의 추상적 정의(Abstract Message Definition)

② 코딩 규칙(Encoding Rules)

- 전송을 위한 메시지의 표현

③ 트리거 이벤트(Trigger events)

- 메시지를 촉발하는 어플리케이션 이벤트
  - 실세계에서의 이벤트는 두 시스템간 정보의 교환을 촉발시킴

(2) HL7의 구조

① 메시지(Message)

- 데이터 전송의 가장 작은 단위, Segment들로 구성됨
- 메시지는 메시지 헤더 세그먼트(MSH)로 시작함

- 메시지 타입과 트리거 이벤트로 메시지와 메시지를 구별함
- 메시지 타입과 트리거 이벤트로 일대다(one-to-many) 관계가 성립됨
- "Z"로 시작하는 모든 메시지 타입과 트리거 이벤트 코드
  - 각 지역의 특수성에 맞도록 사용자 정의 메시지로 사용됨

  예) 환자의 입원 정보를 전송하는 메시지의 경우
    - 메시지 타입 ADT와 트리거 이벤트 A01의 조합
      → ADT^A01로 확인 가능

② 세그먼트(Segments, 부분)

- 세그먼트는 정해진 순서가 있는 필드들의 논리적 집합
  - 필수 세그먼트, 선택적 세그먼트가 있음
  - 모든 세그먼트에는 주어진 이름이 존재함
  - 세그먼트는 세그먼트 ID라고 하는 처음 세글자에 의해 식별 가능
  - 세그먼트는 세그먼트 구분자 〈CR〉에 의해 나누어짐
  - "Z"로 시작하는 모든 세그먼트 ID 코드는 사용자 정의 세그먼트로 사용

③ 필드(Fields)

㉠ 필드의 의미

- 메시지의 실제 내용은 세그먼트의 필드에서 표현됨
- 필드는 콤포넌트들의 집합이며 콤포넌트는 다시 서브콤포넌트로 구성

☞ 필드는 자료처리의 최소단위, 항목이라고 하며 문자나 워드로 구성
  - field → record → file → 데이터베이스

  예) field의 예 : 학번, 성명, 학과 등

㉡ 필드의 특성

- 필드의 길이는 다양하며 필드 구분자에 의해 구별
- 각 필드는 String, Text, Numeric, Date, Time 등 자료형으로 정의
- Null 값은 ""로 보낼 수 있음
  - 이는 선택필드에서 값을 제외하는 것과 구별

표 10-1 메시지 구분자(Message Delimeters)

구분자 종류	값	위치	용도
세그먼트 구분자	〈cr〉	–	• 세그먼트의 종류를 알림 • 이 값은 임의로 변경할 수 없음
필드 구분자	|	–	• 세그먼트 내 인접한 두 필드를 구분시 사용 • 각 세그먼트의 첫 번째 데이터 필드 – 이것과 세그먼트 ID 구분시 사용
콤포넌트 구분자	^	1	• 데이터 필드 인접한 콤포넌트 구분시 사용
서브콤포넌트 구분자	&	4	• 데이터 필드 인접한 서브콤포넌트 구분 시 사용 • 서브콤포넌트가 없는 경우 삭제해도 무방
반복 구분자	~	2	• 하나의 필드에서 같은 내용을 반복할 때 사용
탈출문자	\	3	• ST, TX, FT 자료형으로 표현되는 필드 – ED 자료형의 데이터 콤포넌트에서 사용

3 ASTM(American Society for Testing and Materials)

3.1 ASTM의 의미

- 1898년 발족된 미국에서 조직된 표준화 기구
- 134개 분야에 표준화 위원회 두고 있는 단체
- 전자의무기록을 발전시키기 위한 표준화 기구

3.2 ASTM의 전자의무기록 표준화 항목

- 투약내용, 신체검진, 문제목록

3.3 HL7

- ASTM의 한 부분으로 의료정보 교환 표준안
- 미국 펜실베니아대학에서 보건의료정보 전자교환 표준
  – 설계 설립단체

3.4 E1384

- ASTM의 의료정보 관련 표준안 중
  - CPR로 가기 위한 논리적인 구조와 내용의 표준을 제시

중요 내용

◑ ASTM / HL7
- 전자의무기록을 발전시키기 위한 표준화 기구

◑ ASTM
- 1898년 발족된 미국에서 조직된 표준화 기구
- 134개 분야에 표준화 위원회 두고 있는 단체

◑ ASTM의 전자의무기록 표준화 항목
- 투약내용 / 신체검진 / 문제목록

◑ HL7
- ASTM의 한 부분으로 의료정보 교환 표준안
- 국제적인 데이터 전송 표준안
- 미국 펜실베니아대학에서 보건의료정보 전자교환 표준
  - 설계 설립단체

◑ E1384
- ASTM의 의료정보 관련 표준안 중
  - CPR로 가기 위한 논리적인 구조와 내용의 표준을 제시

4 의료영상정보의 표준화(DICOM) (Digital Image Communication in Medicine)

4.1 DICOM의 개념

- 1983년 공동으로 결성한 ACR-NEMA Committee
  - ACR(American College of Radiology)과 NEMA(National Electrical Manufacturing Association)
  - 의료 영상과 관련 정보의 통신을 위해 만든 의료 영상의 저장과 전송
  - 이에 관한 표준안
- PACS(Picture Archiving and Communication System)의 경우
  - DICOM 3.0을 이용하여 화상정보를 병원 네트웍 진료환경

– 여기서 실시간 공유 목적
– 이는 병원정보 통합과 발전에 크게 기여 예상

4.2 DICOM의 필요성

- 병원 내에 존재하는 DICOM 지원 장비들간의 연결 용이
  – 원격지와의 통신을 가능하게 함
- 네트워크 구성 방식도 표준방식을 따르고 있어 병원 내부간의 연결
  – 원격 진료소간의 통신, 원격 진단 시스템에 이르기까지
  – 모든 의료 영상 관련 시스템에 DICOM 표준의 적용 가능

4.3 DICOM 동향

- CT, MR, US, CR, NM을 비롯
  – 각종 디지털 영상 장비가 만들어 낸 영상 정보를 전송
- 환자의 검사(study) 정보들에 대한 질의(query), 검색(retrieve)
- 네트워크에 연결된 영상 출력 장비(hardcopy devices)와의 정보 교환
- CD(Compact Disk)와 같은 디지털 기록 매체를 이용한 영상 정보 교환
- 병원정보시스템(Hospital Information System, HIS)
  – 방사선과 정보시스템(Radiology Information System, RIS)과 연계
  – 환자 정보, 예약 정보, 검사 정보, 결과 정보를 통합하는 방안

4.4 DICOM 역사

1) 1980년대

- 1983년
  – ACR(American College of Radiology)과 NEMA(National Electrical Manufactures Association) joint
- 1985년 : ACR–NAMA
- 1988년 : ACR–NAMA 300–1988 standard published

2) 1990년대

- 1991년 : DICOM 3.0 standard(Part 1–8)
- 1992년 : Demonstration of Part 8 in InfoRad
- 1993년 : DICOM 3.0 standard (Additional part 9–14)

3) 2000년 이후

- DICOM 3.0 standard Part 1–15
- 69 Supplements + 275 correction proposal(CP)

표 10-2 DICOM의 발전과정

년도	발전과정
1983	• ACR와 NEMA 결합(joint)
1985	• ACR–NAMA
1988	• ACR–NAMA 300–1988 standard published
1991	• DICOM 3.0 standard(Part 1–8)
1992	• Demonstration of Part 8 in InfoRad
1993	• DICOM 3.0 standard (Additional part 9–14)
2000–	• DICOM 3.0 standard Part 1–15 • 69 Supplements + 275 correction proposal(CP)

5 퇴원환자자료세트(UHDDS) Uniform Hospital Discharge Data Set

5.1 한국의 퇴원환자자료세트 항목(KUHDDS)

- 한국에서 개발한 퇴원환자자료세트 항목
  - 주된병태, 기타진단, 입원퇴일
  - 병원고유번호, 지불유형
  - 퇴원 후 향방, 진료비 총액

5.2 한국형 표준안 추진사항

- 퇴원환자 자료세트 수집의 한국형 표준안 추진 사항
  - 표준화 기구의 설립
  - 한국형 보건자료 사전 발간 및 보급
  - 임상검사 정보에 대한 표준화 추진
  - 제정된 표준안에 대한 홍보 및 활용 장려

5.3 퇴원환자자료관련 사항

1) 퇴원환자자료세트(UHDDS)의 개념

- 미국에서 퇴원환자의 일관된 정보 수집을 목적
- 1974년부터 사용하고 있는 data set

2) National Practitioner Data Bank

- 미국에서 환자 자료세트로 의사별 의료 과오 및 처리 내용의 자료 수집

3) 퇴원정보요약

- 다양한 형태의 진료 정보와 통계를 얻고자 할 때 가장 유용

표 10-3 한국 및 미국 퇴원환자자료세트 항목

한국 퇴원환자자료세트 항목(KUHDDS)	퇴원환자자료세트 항목(UHDDS)
• 항목 – 주된병태 / 기타진단 / 입원퇴일 – 병원고유번호 / 지불유형 – 퇴원 후 향방 / 진료비 총액	• 목적 – 미국에서 퇴원환자의 일관된 정보수집 – 1974년부터 사용하고 있는 data set

중요 내용

◐ **의료정보의 표준화 부문**
- 의료용어 / 의료장비
- 정보교환방식 / 진료기록의 서식 및 형식

◐ **국제적인 데이터 전송 표준안**
- HL7 / DICOM

◐ **DICOM**
- 의료 영상 장치간의 의료 영상과 정보를 전송하는 업계 표준 전송규약
- ACR-NEMA Committee에서 의료영상관련 정보통신 위해 만듬
  - 영상 저장과 전송의 표준안

◐ **퇴원환자 자료세트 수집의 한국형 표준안 위한 추진사항**
- 표준화기구 설립
- 제정된 표준안 홍보
- 한국형 보건자료 사전 보급

◐ **전자의무기록의 정보 입력 지원 방안**
- 음식인식기술의 적용
- 구조화된 입력 방식 적용
- 표준화된 의료용어체계의 도입

예상문제

1. 미국에서 1898년에 조직된 표준화 기구로 옳은 것은?

① TMR ② CPR
③ RMRS ④ ASTM

2. ASTM 의료정보관련 표준안 중 CPR 위한 논리적 구조의 표준을 제시하는 곳은?

① E1384 ② HL7
③ LTCDS ④ E1238

3. ASTM의 한 부분으로 의료정보 교환 표준안으로 옳은 것은?

① CPR ② EMR
③ HL7 ④ UHDDS

4. 미국에서 퇴원환자의 일관된 정보수집 위해 1974년부터 사용되는 data set는?

① National Hospital Discharge Data Set
② Uniform Hospital Discharge Data Set
③ Hospital Discharge Data Set
④ Uniform Ambulatory Care Data Set

5. 한국에서 개발한 퇴원환자자료세트(KUHDDS)의 항목으로 옳지 않은 것은?

① 주된 병태 ② 입퇴원일
③ 암 초진장소 ④ 퇴원 후 향방

6. ASTM의 전자의무기록 표준화를 위한 항목으로 옳지 않은 것은?

① 투약기간 ② 투약내용
③ 신체검진 ④ 문제목록

정답 1. ④ 2. ① 3. ③ 4. ② 5. ④ 6. ①

예상문제

7. 퇴원환자 자료세트 수집의 한국형 표준안 위해 추진해야 할 것이 아닌 것은?

① 표준화 기구 설립
② 임상검사 정보비용 추진
③ 한국형 보건자료 사전 보급
④ 제정된 표준안의 홍보

8. 정보사용자의 자발적인 참여로 개방형 표준의 보건의료정보 표준화 형태는?

① 산업형 표준
② 특수목적형 표준
③ 사용자 동의형 표준
④ 정부주도형 표준

9. 국내 보건의료정보 표준화 현황으로 옳지 않은 것은?

① 미국 지역만 보건의료정보 표준화 활동 지속
② 보건의료 정책 입안자의 표준화의 관심 부족
③ 국내 보건의료정보분야 표준이 전무한 상태
④ 연구지원이 임시방편적으로 진행되고 있음

10. 미국 펜실베니아대학에서 보건의료정보 전자교환 표준 설계 위해 설립한 단체는?

① ISO ② HIPAA ③ DICOM ④ HL7

11. ISO/TC 215의 표준화작업으로 옳지 않은 것은?

① 통계 비교가능한 자료 호환성 보장
② 보건의료정보시스템 간의 상호 호환성
③ 보건의료정보의 세계적 공유 활성화
④ 보건의료정보의 임상실무 표준화 목표

정답 7. ② 8. ③ 9. ① 10. ④ 11. ④

예상문제

12. **의료 영상 장치간의 영상과 정보를 전송하는 업계 표준 전송규약은?**

① DICOM　② PACS
③ HL7　④ XML

13. **국제적인 데이터 전송 표준안으로 짝지워진 것은?**

① HL7–UMLS
② HL7–DICOM
③ HL7–SYBASE
④ UMLS–DICOM

14. **전자의무기록의 정보입력 지원방안으로 옳지 않은 것은?**

① 음성인식기술 적용
② 구조화된 입력 방식 적용
③ 표준화된 의료용어체계 도입
④ 전자의무기록 전문입력자 지원

15. **보건의료정보표준화의 필요성으로 옳지 않은 것은?**

① 국제표준화기구에서 전문기술위원회 구성하여 운영
② 보건의료정보 표준화를 수행하기 위해 최대한 재원 지원
③ 보건의료정보망 적용을 위한 의료정보 표준안 확립 필요
④ 보건의료정보표준화는 정보교환 통해 효율의 극대화에 필요

16. **ACR–NEMA Committee에서 의료영상과 관련 정보 통신 위해 만든 영상 저장과 전송의 표준안은?**

① ASTM　② ANS
③ DICOM　④ ISO

정답　12. ①　13. ②　14. ④　15. ②　16. ③

예상문제

17. HL7 메시지 구분자 중 데이터 필드의 인접한 서브콤포넌트를 구분할 때 사용되는 것은?

① &　　② 〈cr〉　　③ ＼　　④ |

18. HL7 구조 중 정해진 순서가 있는 필드들의 논리적 집합은?

① 필드(Fields)　　② 이벤트(Events)
③ 메시지(Message)　　④ 세그먼트(Segments)

정답 17. ① 18. ④

제11장

의료영상저장 전송 시스템(PACS)

Picture Archiving and Communication System

- ▶ PACS의 개념
- ▶ PACS 도입시 기대효과
- ▶ PACS의 구성요소
- ▶ PACS의 발전 과정
- ▶ 의학영상시스템
- ▶ 의료계측

제 11 장

의료영상저장 전송시스템(PACS)

Picture Archiving and Communication System

1 PACS의 개념

1.1 PACS의 정의

- PACS는 환자의 의학영상 기록을 저장, 관리 및 전송하는 정보시스템
- 각종 의료영상 촬영장치로 촬영한 의료 영상들을 디지털화함
  - 하드디스크와 같은 저장매체에 저장, Network를 통해 각 단말기로 전송
  - 진찰실, 병동 등에 PC가 있는 곳이면 어디든지 실시간
  - 환자의 영상을 조회할 수 있는 시스템

1.2 PACS의 구체적 의미

1) Picture(영상)

- 의료기관에서 발생하는 모든 의료 영상 즉 임상에서 사용하는 영상
- 과거 : CT, 초음파 및 핵의학 검사 등의 영상의학과의 정지 영상
- 최근 : – 심혈관에서 사용되는 동영상, 방사선 치료계획 영상, 내시경 검사
  – 관절경 검사, 조직병리 검사, 안저 검사 등

2) Archiving(저장)

(1) Archiving의 개념

- Archiving은 의료 영상들을 디지털 상태로 받아 컴퓨터에 저장하는 것
  - Archiving과 Backup이 있음

- 저장장치는 조회빈도와 저장기간에 따른 구분
  - 단장기, 저장장치
- 장기저장장치
  - 광디스크, 디지털 테이프, DVD 쥬크박스(Juke Box) 사용
- Archiving과 Backup은 동일한 저장장치 사용
  - 외견상 분별은 안되나 소프트웨어적으로 업무 흐름과 기술적 차이

(2) Archiving과 Backup의 차이점

① Archiving

- 의료영상이 발생이 발생되면 소프트웨어적으로 자동으로 데이터베이스
  - 이를 갖고 장기저장장치에 차례로 저장
- 의료진이 필요할 경우 조회를 원하면 중간에 인위적 조작 필요없음
  - 자동으로 단기저장장치나 Workstation으로 옮겨와 조회

② Backup

- 기술자나 관리자가 일정기간이 되어 쌓인 영상들
  - 한번에 모아서 장기저장장치로 복제
- Backup을 사용할 경우는 일정기간 이전의 영상들
  - 의료진이 Workstation에서 자동으로 조회할 수 없음
  - 중간에 기술자나 관리자가 Backup 저장된 영상들 찾음
  - 미리 단기저장장치나 Workstation에 옮겨 주어야 함
  - 신속한 시간내 자동처리가 불가능

3) Communications(전송)

(1) 전송의 의미

- 전송은 의료영상의 Network적인 Data 상호전송 및 수신 의미
  - 의료영상에서 DICOM을 지원하는 통신 프로토콜을 준수해야 함
- 1991년 네트워크 개념을 추가시켜 Version 3.0(3차 표준안)

– DICOM이 발표되어 현재 이 표준안을 채택한 PACS, Tele Radiology
– 시스템이 보편화됨

(2) DICOM 지원하지 않는 영상 장비들

- 컴퓨터, Video Capture Card, Network Card
- DICOM 전환 S/W로 구성된 DICOM Gateway
  – Secondary Capture, Digital Gateway 또는 Film Digitizer
  – 이를 통해 영상자료 전송

(3) 관련용어 해석

① Secondary Capture

- 초음파와 같은 Video Signal 출력을 디지털 데이터로 전환

② Digital Gateway

- 장비의 컴퓨터에 저장되어 있는 데이터의 디지털화

③ Film Digitizer

- 일종의 성능 좋은 스캐너

④ DICOM(digital imaging and communication in medicine)

- 지원하는 통신 프로토콜 준수

4) System(시스템)

- PACS는 의료장비와 같이 하드웨어 장비들
  – 네트워크로 연결한 제품군이 아님
  – 소프트웨어와 서비스, 인터페이스, 프로젝트 관리 등을 요구하는 시스템
- 컴퓨터 하드웨어, 소프트웨어, 네트워으로 구성
- 장비와 제품을 병원 실정에 맞게 구성 목적
  – 시스템 설계와 설치 계획이 필요하고 프로젝트 운영 팀과 관리자 필요

1.3 PACS의 필요성

1) PACS의 특징

- 의학영상의 보관, 검색, 영상신호처리가 상당히 용의
- 대용량의 서버 및 초고속 전산망이 필요 : 비용 문제
- ACR-NEMA DICOM이 표준

2) PACS의 필요성

- 필름관리 문제, 공간부족 문제
- 필름 및 소모품 비용
- 진료의 질적 향상
  - 대기시간, 화상처리기법 등

표 11-1 PACS의 특징 및 필요성

PACS의 특징	PACS의 필요성
• 의학영상의 보관/검색/영상신호처리 – 매우 용의 • 대용량 서버 및 초고속 전산망 필요 – 비용 문제 • ACR/NEMA DICOM이 표준	• 필름관리 문제 • 공간부족 문제 • 필름 및 소모품 비용 • 진료의 질적 향상 – 대기시간, 화상처리기법 등

2 PACS 도입시 기대효과

2.1 비용절감측면

1) 직간접 비용절감

- 필름 구매 원가와 함께 필름 봉투 제작비, 라벨 제작비
  - 현상정착액 구매비용, 폐액 처리비용 등이 절감
- 기존 필름 시스템을 중고 장비로 매도하여 수익 발생가능
- 필름 분실에 따른 재촬영술 감소, 연구 활성화

2) 직간접 비용절감의 예

- 필름과 현상정착액 비용
- 인건비 절약
- 필름 보관 및 관리비용
- 재촬영 비용 절감
- 레이저 필름 현상기와 영상 저장 장치 비용 절감

2.2 생산성 향상측면

1) 직간접 생산성 향상

- 병상 및 외래 회전율 증가, 1회 방문으로 처방까지 도달하는 서비스 개선
- 필름 분실에 따른 재촬영술 감소, 방사선과 검사량의 증가, 연구 활성화
- 필름 저장, 관리에 따른 공간 및 인력 감축
- 의사간호사간호조무사 필름과 관련하여 발생했던 비효율적 시간 절약

2) 직간접 생산성 향상의 예

- 양질의 영상기술 향상, 진료대기시간 단축
- 실시간 검사결과 제공, 신속 정확한 판독
- 외부 고객 만족 : 환자와 보호자
- 내부 고객 만족, 필름 분실 방지

표 11-2 PACS와 Teleradiology 기대효과

PACS의 기대효과	Teleradiology의 기대효과
• 필름과 현상정착액 비용 절감 • 인건비 절약 • 필름 보관 및 관리비용 절감 • 재촬영 비용 절감 • 레이저 필름 현상기와 영상저장장치 – 비용 절감 • 고객만족	• 지역간 의료 질적 차이를 극복 – 한 차원 높은 진료 가능 • 원격지(시골/낙도/지역) 방사선 진단 가능 • 의료진(방사선과 전문의) – 시간, 공간 제약 극복 • 응급상황 대응 • 학술목적, 특수 질병, 희귀한 질병 – 상호 의견 교환 • 의료비 지출 감소 – 불필요한 검사 및 중복검사 방지 – 과도한 의료장비 투자비용 절감

2.3 Teleradiology 효과

- 지역간 의료 질적 차이를 극복하고 한 차원 높은 진료 가능
- 원격지(시골, 낙도 지역) 방사선 진단 가능
- 의료진(방사선과 전문의)의 시간, 공간 제약 극복
- 응급상황 대응
- 학술목적, 특수 질병, 희귀한 질병에 대한 상호 의견 교환
- 의료비 지출 감소
  - 불필요한 검사 및 중복검사 방지
  - 과도한 의료장비 투자비용 절감

2.4 향후 발전 방안

1) 발전 사항

- 컴퓨터보조진단, 3차원 영상기술 활용, 연구 및 교육정보 제공

2) 병원정보시스템(HIS)과 통합 관리

- PACS 도입은 필름이 필요없는 Filmless의 구현
  - 필름 저장, 관리에 따른 공간 및 인력 감축, 시간 절약
  - 정보화 시대에 맞는 네트워크 작업으로 병원정보시스템과 연계
- – 병원의 의료영상, 임상정보, 입퇴원 정보 등을 컴퓨터 시스템화
  - 효율적으로 통합 관리 가능

3 PACS의 구성요소

3.1 영상획득(Acquisition)

- 영상획득은 의료장비로부터 의료영상을 획득하는 행위
  - 각각의 의료장비에서 추출된 영상 데이터
  - 원형 그대로 단기저장장치에 저장하는 행위

- 최근 의료장비는 의료영상을 외부로 전송
  - 이를 위해 국제 표준인 DICOM 3.0을 지원
  - DICOM 3.0이 지원하는 장비의 경우 DICOM 3.0 Module
  - 여기에서 의료영상의 추출이 가능
  - 이를 Acquisition server를 통하여 저장하게 됨

3.2 영상저장장치(Archiving)

1) 영상저장부 구성

- Cache개념 : 단기저장장치
- 중급 접근빈도 : 중기저장장치
- 영구저장 목적 : 장기저장장치

2) 저장장치의 분류

(1) 단기저장장치

- 고속/고가의 저장장치가 주로 사용
- 접근빈도가 높은 영상에 주로 사용
- 방사선과 임상과에서 판독될 가능성이 높은 영상을 저장
- 영상표시부에 고속으로 영상 전송 위해 I/O 성능에 많은 비중을 둠
- 반복적 데이터의 읽기쓰기 작업으로 Disk 파손 발생할 우려가 높음
- 데이터의 안전성을 고려하여 mirroring 저장장치로 구성

(2) 중기저장장치

- 손실 또는 무손실 압축, 중급 접근빈도

(3) 장기저장장치

- 단기저장장치에 비해 저속/저가의 장비가 많이 사용

(4) 시대적 사용 변천

- 과거
  - LTS는 대용량 데이터의 저장을 위해 광파일 Jukebox 많이 사용
- 현재
  - Disk 가격 저렴해지고 안정성이 높아짐에 따라 Disk Storage 사용

3.3 영상전송(Network)

- PACS에서 사용되는 네트워크 환경은 대량의 의료영상이미지의 전달
  - 원활하게 하기 위해 계속적으로 고성능의 네트워크 환경을 구축
- PACS의 의료영상은 Network 상에서 영상은 압축된 상태로 전송
  - Client에서 복원되어 사용되므로 Network 부하가 감소
  - 절대적인 영상의 양이 크므로 대용량 전송이 필요할 수 밖에 없음
- 현재 PACS의 Network는 Gbps급 네트워크 설치되고 있음

표 11-3 PACS의 의미와 구성요소

PACS의 의미	PACS의 구성요소
◐ PACS의 의미 • 환자의 의학 영상 기록 – 저장/관리/전송하는 정보 시스템 ◐ PACS의 구체적 의미 1) 영상(Picture) • 의료기관에서 발생 – 모든 의료영상 2) 획득(Archiving) • 의료 영상들을 디지털 상태로 받음 – 컴퓨터에 저장하는 것 • Archiving / Backup 3) 저장(Communications) • DICOM을 지원하는 통신 프로토콜 – 준수	◐ PACS의 구성요소 • 영상획득 / 영상저장 / 영상관리 • 영상전송 / 영상조회 ◐ PACS의 구성요소 내용 1) 영상획득부 • 각 Mordality로부터 의학영상획득, DICOM – 이에 표준에 따른 전송 2) 영상저장 및 관리부 • 단기저장장치 – 무손실압축, 고속/고가 저장장치 사용 – 접근빈도가 높은 영상에서 사용 • 중기저장장치 – 손실 또는 무손실 압축, 중급 접근빈도 • 장기저장장치 – 손실 또는 무손실 압축, 낮은 접근 빈도 – 저속/저가 장비

<table>
<tr>
<td>
4) 시스템(System)
• 컴퓨터 하드웨어, 소프트웨어
– 네트웍으로 구성
• 장비, 제품을 병원 실정에 맞게 구성
– 시스템 설계와 설치 계획이 필요
– 프로젝트 운영 팀과 관리자 필요
</td>
<td>
3) 통신망(network)
• 영상 데이터량을 고려
– 고속의 전송망이 요구
• 90년대 초 버스나 토큰링 방식보다
– Point–Point 방식 선호

4) 영상표시(workstation)
• 기술적 요소 : 고해상도/고휘도 모니터
– 표시기법 및 처리속도
• 인간공학적 문제
– 영상 데이터량을 고려한 고속 전송망 요구
</td>
</tr>
</table>

3.4 영상조회(Display)

- 영상조회의 구분
  - Softcopy Display인 View Station
  - Hardcopy Display인 Film/Paper Printer
- View Station
  - 판독실용 Workstation과 임상용 Workstation으로 분류

1) 판독실용 Workstation

- 고해상도의 고성능 장비로 구성
- 모니터는 기존의 필름과 같은 정밀한 영상
  - 표현하기 위해 2Kx2K 이상의 Pixel을 지원하는 고해상도 모니터 사용
- 대용량의 데이터를 처리하기 위해 장비의 Performance를 보유
- 대용량 데이터 전송을 위해 병원 네트워크의 Backbone에 연결하여 사용

2) 임상용 Workstation

- 기존의 OCS와의 병용을 위해 기존의 PC를 활용
  - 모니터는 일정크기(17inch) 이상의 해상도가 높은 제품을 부착하여 사용

3.5 영상관리(Image & Management)

1) 영상관리의 의미

- 영상관리 기능은 OCS Integration을 통해 환자의 정보
  - 이를 근거로 영상의 흐름을 결정

2) 영상관리의 기능

(1) Migration 기능

- STS(단기저장장치)에 영상이 더 이상 필요하지 않은 경우 삭제

(2) Archive 기능

- LTS(장기저장장치)로 영상을 저장

(3) Backup 기능

- Backup 저장장치로 영상을 저장

표 11-4 PACS와 영상의무기록시스템의 비교

의료영상저장 전송시스템(PACS)	영상의무기록시스템
◐ PACS의 구성요소 • 영상획득 / 영상저장 / 영상전송 • 영상조회 / 영상관리	◑ 영상의무기록시스템의 구성요소 • 기록편집 / 영상저장 / 기록색인 • 기록색인 / 검수 / 백업저장
◐ PACS의 구축절차 • 영상획득 → 영상저장 → 영상전송 → 영상조회 → 영상관리	◑ 영상의무기록시스템의 구축절차 • 기록편집 → 영상저장 → 기록색인 • 기록색인 → 검수 → 백업저장

4 PACS의 발전 과정

4.1 미국 PACS의 발전 과정

1) 1982년

- ACR-NEMA 위원회가 발족되어 이에 대한 연구 진행

– ACR–NEMA(American College of Radiology와 National Electronic Manufacturing Association)

2) 1985년

- 1차 표준안 나온 후 1988년 Version 2.0 발표

3) 1991년

(1) 시초 : 미국 MDIS 시스템 사업

- PACS
  – 미국 MDIS 시스템 사업이 시초
  – 미국 국방분야의 필요성에서 시작
- 연방의료기관을 위한 MDIS 시스템 계약
  – Loral 및 Siemens사

(2) 목표

- 국방의료편제와 연방기관
  – 적합한 임상적으로 효율적인 필름 없는 의료영상기술을 구축
- 필름없는 방사선과업무를 위한 가격효율성(cost effectiveness)
  – 질(quality)에 대한 새로운 표준 제정
- 국방의학편제에 의료영상체제를 적용

(3) 미국 구축 병원

- 미국 워싱턴주의 매디간 육군병원
  – 대형 병원급으로는 세계 최초 Full–PACS 구축
- MDIS 시스템 구축 병원
  – 오하이오주의 Wright–Patterson 공군병원
  – 텍사스주의 Brooke 육군병원
  – 아리조나주의 Luke 공군병원

4) 1992년 이후

- 네트워크 개념 추가시켜 Version 3.0(3차 표준안)인 DICOM 발표
- 현재 이 표준안을 채택한 PACS, Tele Radiology 시스템이 보편화

표 11-5 미국의 PACS 발전 과정

년도	발전 과정
1982	• ACR-NEMA 위원회가 발족되어 연구 진행
1985	• 1차 표준안 나온 후 1988년 Version 2.0 발표
1991	• PACS 시초 → 미국 MDIS 시스템 사업 – 미국 국방분야의 필요성에서 시작 – 연방의료기관을 위한 MDIS 시스템 계약 – Loral 및 Siemens사 • 미국 워싱턴주의 매디간 육군병원 – 대형 병원급으로 세계 최초 Full-PACS 구축
1992 –	• 네트워크 개념 추가시켜 Version 3.0(3차 표준안) – DICOM 발표 • 현재 이 표준안을 채택한 PACS, Tele Radiology 시스템 – 보편화

4.2 국내 PACS의 발전 과정

1) 1994년 삼성서울병원

- 병원 내 1/3 PACS 적용(Loral사)

2) 1998년 분당재생병원

- 국내 최초 병원전체 filmless hospital 구현(KCC사)

3) 1997–1998년 IMF

- 필름 값 폭등
  - PACS 도입 적극 검토

4) 1999년

- PACS에 대한 보험수가를 인정

5) 2000년

- 일산 백병원(마로테크사), 중소형병원 최초 우리들병원(메디페이스사)
  - PACS를 임상 운용

6) 2001년

- 400병상 이상의 대형병원 110개 중 27개 병원(25%)
  - 400병상 이하의 중소형병원 260개 중 39개(15%)
  - filmless PACS를 설치 운영

7) 2005년

- 2005년 국내 PACS 시장 포화 전망
- 한국 PACS 보급률 : 세계 1위

표 11-6 국내 PACS 발전 과정

년도	발전 과정
1994	• 삼성서울병원 – 병원내 1/3 PACS 적용(Loral사)
1998	• 분당재생병원 – 국내 최초 병원전체 filmless hospital 구현(KCC사)
1997–98	• IMF : 필름 값 폭등 – PACS 도입 적극 검토
1999	• PACS의 보험수가 인정
2000	• 일산 백병원(마로테크사) • 중소형병원 최초 우리들병원(메디페이스사) PACS – 임상 운용
2001	• 400병상 이상의 대형병원 110개 중 27개 병원(25%) • 400병상 이하의 중소형병원 260개 중 39개(15%) – filmless PACS를 설치 운영
2005	• 2005년 국내 PACS 시장 포화 전망 • 한국 PACS 보급률 → 세계 1위

5 의학영상시스템

5.1 의학영상시스템의 발전 과정

- 19C 말 : 뢴트겐이 X-선 발견
- 1963년 : 수학자 Cormack이 단층영상 수학적 증명
- 1972년 : G.N.Hounsfield가 X선을 이용한 전산화단층촬영술(CAT) 개발
- 1990년 이후 : X선 CT, SPECT, PET, MRI 등으로 발전

표 11-7 의학영상의 발전 과정

년도	발전 과정
19C	• 뢴트겐이 X-선 발견
1963	• 수학자 Cormack이 단층영상 수학적 증명
1972	• G.N.Hounsfield – X선을 이용한 전산화단층촬영술(CAT) 개발
1999–	• X선 CT, SPECT, PET, MRI 등으로 발전

5.2 의학영상 장치의 종류

1) X선 의학영상장비

- X-ray 촬영기, CT(computerized tomography)
- 혈관조영촬영(angiography), DR(digital radiography)
- DSA(digital subtraction angiography)
- CR(computed radiography)

2) 자기공명영상장치

- NMR/MRI, 자기공명 혈관조영술(MRA)
- 분광영상법(spectroscopic imaging)
- 기능적영상법(functional imaging)

3) 핵의학영상장치

- 감마 카메라, Anger 카메라
- 단광자방출형 단층촬영장치(SPECT)

- 양전자방출형 단층촬영장치(PET)

4) 초음파 스캐너

- A-mode, M-mode, TM-mode, B-mode, 도플러

5) 기타 영상장비

- 전자내시경, 전자 현미경, 디지털 카메라 및 캠코더 등

의학영상 장치의 종류

◐ X선 의학영상장비
- X-ray/CT/DSA
- 혈관조영촬영(angiography)
- CR(computed radiography)
- DR(digital radiography)

◐ 자기공명영상장치
- NMR/MRI/
- 자기공명 혈관조영술(MRA)
- 분광영상법 (spectroscopic imaging)
- 기능적영상법(functional imaging)

◐ 핵의학영상장치
- 감마 카메라, Anger 카메라
- 단광자방출형 단층촬영장치(SPECT)
- 양전자방출형 단층촬영장치(PET)

◐ 초음파 스캐너
- A-mode, M-mode
- TM-mode, B-mode/도플러

◐ 기타 영상장비
- 전자내시경, 전자 현미경
- 디지털 카메라 및 캠코더 등

5.3 PACS 유사개념

1) PACS 유사 개념

(1) 협의의 의미

- DIN/PACS(Digital Imaging Network/PACS)
- HIPACS(Hospital-integrated PACS)

(2) 광의의 의미

- MDIS(Medical Diagnostic Imaging Support)
- IMAC(Image Management and Communication)
- TDRS(Total Digital Radiology Service)
- IDSS(Integrated Diagnostic Support System)

- CCMI(Comprehensive Computerized Medical Imaging)

2) PACS관련 용어

- HIS : Hospital Information System 병원정보시스템
- OCS : Order Communication System 처방전달시스템
- RIS : Radiology Information System 방사선과정보시스템
- PACS : Picture Archiving and Communication System 의료영상저장전송시스템
- Tele-Radiology 원격진료방사선의학
- Telemedicine : 원격의료

중요 내용

◑ PACS 시스템
- 의학영상의 전송 및 저장시스템
- 신속한 영상정보의 전달
- 고속의 통신망이 필요

◑ PACS의 도입 효과
- 진료대기시간 단축 / 실시간 검사결과 제공
- 양질의 영상기술 향상 / 공간 및 인력 감축
- 시간 절약 / 병원정보시스템과 통합 관리

◑ PACS의 시초
- 미국 MDIS 시스템 사업이 시초
- 미국 국방분야의 필요성에서 시작

◑ 국제적인 데이터 전송 표준안
- HL7 / DICOM

◑ DICOM
- PACS 구성하는 경우
  - 데이터와 영상을 효율적으로 교환하고 전송할 수 있도록 마련
  - 표준안

◑ 비활용 의무기록 보관방법
- 마이크로필름 / 광디스크 / 컴팩트 디스크(compact disk)

◑ SQL을 사용한 데이터 검색의 기본 구조
- From / Select / Where

6 의료계측(Medical Instrumentation)

6.1 의료계측의 개념

- 도구나 장비를 통해 인체 또는 대상물로부터 필요한 정보를 추출하는 과정
- 인간의 감각기관을 통하여 직접 측정할 수 없거나 측정이 가능
  - 정량화가 어려울 경우 여러 장비나 도구를 통하여 원하는 정보를 추출
  - 의학적 의사결정을 지원하는 과정
- 21세기에 이르러 컴퓨터 및 정보공학의 발달
  - 의료기기와 의료정보시스템의 통합화 추세를 가속화
- 원격진료 및 재택진료와 같은 미래 의료 환경에 대응

6.2 의료계측시스템의 구성요소

- 측정 대상, 전극 및 센서, 신호 처리 및 획득, 출력 표시, 보조 요소

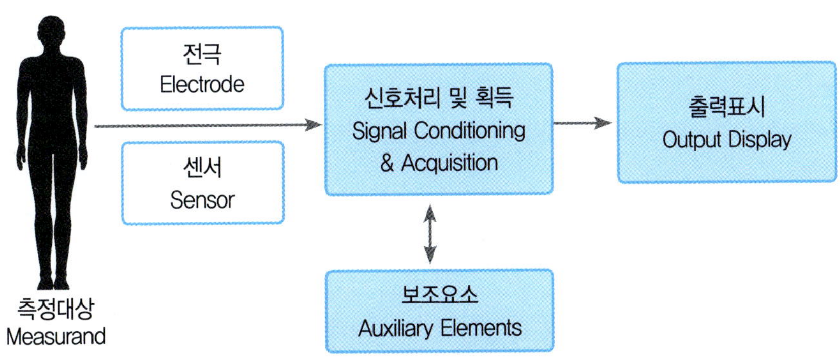

그림 11-1 의료계측시스템의 구성요소

1) 측정 대상(Measurand)

(1) 물리적 변수(physical parameter)

- 힘, 압력, 음파, 유량, 온도 등

(2) 화학적 변수(chemical parameter)

- 산소, 이산화탄소 등의 각종 기체의 농도 및 혈액, 소변, 뇌척수액 등
  - 체액에서의 각종 이온들의 농도

(3) 전기적 변수(electrical parameter)

- 여러 기관(심장, 뇌, 근육, 신경)에서 발생하는 생체 전위(biopotential)
  - 심전도(ECG), 뇌전도(EEG), 근전도(EMG), 신경전도(ENG) 등

2) 의료계측기기의 동작방식

- 측정대상의 성격 : 직간접 계측
- 측정의 연속성 : 표본화(Sampling), 연속 계측
- 측정센서의 성격 : 발생변조 센서
- 측정정보의 신호 형태 : 아날로그, 디지털
- 측정정보의 처리방법 : 실시간, 지연시간 처리

3) 의료계측기기의 동작 특성

(1) 정적 특성(Static Characteristics)

- 정확도(Accuracy)
  - 얼마나 측정값이 참값에 가까운가?
- 정밀도(Precision)
  - 얼마나 정밀한 단위까지 측정할 수 있는가?
- 해상도(Resolution)
  - 측정 가능한 가장 작은 증가분
- 재현성(Reproducibility)
  - 여러 번 측정했을 때 동일한 수치가 나오는가?
- 정적감도(Static sensitivity)
- 영점표류(Zero drift)
- 감도표류(Sensiivity drift)
- 선형성(Linearity)

- 입출력 곡선의 직선성
- 입력범위(Input range)
- 입력 임피던스(Input impedance)

(2) 동적 특성(Dynamic Characteristics)

- 0차 기기(Zero–order instrument)
- 1차 기기(Frist–order instrument)
- 2차 기기(Second–order instrument)

표 11-8 의료계측기기의 동작 특성

정적 특성	동적 특성
• 정확도/정밀도/해상도/ • 재현성/정적감도/영점표류 • 감도표류/선형성/입력범위 • 입력 임피던스	• 0차 기기 • 1차 기기(Frist–order • 2차 기기(Second–order

6.3 의료계측기기

- 심전계(Electrocardiograph, ECG)
- 환자감시장치(Patient Monitoring System, PMS)
- 혈압측정 장비
- 혈류측정(Blood Flow Measurement)
- 호흡 계측 장비(Pneumograph)
- 근전계(Electromyograph, EMG)
- 뇌파계(Electroencephalograph, EEG)
- 농도측정(Concentration Measurement)

중요 내용

◐ 의료계측
- 도구나 장비를 통해 인체로부터 필요한 정보를 추출하는 과정

◐ 의료계측시스템의 구성요소
- 측정 대상 → 전극 및 센서 → 신호 처리 및 획득 / 보조요소 → 출력 표시

예상문제

1. 의료영상저장 전송시스템(PACS)의 구성요소로 옳지 않은 것은?

① 영상전송부　　② 영상획득부
③ 영상기능부　　④ 영상저장부

2. PACS의 도입의 기대효과로 옳지 않은 것은?

① 진료대기시간 단축
② 실시간 검사결과 제공
③ 양질의 영상기술 향상
④ 환자의 수술비 감소

3. 영상의무기록시스템 구축 절차로 빈칸에 옳은 용어는?

* 기록편집 → 영상저장 → 기록색인 → ( ) → 백업저장

① 영상검수　　② 영상기록
③ 영상삭제　　④ 영상보고

4. 영상의무기록시스템의 구성요소로 옳지 않은 것은?

① 기록출력　　② 기록편집
③ 기록색인　　④ 영상저장

5. 의료영상 장치간의 의료 영상과 정보를 전송하는 업계 표준 전송규약은?

① XML　　② PACS
③ HL7　　④ DICOM

6. 도구나 장비를 통해 인체로부터 필요한 정보를 추출하는 과정은?

① PACS　　② 의료계측
③ XML　　④ 의료정보

정답 1. ③ 2. ④ 3. ① 4. ① 5. ④ 6. ②

예상문제

7. 핵의학영상장치로 옳지 않은 것은?

① 감마 카메라 ② PET
③ 전자내시경 ④ SPECT

8. 의료계측시스템의 구성요소로 옳지 않은 것은?

① 전극 및 센서 ② 측정대상
③ 과정표시 ④ 신호처리 및 획득

9. 자기공명영상장치에 해당되지 않은 것은?

① CT ② 분광영상법
③ MRA ④ 기능적영상법

10. PACS의 필요성으로 옳지 않은 것은?

① 공간부족 문제 ② 대기시간
③ 진단 오류 방지 ④ 필름관리 문제

11. PACS 시스템의 설명으로 옳지 않은 것은?

① 신속한 영상정보 전달
② 고속의 통신망이 필요
③ 의학영상의 전송 및 저장시스템
④ 영상분석 가능으로 진단 알고리즘 자동화

12. 의료계측기기의 동작 특성으로 옳지 않은 것은?

① 정밀도 ② 영점표류
③ 정확도 ④ 동적감도

정답 7. ③ 8. ③ 9. ① 10. ③ 11. ④ 12. ④

예상문제

13. PACS의 발전과정으로 옳지 않은 것은?

① 국내 보험수가가 인정되고 있음
② 미국 의학분야의 필요성에서 시작
③ 국내 PACS 보급률은 세계 1위
④ 미국의 MDIS 시스템 사업이 시초

14. PACS의 장기저장방법에 해당되는 것은?

① 저속 장비가 많이 사용
② 고가의 저장장치 주로 사용
③ Disk 파손 발생할 우려가 높음
④ 접근빈도가 높은 영상에 사용

정답 13. ② 14. ①

제12장

소프트웨어 공학 및 시스템 분석

Software Engineering and System Analysis

- ▶ 소프트웨어 공학 및 역사
- ▶ 소프트웨어 수명주기
- ▶ 객체지향분석
- ▶ 프로그램 기법 향상
- ▶ 구조적 분석 및 설계
- ▶ 시스템의 개요 /코드 설계
- ▶ 입출력 설계 / 파일 설계
- ▶ 프로세스와 프로그램 설계
- ▶ 시스템 평가와 문서화

제 12 장

소프트웨어 공학 및 시스템 분석
Software Engineering and System Analysis

1 소프트웨어 공학(Software Engineering)

1.1 소프트웨어의 개념

1) 소프트웨어의 의미

- 컴퓨터 프로그램뿐만 아니라 프로그램을 설치, 사용, 개발
  - 유지보수하는데 필요한 모든 문서 포함

2) 하드웨어와 소프트웨어의 차이점

- 하드웨어는 컴퓨터 및 관련 장치들의 물리적인 측면
  - 변하지 않는 부품
- 소프트웨어는 컴퓨터 관련 장치들을 동작시키는데 사용
  - 다양한 종류의 프로그램

3) 소프트웨어의 분류

(1) 응용 소프트웨어

- 사용자들이 직접 관심을 가지고 있는 작업을 처리하는 프로그램

(2) 시스템 소프트웨어

- 운영체계 및 응용 소프트웨어를 지원하는 프로그램

표 12-1 소프트웨어의 분류

응용 소프트웨어	시스템 소프트웨어
• 사용자들이 직접 관심을 가지고 있음 – 작업을 처리하는 프로그램	• 운영체계 및 응용 소프트웨어 – 지원하는 프로그램

4) 소프트웨어 프로젝트 관리

(1) 소프트웨어 프로젝트 관리의 의미

- 주어진 기간내 최소의 비용으로 사용자를 만족시키는 시스템 개발

(2) 효과적 소프트웨어 프로젝트 관리 : 3P

- People(사람)
- Problem(문제)
- Process(과정)

5) 소프트웨어 설계 지침

- 설계는 자료와 프로시져(procedure)에 대한 분명해야 함
  - 분리된 표현을 포함해야 함
- 소프트웨어 요소간의 효과적 제어를 위해 설계에서 계층적 자료 조직
  - 제시되어야 함
- 소프트웨어는 논리적으로 특별한 기능과 부기능을 수행하는 요소
  - 나누어져야 함

표 12-2 소프트웨어 프로젝트 관리

프로젝트 관리의 의미	효과적 프로젝트 관리
• 주어진 기간내 최소의 비용 – 사용자를 만족시키는 시스템 개발	• People(사람) / Problem(문제) • Process(과정)

1.2 소프트웨어 공학(Software Engineering)의 개념

1) 소프트웨어 공학의 의미

- 신뢰할 수 있고 요구 기능을 수행하는 소프트웨어

- 경제적으로 획득 위해 공학적인 원칙, 방법을 창출하고 사용하는 기술
- 소프트웨어의 개발, 분석, 운영, 유지, 보수 및 폐기에 대한 체계적인 접근
  - 소프트웨어는 컴퓨터 프로그램, 처리 절차, 규칙과 컴퓨터 시스템
  - 운영과 연관성이 있는 모든 관련 문서와 데이터
- 허용하는 비용 내에서 적시에 개발되고 수정되어지는 소프트웨어 제품
  - 체계적인 생산 및 유지보수와 관련있는 기술적이면서 관리적인 원리

2) 소프트웨어 공학의 목표

- 신뢰성 있는 양질의 소프트웨어를 경제적 비용으로 만들어 내는데 있음

1.3 소프트웨어 응용

1) 시스템 소프트웨어

- 다른 프로그램에게 서비스를 제공

2) 실시간 소프트웨어

- 실세계 사건 발생에 대해 측정, 분석 및 제어

3) 업무용 소프트웨어

- 가장 큰 소프트웨어 영역으로 MIS로 발전해 왔음

4) 공학과학용 소프트웨어

- 복잡한 알고리즘을 수행

5) 내장 소프트웨어

- ROM에 내장되어 한정된 용도(주로 제어용)로 사용

1.4 소프트웨어 위기(Software crisis)

- 하드웨어 발전 속도가 소프트웨어 발전 속보보다 신속
- 새로운 프로그램 개발 기술이 새로운 프로그램 기능의 요구에 부응 못함

- 기존 프로그램의 유지보수 능력이 미숙한 설계와 부적당한 자원에 위축됨
- 생산성 문제 이외에도 개발 기간이 지연
  - 개발비용이 초과되므로 인해 발생되는 문제

2 소프트웨어 공학의 역사

2.1 소프트웨어 공학의 발전 과정

1) 1960년

- 소프트웨어의 생산성과 비용 문제가 대두

2) 1968년

- '소프트웨어 공학'이라는 용어가 처음 사용

3) 1970년

- 코딩보다 설계측면에 에러가 많다는 사실이 발견
  - 설계, 프로그래밍, 문서화 등의 새로운 기법과 방법론이 시도
- 1970년대 후반
  - 요구정의와 유지보수 문제가 대두

표 12-3 소프트웨어 공학의 발전 과정

년도	발전과정
1960	• 소프트웨어의 생산성과 비용 문제가 대두
1968	• '소프트웨어 공학'이라는 용어가 처음 사용
1970	• 코딩보다 설계측면 많은 에러 발견 – 설계/프로그래밍/문서화 등 새로운 기법과 방법론 시도 • 요구정의와 유지보수 문제가 대두

2.2 소프트웨어 공학 패러다임의 의미

- 소프트웨어 공학은 방법과 도구들, 절차들을 망라하는 단계들로 구성
  - 이러한 단계들을 흔히 소프트웨어 공학 패러다임(paradigm)이라 함

1) 방법

- 프로젝트의 계획과 평가, 요구사항 분석, 설계, 프로그램 구조, 절차
  - 코딩, 검사 및 유지 보수 등을 포함하는 업무들과 관계가 깊음

2) 도구

- 방법들에 대한 자동 또는 반자동의 지원을 제공
  - CASE가 이에 해당

3) 절차

- 방법들과 도구들을 이용하여 소프트웨어
  - 적시에 개발하도록 하는 접속 역할

표 12-4 병원정보시스템 소프트웨어

구분	분류	소프트웨어
서버 Server	Operating system 운영체제(OS)	• UNIX, LINUX, Windows NT/XP 등
	DBMS 데이터베이스관리시스템	• ORACLE, SYBASE, INFORMIX • MS SQL 서버 등
	Middleware	• TUXEDO, TOPEND, ENTRA, TMAX 등
	Language	• C/C++, C, COBOL, FORTRAN 등
클라이언트 Client	Operating System 운영체제	• Windows 2000/7/XP/NT/Me 등
	Programming Tool	• Powerbuilder, Delphi, Visual Basic/C 등
	Utility	• 흔글, MS word, Excel 등

중요 내용

◑ 운용 및 유지보수 단계
- 소프트웨어 생명주기 중 가장 시간이 많이 소요
- 대부분의 비용을 차지하는 단계

◑ 소프트웨어 생명주기의 역할
- 문서화가 충실한 프로젝트 관리를 가능하게 함
- 단계별 종료 시점을 명확하게 함
- 프로젝트의 비용 산정과 개발 계획을 수립할 수 있는 골격

◑ 소프트웨어 개발을 위한 프로그래밍 언어의 선정기준
- 대상업무의 성격
- 과거의 개발실적
- 개발담당자의 경험과 지식

3 소프트웨어 수명주기(Software Development Life Cycle, SDLC)

3.1 소프트웨어 수명주기 개념

- 소프트웨어 수명주기(SDLC)
  - 소프트웨어가 제작되기 위한 원인부터 그 사용이 중단된 때까지 기간
  - 소프트웨어의 장기적인 개발 계획의 관점을 나타냄
- 소프트웨어 수명주기는 공학적 원리를 적용하려는 시도로 제안
  - 개발과정을 훨씬 분명하게 나타내는 수단
- 소프트웨어 수명주기는 시스템의 생성에서 소멸에 이르기까지
  - 전체적인 과정을 묘사하는 프로젝트 진행 관리
- 소프트웨어 수명주기는 시스템 개발 과정을 일련의 단계로 분류
  - 각 단계에서 해야 할 일과 최종 산출물을 명시
  - 이에 따라 개발과정을 진행시킴
  - 사용자 요구를 충족시키는 고품질의 시스템을 주어진 기간
  - 예산 범위 내에서 완료하는 것
- 각 단계는 반복될 수 있고 전단계로 feedback될 수 있음

  ☞ • 소프트웨어 생명주기 중 운용 및 유지보수 단계
  - 가장 시간이 많이 소요되며 대부분의 비용 차지

3.2 소프트웨어 생명주기의 역할

- 문서화가 충실한 프로젝트 관리를 가능하게 함
- 단계별 종료 시점을 명확하게 함
- 프로젝트의 비용 산정과 개발 계획을 수립할 수 있는 기본 골격이 됨

3.3 소프트웨어 수명주기 종류

1) Boehm의 수명주기 : 폭포수 모델(Waterfall Model)

(1) 폭포수 모델의 특징

- 일명 폭포수 모델로 각 단계는 전단계로 feedback될 수 있음
- 앞 단계가 끝나야만 다음 단계로 넘어갈 수 있음
- 제품의 일부가 될 매뉴얼을 작성해야 함
- 각 단계가 끝난 후 결과물이 명확히 나와야 함
- 하향적 접근방법을 사용

(2) 폭포수 모델의 단계

- 타당성 조사(예비조사)
- software 계획 및 요구 사항
- 모델 설계
- 상세 설계
- 코딩(프로그래밍)
- 종합
- 종합
- 구현
- 운영 및 유지보수

2) 원형/프로토타입(Prototype) 수명주기 모형

(1) 원형모델 개발 방법의 특징

- 프로토타입(원형) 모델 개발 방법의 적용
  - 구축하고자 하는 시스템의 요구사항이 불명확한 경우
- 원형(Prototype) 수명주기
  - 소프트웨어 제품의 실물 크기의 모형이거나 축소형
- 원형은 실제 성분들로 구성되어 있음
  - 전형적으로 제한적인 기능, 비효율성, 낮은 신뢰도 등을 갖음
- 원형은 사용자와 대화를 돕기 위해 분석 → 설계 → 구현의 단계적 모형
  - 부적절한 경우에 작성

(2) 원형 수명주기 모형의 단계

- 시스템 분석 단계

- 개발 단계
- 구현 및 사용 단계
- 수정 보완

3) 나선형 모델(Spiral Model)

(1) 나선형 모델의 특징

- 나선형 모델은 폭포수 모델과 원형 모델의 장점
  - 이것에 새로운 요소인 위험분석을 추가하여 만듬
  - 소프트웨어 개발 방법론
- 나선형 모델의 목표
  - 시스템을 개발하면서 생기는 위험을 관리하고 최소화하는 것

(2) 나선형 모델의 단계

- 계획 및 정의 단계
- 위험분석단계
- 개발단계
- 고객평가단계

소프트웨어 개발 방법론

◑ 원형(프로토타입) 모델
- 구축하고자 하는 시스템의 요구사항 불명확한 경우 적용

◐ 나선형 모델
- 실시되는 작업
  - 계획 / 위험분석 / 사용자 평가

◐ 폭포수 모델
- 하향적 접근방법 사용
- 앞 단계 끝나야 다음 단계로 가능
- 제품의 일부가 될 매뉴얼 작성
- 앞 단계 끝나야 다음 단계로 가능
- 각 단계가 끝난 후 결과물 명확히 산출

4) T.M.Ho의 시스템 개발 주기

- 상황조사
- 현행 시스템의 연구
- 사용자 요구 정의
- 대안 평가
- 새로운 Hardware와 Software 선택(필요시 해당)
- 새 시스템의 설계
- 새 시스템의 구축
- 새 시스템의 인도

5) Pressman의 Life Cycle

(1) 계획단계

- 시스템 정의, software 정의, software 계획

(2) 개발단계

- 개략설계, 상세설계, 코딩, 시험활동

(3) 정비단계

- 정비

4 객체지향분석

4.1 객체 지향(Object oriented)

1) 객체(Object) : 개체

(1) 객체의 의미

- 모든 객체들은 더 큰 클래스의 멤버
  - 객체 < 클래스

- 클래스에 대해 이미 정의된 개별자료구조와 연상이 상속됨
  - 개별객체는 클래스와 인스턴스가 됨
- 객체중심설계의 표현
  - 보통명사 : 객체들의 클래스, 고유명사 : 인스턴스
- 객체는 전용자료와 method(메소드)로 구성되는 class로부터 만들어진 실체
  - 객체내의 데이터 변수 : attribute(속성)
  - 프로시져(procedure) : method(방법)

(2) 객체지향 프로그래밍

- 소프트웨어 제품의 전형적인 타입인 사용자 중심
- 대화식 프로그램의 개발에 적합한 방식
- 계산을 객체들간의 상호작용, 통신으로 표현

(3) 객체지향 설계방법론

- 소프트웨어 제품의 전형적인 타입인 사용자 중심
- 대화식 프로그램의 개발에 적합한 방식

(4) 객체의 속성

- 주체성(identity) : 독립
- 분류성(classfication) : class 정의
- 다형성(polymorphism)
- 상속성(inheritance)

2) 객체지향 개념

(1) 캡슐화(encapsulation)

- 캡슐화는 정보 은폐의 수단으로 사용하는 것
  - 객체 내부의 자료에 직접 접근할 수 없고 객체에게 메시지를 전달함
  - 간접적으로 쓰게 되는 형태
- 캡슐화는 접근 가능한 코드와 불가능한 코드로 나눔
  - 데이터나 특별한 영역을 보호하거나 감추는 역할을 함

- 캡슐화란 자료형에 관한 정의를 한 곳에 모아 놓고 여기서 정의된 연산만
  - 그 자료형을 쓸 수 있도록 제한하는 것
- 객체 내부의 상태와 그 객체가 수행하는 연산의 구현에 대한 사항들
  - 외부에 노출시키지 않고 숨기고 있는 것
- 유사한 객체를 묶어 클래스를 정의할 때도 사용
- 캡슐화함으로써 프로그램 개발의 생산성이 향상됨
  - 재사용과 확장성이 증가함

(2) **상속성**(Inheritance)

- 상속은 특수화, 일반화 두 원칙에 따라 정보를 표현하고 조직화하는 방법
  - superclass(상위)가 가지고 있는 속성을 subclass(하위)가 이용(접근)
- 하나의 class가 다른 class로부터 attribute나 method를 물려받음

(3) **다형성**(polymorphism) : **다중기능**

- 클래스가 하나의 메시지에 대해 각 클래스가 가지고 있는 고유한 방법
  - 이것으로 응답할 수 있는 능력
- 동일한 메시지라도 메소드가 정의되어 있는 수신자
  - 이에 따라 각기 다른 기능을 수행하는 것
  - 상속과 밀접한 관계가 있음

(4) **메시지**(Message)

- 객체에게 해당하는 method를 실행시키라는 신호
  - 객체 지향 개념에서의 모든 연산(operation)은 객체에게 message
  - 전달함으로써 이루어짐
- 객체에게 어떤 행위를 하도록 지시하는 명령
  - 송신자/수신자가 있음
  - 수신자는 자신이 모르는 메시지를 받으면 대개 에러로 처리

(5) **정보은폐**(information hiding)

- 정보은폐는 객체내부의 자료를 외부에서 접근하지 못하도록 하는 것

- 정보은폐란 구현과 정의를 분리하고 사용자는 세부적인 구현사항
  - 접근할 수 없도록 하는 것
  - 내부의 method를 알 필요가 없음
- 실제로 캡슐화와 정보은폐를 구분하기 어려운 경우가 많음

(6) 메소드(Method)

- class로 정의된 연산을 method라 함
  - 메소드는 일반언어의 함수에 해당
- Method combination(합성)이란 기존의 상속받은 메소드에 새롭게 수정
  - 첨가되는 부분만 덧붙여 나감으로써 점진적으로 메소드
  - 세분화할 수 있는 방법
- 객체가 메시지를 받아 실행해야 할 구체적인 연산
  - 어떤 class의 method들의 집합을 class protocol이라 함

(7) 인스턴스(Instance)

- 각 객체를 class의 instance라고 함
  - class에 속하는 구체적인 객체 하나 하나임
- 객체지향 프로그래밍에서 type을 class라고 함
  - instance를 객체라 함

(8) 클래스(Class)

- class는 하나 이상의 유사한 객체들을 묶어 하나의 공통된 특성을 표현
  - 자료형 또는 자료추상화라고 할 수 있으며 계층 구조를 가짐
- 동일 성질을 갖는 객체를 class라 함
- 모든 객체들은 더 큰 클래스의 멤버

표 12-5 객체지향적 모델과 특징

객체지향적 모델	객체지향의 특징
• 소프트웨어 제품의 전형적 타입 – 사용자 중심 • 대화식 프로그램 개발에 적합한 방식	• 캡슐화 / 상속성 / 모듈화 • 다형성 / 메시지 / 추상화

4.2 객체지향 프로그래밍(Object Oriented Programming, OOP)

1) 객체지향 프로그램의 개념

- 객체지향 프로그래밍
  - 소프트웨어 개발의 새로운 방법론으로 프로그램의 연산 체계를 추상화함
  - 객체를 실체로 만들고 메시지 전달로 자료를 처리한다는 것
- 객체지향 프로그래밍은 절차보다도 동작되는 데이터에 중점을 둠
  - 데이터는 소프트웨어의 기본
  - data type인 기본 클래스와 서브 클래스를 분해하여 각각의 동작
  - 정의하는 것에 주안점을 둠
- 초기 설계에서 전체 구조가 표현되기 때문에 신뢰성이 우수하고 확장성
  - 재사용(reuse), 적용성을 중시하고 고속의 prototyping이 가능
  - 개발에 요구되는 시간, 비용과 유지 보수비용의 절감, 품질향상
  - 생산성 향상을 가져옴

2) 재사용(Reuse)

(1) 소프트웨어 위기 해결책

- 기존의 기능 및 품질을 인정받은 소프트웨어 전체 또는 일부
  - 새로운 소프트웨어 개발에 사용할 수 있음
- 재사용함으로 비용절감과 신뢰성이 향상됨

(2) 재사용 평가 기준

- 부품의 크기
- 부품의 복잡도
- 부품의 재사용 빈도
- 부품의 정규성

4.3 객체지향 언어(Object Oriented Language, OOL)의 분류

1) 프로그래밍 언어 선정기준

- 소프트웨어 개발을 위한 프로그래밍 언어의 선정기준
  - 과거의 개발실적
  - 대상업무의 성격
  - 개발담당자의 경험과 지식

2) Wegner의 분류

(1) 객체 프로그래밍 언어(Object Based PL)

- 객체 기반 언어는 객체만 지원하는 언어로 Ada, Actor 등

(2) 클래스 프로그래밍 언어(Class Based PL)

- class 기반 언어는 객체와 객체의 클래스 지원하는 것으로 CLU 등

(3) 객체지향 프로그래밍 언어(OOPL)

- 객체지향 언어는 객체와 클래스, 상속(계승, inheritance)까지
  - 모두 지원하는 언어
  - Smalltalk, Simula, C++ 등

중요 내용

◑ **객체/클래스/인스턴스**
- 객체 : 더 큰 클래스의 멤버

예) – 객체 : 동물
  – 클래스 : 조류/어류/포유류 (동일 속성 · 행위 분류)
- 개별객체 : 클래스의 인스턴스가 됨
- 객체중심설계
  – 보통명사 : 객체들의 클래스
  – 고유명사 : 인스턴스

◑ **개체**
- 데이터베이스에서 정보의 최소단위
- 정규화
  – 데이터 베이스 요구사항 분석 방법 중
  – 논리적 자료구조를 단순화에 사용

5 프로그램 기법 향상

- 보다 향상된 프로그램을 개발하기 위해 지원되는 도구
- 생산성 향상과 품질 향상에 도움을 주는 기법
- 관리를 지원하는 도구와 기술을 지원하는 도구로 분류

5.1 설계분야에서의 복합 설계(Composite Design)

- 큰 프로젝트를 작은 모듈 단위로 설계하는 구조적 설계
- 프로그램을 계층적 종속 구조로 구성하고 단계적 상세화를 통한 설계

5.2 코딩 분야의 구조적 코딩(Structure Coding)

- 구조적 설계도를 토대로 하는 구조적 프로그램 코딩 작업
- 단일 입구와 단일 출구 구조
- 3가지 제어구조(순차선택반복 구조) 만을 허용
  - go to 사용을 자제
- 구조적 방법에서의 기본적 구조
  - 순차선택반복 구조

5.3 테스트 분야의 하향식 프로그램(Top Down Programming)

- 프로그램의 코딩과 테스트
  - 프로그램 구조의 상위 모듈로부터 하위 모듈로 진행
- 하위 레벨의 검토는 상위 레벨의 실제 프로그램 구조로 실시

5.4 설계 보조 수단

1) HIPO(Hierarchy Input Process Output)

- 입력과 처리와 출력에 관한 계층도

- IPO 기능에 맞게 처리 절차를 하향식으로 표현
- 도형방식 목차, 총괄 도표, 상세 도표로 구성

2) PDL(Program Description Language)

- 프로그램 기술어 또는 프로그램 정의어
- 프로그램 절차와 동일하나 문법형식에 구애받지 않는 자연어로 표현
- HIPO와 프로글매 코딩의 중간 역할

3) N-S 차트(Nassi-Scheneiderman Chart)

- 구조적 프로그램 개발 방법에 사용되는 상세 설계도
  - 박스 도형이라고도 함
- 하나의 입구와 하나의 출구를 가짐
  - 순서, 선택, 반복에 의해 프로그램 구조를 표현하는 것
  - 논리 구조의 도형 중심 표현

5.5 구조적 검토화(Structured walkthrough)

- 이미 작성된 산출물의 에러를 발견 목적
  - 개발 업무에 관련된 여러 동료 집단이 갖는 재검토 작업
  - 문제점의 조기 발견을 목적으로 함
  - 분석가가 주체가 되어 적은 인원으로 짧은 시간 내에 비정형 검토

5.6 검증(Inspection)

- 검증은 검토회와 비슷하나 에러를 발견하여 수정하기 위한 것
  - 각 과정의 출력물에 대한 완성 기준을 정해 놓음
  - 각 과정이 끝날 때마다 그것들이 제대로 완성되었는지 확인
  - 중재자가 주체가 되고 검열팀이 구성될 수 있으며 check list를 사용

6 구조적 분석 및 설계

6.1 구조적 분석

1) 구조적 분석의 특징

(1) 분석단계의 중요성

- 소프트웨어 개발과정의 모든 단계에 큰 영향을 미침

(2) 분석단계의 애로점

- 사용자와 분석가 및 설계자간의 정보교환이 정확하지 않음
- 시스템의 요구가 계속 변화할 수 있고 이에 대한 적절한 예측이 어려움

(3) 구조적 분석

- 종래의 기능명세서를 구조적 명세서로 대치시킴

(4) 구조적 명세서의 특징

- 모델을 이용하여 사용자 요구사항을 문서화함
- 도형이나 도표형태로 표현
- 하향식(Top-down)으로 세분화되어 있음
- 사용자의 요구사항을 논리적으로 표현
- 검증이 가능
  - 명세화되는 시스템을 명료하게 이해할 수 있음

2) 구조적 분석의 장점

- 사용자와 분석자간의 의사소통이 개선됨
- 요구사항의 완전하고 일관성있고 정확한 표현이 가능
- 분석에서 설계단계로의 전환이 용이
- 용이하게 접근할 수 있는 정형화된 절차가 존재

3) 구조적 분석 도구

- 분석단계의 결과를 명세화하는데 다음 문서화 도구가 이용

(1) 자료흐름도

- 시스템의 프로세서와 프로세서들을 연결하는 데이터
  - 네트워크로 표현한 것
  - 이것으로 시스템이 어떤 일을 수행하는 지를 알 수 있음
  - 시스템들은 여러 개의 프로세서로 분리됨

(2) 자료사전

- 자료사전은 자료흐름도에 나타나는 모든 데이터
  - 이에 대한 정형적인 정의의 집합
- 각 데이터항목과 그들의 부분 데이터항목을 정의하는 작업
  - 계층적으로 이루어짐
- 자료사전의 자료구성 요소
  - 순서, 반복, 선택

(3) 소단위명세서

- 소단위명세서는 자료흐름도의 프로세서에서 어떠한 일의 발생 기술
- 구조적 언어-의사 결정표-의사 결정도 등으로 작성

4) 구조적 분석의 절차

- 분석절차는 여러 단계로 나누어져야 함
- 명세서 역시 이해하기 쉽고 수정하기 쉽도록 작게 분리되어져야 함

(1) 1단계

- 현재 사용자가 처해있는 상황을 그대로 문서화함

(2) 2단계

- 1단계에서 생성된 물리적 자료 흐름도를 사용
  - 현재 시스템의 논리적 모델을 생성

(3) 3단계

- 새로 작성할 시스템의 새로운 논리적 모델을 생성

(4) 4단계

- 사용자와 컴퓨터간의 연결(interface)을 정확히 정의
  - 생성될 새로운 시스템의 물리적 모델을 작성

(5) 5단계

- 각 단계에서 개발한 각 물리적 모델에 대해 비용 및 시간 계획을 산출

(6) 6단계

- 새로운 시스템의 기능 및 명세서 작성을 위해 여러 개의 물리적 모델 중
  - 하나를 선택

(7) 7단계

- 구조적 명세서를 최종적인 서류의 형태로 갖춤

6.2 구조적 설계

1) 구조적 설계의 개념

(1) 소프트웨어 설계

- 시스템 개발 수명주기에서 시스템 분석과 구현의 중간 단계
  - 체계적이고 공학적인 원리에 바탕을 둔 설계 기법

(2) 구조적 설계

- 문제에 대한 컴퓨터 시스템적인 해결모형을 만드는 것

2) 구조적 설계 방법

- 문제를 해결하기 위한 기능들의 상호관련성을 고려
  - 단계적으로 구체적인 기능 모듈단위로 세분화하는 절차

• 분할과 계층적 구성 등의 방법으로 규모시스템의 복잡성을 해결

중요 내용

◐ 자료사전 / 자료 흐름도 / 소단위 명세서
• 분석단계의 결과를 명세화하는데 이용되는 구조적 분석 도구

◐ 소단위 명세서 작성도구
• 의사결정률 / 의사결정도 / 구조적 단어

◐ 설계 보조 수단 : HIPO
• 입력과 처리와 출력에 관한 계층도
• IPO 기능에 맞게 처리 절차를 하향식으로 표현
• 도형방식 목차, 총괄 도표, 상세 도표로 구성

◐ 구조적 방법에서의 기본적 구조
• 순차 · 선택 · 반복 구조

◐ 구조적 명세서의 특징
• 모델을 이용하여 사용자 요구사항을 문서화함
• 도형이나 도표형태로 표현
• 하향식으로 세분화되어 있음
• 사용자의 요구사항을 논리적으로 표현
• 검증이 가능

3) 구조적 설계의 궁극적 목적

• 소프트웨어 개발 비용을 적게하면서 이해하기 쉽게
• 신뢰성 있게
• 확장에 유연하게 대처할 수 있게
• 점진적으로 개발
• 운용하는데 효율적인 시스템을 개발하는 것

4) 설계지침

• 모듈 간 결합도가 낮으면서 한 모듈에 대한 응집도가 높도록 시스템 설계

6.3 구조적 설계 도구

1) 설계 구조도(Structure chart)

• 복잡한 시스템 구조를 표현하기 위해 사용

- 모듈이 갖는 4개의 기본 속성

(1) 입출력

- 입력 : 호출한 서브모듈로부터 오는 자료
- 출력 : 호출한 서브모듈에 돌려주는 자료

(2) 기능

- 입력을 사용하여 출력을 생성하는 것

(3) 기관

- 기능을 수행하는 논리

(4) 내부 자료

- 모듈의 고유 작업영역으로 모듈 내에서만 이용하는 변수나 자료

2) 모듈명세서

(1) 모듈의 기능을 작성한 것

- 설계 구조도상의 각 모듈의 내용을 구체적으로 표현

(2) 명세화 방법

① 모듈인터페이스와 기능 명세서

- 상세한 처리 사항을 조사하지 않고도 모듈의 기능을 정의

② 의사코드를 이용한 모듈명세서

- 의사코드
  - 인터페이스 명세서보다 모듈을 더욱 상세히 기술하는 방법
- 의사코드의 목적
  - 자유스러운 문장으로 논리적인 구조를 표현하는 것

표 12-6 의사코드와 구조적 언어의 비교

구분	의사 코드	구조적 언어
목적	• 설계용 도구 – 프로그램 코딩 입력으로 사용	• 분석용 도구 – 사용자가 읽고 이해 목적
경향	• 기능, 부프로그램 많이 사용	• 의사코드와 반대
특성	• 원시 프로그램에 근접한 영문자 – 많이 사용	• 한글을 많이 사용 – 영문자는 가능한 적게 사용

6.4 구조적 설계평가 기준

1) 결합도(Coupling)

(1) 결합도의 의미

- 두 모듈간의 상호의존도를 측정하는 것
- 가능한 모듈을 독립적으로 생성함으로써 결합도를 최소화

(2) 모듈간의 낮은 결합도 성취하기 위한 방법

- 불필요한 모듈간의 관련성을 제거
- 필요한 관계의 수를 감소
- 필요한 관계에 대한 "견고성"을 완화

(3) 두 모듈간의 의존도에 따른 결합도 유형

① 자료 결합도

- 두 모듈간에 매개변수를 전달하는 경우에 발생하는 것
  - 모듈간에 필요한 자료만 가지고 통신하도록 결합된 경우

② 구조 결합도

- 두 모듈이 동일한 자료구조를 참조하는 경우에 발생되는 결합

③ 제어 결합도

- 어떤 모듈이 다른 모듈의 내부에서 작용하는 논리적 흐름을 제어 목적

– 제어용 신호 또는 정보를 보내는 경우 두 모듈간에 생성

④ 공통 결합도

- 하나의 기억장소에 공동의 자료 영역을 설정한 후
  – 한 모듈이 그 기억장소에 자료를 전송하면 다른 모듈은 기억장소
  – 조회함으로써 정보를 전달받는 방식을 취할 때 발생

⑤ 내용 결합도

- 한 모듈이 어떠한 방법으로든 다른 모듈의 내부기능이나 자료
  – 참조하는 경우에 발생

2) 응집도(Cohesion)

(1) 응집도의 의미

- 단일 모듈 내에 있는 활동이 다른 활동에 어느 정도 연관성여부
  – 평가하는 방법

(2) 응집도의 분류

① 통신성 응집도

- 모듈의 응집도에서 모듈의 모든 수행요소들
  – 자료구조 영역에서 집중되어 있을 경우 응집도 존재

② 기능적 응집도

- 기능적으로 응집해 있는 모든 모듈은 하나의 기능 수행시
  – 관련된 모든 요소들을 포함
  – 유지 보수하는데 상당히 용이하며 비용도 적게 듬

③ 순차적 응집도

- 기능요소의 출력 자료가 다음 기능 요소의 입력자료로 사용되는 경우

④ 대화적 응집도

- 한 모듈내에 2개 이상의 기능적 요소가 존재하면 그들이 동일한
  - 입력자료를 사용함에도 불구하고 서로 다른 출력자료를 생성

⑤ 절차적 응집도

- 먼저 수행된 요소의 결과를 다음 요소가 입력 자료로 사용한다면
  - 모듈은 순차적으로 응집되어 있는 것

⑥ 시간적 응집도

- 시간적으로 응집된 모듈에서는 구성요소가 시간에 관계

⑦ 논리적 응집도

- 같은 일반 범주의 활동에 관여하는 요소들로 이루어짐
  - 이때 모듈에 있는 활동과 실행된 활동은 모듈 외부로부터 선택

⑧ 우연적 응집도

- 서로 의미가 없는 관계를 갖는 구성 요소들로 이루어짐

(3) 모듈 응집도 순서

- 논리성(낮음) → 절차성 → 순차성 → 함수성(높음)

표 12-7 구조적 설계평가 기준

결합도	응집도
◐ 응집도의 의미 • 단일 모듈 내에 있는 활동 – 이것이 다른 활동에 어느 정도 – 연관성여부 평가하는 방법 ◐ 응집도의 분류 • 통신성 응집도 / 기능적 응집도 • 순차적 응집도 / 대화적 응집도 • 절차적 응집도 / 시간적 응집도 • 논리적 응집도 / 우연적 응집도	◐ 결합도의 의미 • 두 모듈간의 상호의존도를 측정하는 것 • 가능한 모듈을 독립적으로 생성함 – 결합도를 최소화 ◐ 두 모듈간 의존도에 따른 결합도 유형 • 자료 결합도 / 구조 결합도 • 제어 결합도 / 공통 결합도 • 내용 결합도

6.5 구현 및 최적화

- 논리적 설계를 물리적 실체화하는 packaging 단계와 구현전략의 선택단계

1) Packaging

(1) 의미

- 시스템을 구현단위로 나누는 의사 결정과 그에 따른 행위들의 집합

(2) Packaging 하는 이유

- 전체 시스템이 하나의 설계 구조로 변환되기에 너무 복잡
- 전체 모듈 구조를 한 번에 주기억 장치에 내장시키는 것은 비합리적
- 입출력 자료들 사이에는 비동기(asynchronous)적인 관계
- 서브시스템들 간에는 수행주기의 차이가 있음
- 감사, 보안, 복구 등의 요구 사항이 존재

(3) Packaging 수행시 고려사항

- Packaging의 응집도 보존
- Packaging 간의 결합도 최소화
- 유연성 유지
- 재원의 효율성

2) 구현

(1) 구현의 의미

- 구현은 설계단계에서 생성된 구조도 및 시스템 설계 명세서를 근거
  - 구현할 모듈을 선택한 후 코드를 작성하고 테스트함

(2) 시스템 구현 방법

① 전통적 접근법

㉠ 단위테스트 수행

- 각각 따로 작성하고 테스트 디버깅

㉡ 서브시스템 테스트 수행

- 시스템의 모든 단위 디버깅 후 모든 단위를 서브 시스템으로 구성
  - 각각 테스트하고 디버깅

㉢ 시스템 통합 수행

- 서브 시스템 결합

㉣ 시스템 분해 수행

- 완전한 시스템을 테스트하고 디버깅

② 점진적 접근법 : 전통적 접근법 보다 더 효과적인 방법

㉠ 하향식 접근법(Top-Down)

- 구조도에서 모형 모듈을 갖는 최상위 모듈을 가장 먼저 수행
  - 점차적으로 하위모듈 순으로 수행해 나가는 기법

㉡ 상향식 접근법(Bottom-up)

- 구조도상에 있는 가장 하단 모듈로부터 시작
  - 점점 상단모듈로 구현해 가는 방식

㉢ 절충식 접근법

- 시스템의 상단 반쪽을 하향식으로 수행
  - 시스템의 하단 반쪽을 상향식으로 수행하여 중간에서 만나는 방식

3) 최적화

- 효율적인 체계를 구현하는 것보다 구현된 체계를 효율적으로 개선

- 단순성 추구, 최대의 응집도, 최소의 결합도 유지
- 성능 평가에 문제가 되었을 경우에만 시스템을 최적화
- 최적화할 가치가 있다고 판단되는 부분만 개선

중요 내용

◑ 모듈 응집도 순서
- 논리성(낮음) → 절차성 → 순차성 → 함수성(높음)

◑ 효과적인 모듈화 설계 방안
- 응집도 높임 / 최소의 결합도 / 단순성 추구

◑ 통신성 응집도
- 모듈의 응집도에서 모듈의 모든 수행요소들
  - 자료구조 영역에서 집중되어 있을 경우 응집도 존재

7 시스템의 개요

7.1 시스템의 정의

- 시스템은 특정한 목적을 가지고 이것을 달성하기 위해 그 시스템
  - 구성하고 있는 여러 기능 요소가 서로 유기적으로 결합된 집합체
- 하드웨어 시스템과 소프트웨어 시스템으로 표현
- 하드웨어 시스템이라면 컴퓨터 시스템을 지칭
- 소프트웨어 시스템이라면 개발이 요구되는 업무 시스템을 의미

7.2 시스템의 특성

1) 자동성

- 처리를 순서화하고 표준화함에 따라 시스템 자체의 판단이나 선택
  - 가능하게 되며 효율을 높일 수 있을 것

2) 목적성

- 시스템은 반드시 명확한 목적을 가질 것

3) 종합성

- 다른 관련시스템과의 상호의존관계 및 각 부분별 하위시스템들
  - 전체 시스템의 일부로서 기능의 계통성과 시스템 전체의 조화
  - 도모하는 성질을 말함

4) 제어성

- 정해진 규정이나 한계 또는 궤도로부터 이탈되는 사태나 현상의 발생
  - 사전에 감지하여 그것을 바르게 수정해 가는 것

7.3 시스템의 성립요건

- 목적을 반드시 갖고 있을 것
- 기능과 구조
  - 목적을 달성하기 위하여 기능이 필요
  - 기능이란 무엇을 수행하기 위한 능력(activity)을 말함
  - 이것을 행하기 위해서는 구조가 필요

7.4 시스템의 기본적 요소

1) 입력(Input)

- 처리를 위해 필요한 자료나 자세한 사항
  - 시스템 외부로부터 넣어 주는 작업

2) 출력(Output)

- 조건에 따라 처리된 결과를 시스템 외부로 나타내는 작업

3) 처리(Process)

- 결과를 도출하기 위해 입력된 자료를 조건에 따라 처리
- 프로세스(Process) 설계
  - 입력 정보와 파일 정보를 토대로 필요한 출력 정보를 얻기까지
  - 과정에 대한 설계

4) 제어(Control)

- 목표를 달성하기 위해 전체의 처리 과정을 통제하는 기능

5) 피드백(Feedback)

- 처리된 결과를 평가하여 불충분할 경우
  - 목적 달성을 위해 다시 입력하여 반복 처리하는 기능

표 12-8 시스템의 특성 및 요소

시스템의 특성	시스템의 기본 요소
• 목적성 / 자동성 • 제어성 / 종합성	• 입력 / 처리 / 출력 • 제어 / 피드백

7.5 시스템 개발방법

1) 축차적 방법

- 현행 시스템의 분석을 통해 시스템의 문제점을 찾아냄
  - 그 문제점을 해결하고 보다 개선된 시스템으로 바꾸는 방법
  - 기존시스템이 존재할 경우의 개발방법

2) 규범적 방법

- 기존의 시스템이 존재하지 않을 경우
- 새로운 목표에 따라 시스템 개발
- 개발 순서
  - 계획 → 설계 → 작성 → 운용단계
  - 점진적으로 개발되는 방법

7.6 시스템 개발 단계

1) 시스템 조사

- 시스템의 도입 목적을 어떻게 효과적으로 달성할 것인가 하는 작업
  - 첫 단계로 시스템 개발에 필요한 정보를 수집하는 것

(1) 기초조사

- 새로운 시스템을 개발할 것인지
- 개선된 시스템으로 할 것인지에 관한 내용을 조사
- 조사방법
  - 자료조사, 관찰(현장) 조사, 질문서 조사, 면담조사

(2) 타당성 분석

- 법적 타당성, 경제적 타당성, 기술적 타당성

2) 시스템 분석

- 시스템 조사에서 얻은 자료를 기초로 해서 사용자의 요구사항을 파악
  - 업무를 분석

(1) 기능 분석

- 현행 시스템의 이해, 전산화의 필요사항과 기대 파악
- 전산화의 문제점 파악, 환경 특성에 대한 이해
- 목적과 기능의 명확화, 적용 업무의 선정

(2) 예비 설계

- 가용자원의 확인, 제약 조건의 정리, 적용 기법 선정
- 시스템 구상의 입안

(3) 비용 효과 분석

- 대체안의 작성, 전산화 비용의 견적 및 효과의 계수적 파악
- 대체안의 평가

(4) 시스템 분석가

- 소프트웨어 시스템에 관한 분석, 설계, 개발, 구현 및 운용의 전 과정
  - 이에 책임을 지고 주도적 역할을 담당하는 컴퓨터 전문가

(5) 시스템 분석가가 갖추어야 할 능력과 자질

- 전문가적 견지에서 컴퓨터 지식 갖추고 있을 것
- 소프트웨어의 대상이 되는 프로젝트에 관한 폭 넓은 지식을 갖출 것
- 프로젝트 개발과정에서 다양한 직종 및 계층의 사람들과 대화
  - 이로 문제 해결에 이르는 길을 모색하게 되므로 합리적인 사고
  - 원만한 인격을 갖추도록 노력할 것

3) 시스템 설계

- 시스템 조사, 시스템 분석의 결과를 따라 시스템의 구조나 구성 요소
  - 결정하는 단계로 시스템 설계 명세서를 작성함

(1) 기본 설계 : 개요 설계

- 시스템의 전반적인 상황을 개략적으로 표현하는 설계 작업
- 코드 설계 → 출력 설계 → 입력 설계 → 파일 설계 → 프로세스 설계

(2) 상세 설계

- 기본 설계를 바탕으로 각 모듈의 논리적인 절차를 확정함
  - 구체적이며 세부적으로 표현하는 설계 작업
- 코드 설계 → 입력 설계 → 출력 설계 → 파일 설계 → 프로그래밍 설계

4) 시스템 구현

- 시스템 설계 명세서 가짐
  - 컴퓨터가 인식할 수 있는 코드로 작성하는 과정

(1) 코딩

- 설계 명세서를 실제화하여 소프트웨어로 작성하는 단계
  - 프로그래밍이라고 함

(2) 모듈 테스트

- 하나의 모듈에 대한 정확성을 조사하는 것으로 단위 테스트라고도 함

(3) 디버깅

- 모듈 테스트에서 오류가 발견되면 그것을 찾아 수정하는 작업

5) 시스템 테스트

- 시스템 개발 전체 과정에 대하여 체계적으로 점검하는 검사 작업
  - 테스트 종류에는 성능테스트, 실용성 테스트, 완성 테스트
  - 안전성 테스트 등

6) 유지 보수

- 오류들이 수정되고 적합성 여부가 결정됨
  - 소프트웨어 변경이 이루어지는 단계
- 테스트가 완료된 시스템을 설치하여 사용자에게 인도된 후
  - 발생하는 여러 가지 변동사항이나 오류를 수정하여 시스템의 생명
  - 연장하는 관리 작업
- 유지 보수 종류는 결함의 원인을 제거하는 하자 보수
  - 새로운 기능을 추가하는 완전 유지 보수
  - 변환된 환경에 적용될 수 있도록 하는 적응 유지 보수
  - 유지보수성과 신뢰성을 향상을 위한 예방 유지 보수가 있음

시스템 관련 중요 내용

◑ 피드백(Feed Back)
- 시스템의 기본 요소 중 처리결과를 평가하여 불충분한 경우
  - 목적 달성을 위해 반복 처리하는 요소

◑ 시스템 개발방법 : 규범적 방법
- 기존의 시스템이 존재하지 않을 경우
  - 새로운 목표에 따라 시스템을 개발하려고 할 경우
  - 채택되는 개발 방법

◑ 시스템 설계 : 기본설계
- 코드 설계 → 출력 설계 → 입력 설계 → 파일 설계 → 프로세스 설계

7) 시스템의 유형

(1) 정형적 시스템과 확률적 시스템

- 정형적인 시스템은 작업 순서가 정해져 있어 결과 예측 가능
  - 확률적(동적) 시스템은 결과를 미리 예측하기 어려움

(2) 폐쇄 시스템과 개방 시스템

- 폐쇄 시스템은 주위 환경과 물리적인 작용없이 닫혀 있어 환경 변화
  - 받아들일 수 없고 개방시스템은 주위 환경 변화에 적응함
  - 환경에 따라 변화되는 시스템

(3) 기계 시스템과 인간 시스템

- 기계 시스템은 정형적이며 폐쇄적인 성격을 갖고 있음
  - 인간 시스템은 확률적이며 개방시스템의 성격을 갖음

8 코드 설계

8.1 코드의 의미

- 코드란 본래의 데이터 항목, 명칭을 사용목적에 따라 식별하기 위한 약호
  - 부호 또는 기호라 말할 수 있음
  - 데이터를 처리함에 있어 표준화, 체계화, 간소화를 위해 필요

8.2 코드의 특성

- 코드 체계를 설계하는 목적이나 코드체계에 있어 요구되는 특성
  - 적은 자리수로 많은 데이터 항목을 표현
  - 개별코드는 고유한 특성을 가져야 하며 획일적이어야 함
  - 정렬의 편이성을 갖는 등, 데이터 처리의 효율을 높일 수 있어야 함
  - 데이터 항목의 증감에 따른 융통성이 있어야 함

- 컴퓨터 또는 다른 기계에 의한 처리를 편리하게 해야 함
- 사람이 알기 쉽도록 함

8.3 코드의 종류

1) 일련번호식 코드(Serial numbering code)

- 발생순, 크기순, 방향순에 따라 코드를 부여하는 단순한 방법

2) 구분코드(Block code)

- 코드화 대상 사용의 총수를 미리 파악해 발생순, 크기순의 블록
  - 나누어 코드를 부여하는 방법

3) 그룹 분류식 코드

- 대분류, 중분류, 소분류 등 각 분류별로 행수를 구성
  - 최하행에 개개의 대상을 나타냄

4) 표의 숫자식 코드

- 중량, 용량, 면적, 거리 등의 물리적 수치를 직접 코드에 적용시키는 방법

5) 십진 분류식 코드(Decimal code)

- 코드화 대상 사물을 일정한 소속으로 분류
  - 같은 방법으로 중분류, 소분류하여 코드를 부여하는 방법

6) 연상식 코드

- 숫자나 문자를 조합해서 나타내는 것
  - 어떤 기억을 할 수 있도록 표시한 코드

7) 약자식 코드

- 습관적으로 사용하는 약자를 코드화 한 것

8) 말미식 코드

• 코드의 맨끝자리수에 의미를 부여한 코드

9) 영숫자 대조식 코드

• 문자를 2항 숫자로 나타낸 코드

10) 합성코드

• 이 코드는 어떤 종류의 코드와 조합을 이루어서 만들어진 코드

8.4 코드 설계 순서

1) 코드화 대상의 결정

• 데이터처리의 체계화, 효율화 및 표준화 위해 코드화해야 할 항목들 선정

2) 코드화 목적의 명확화 및 대상 확인

• 대상이 되는 데이터 항목의 성격 및 금후의 변화량 등을 감안
  – 코드대상 확인함

3) 사용범위 및 기간 결정

• 설계된 코드가 사용되는 영역이 어떤 범위인지
  – 전체 시스템에 공통적으로 사용되는 것인지
  – 부분 시스템에서만 사용되는 것인지
  – 사용기간은 한번 결정된 사항이 지속적으로 사용되는가
  – 환경의 변화에 따라 변동될 수 있는가에 따른 속성을 설정

4) 코드화 대상의 특성 분석

• 코드화 대상 항목에는 각각이 지니고 있는 특성이 있음
• 이러한 특성을 고려하지 않는다면 처리에 적합하지 않거나
  – 새로운 시스템 운용시 바로 문제점이 발생하는 경우가 있음

5) 코드화 방식 결정

- 코드화 체계, 체트디지트의 사용여부, 자릿수, 코드화를 위한 요령 등 결정

표 12-9 코드의 특징 및 설계 순서

코드의 특징	코드의 설계 순서
• 고유성 / 획일성 • 최소 자리수 / 효율성 • 표의성 / 융통성 • 컴퓨터 처리 편리성	• 코드화 대상의 결정 • 코드화 목적의 명확화 및 대상 확인 • 사용범위 및 기간 결정 • 코드화 대상의 특성 분석 • 코드화 방식 결정 • 코드의 문서화

6) 코드의 문서화

- 코드를 보다 효율적으로 관리하기 위해 문서화는 필요
- 코드의 설정 기준서, 코드표, 코드대장을 작성
  - 코드의 추가, 삭제, 정정 등에 적절히 대응할 수 있음

코드의 중요 내용

◑ 코드의 의미
- 코드란 본래의 데이터 항목, 명칭을 사용목적에 따라
  - 식별하기 위한 약호
  - 부호 또는 기호라 말할 수 있음
  - 데이터를 처리함에 있어 표준화, 체계화, 간소화를 위해 필요

◑ 구분 코드(Block code)
- 코드화 대상 사용의 총수를 미리 파악함
  - 발생순, 크기순으로 블록으로 나누어 코드 부여
- 십진 분류식 코드(Decimal code)
  - 코드화 대상 사물을 일정한 소속으로 분류
  - 같은 방법으로 중 · 소분류하여 코드 부여

9 입출력 설계

9.1 출력 설계

- 출력 설계는 우선 정보 사용자의 입장에서 필요한 정보가 무엇인지

- 그 정보가 언제 필요로 하는가를 파악

1) 출력 설계의 기준

(1) 출력정보의 내용

- 출력 정보의 내용을 어떻게 출력 매체에 표현
  - 이용자에게 제공할 것 인가에 관한 설계로
  - 출력 정보 항목의 선택, 배열 순서, 자리수 크기, 정확성 체크방법 등
  - 결정되어야 함

(2) 출력 정보의 매체화

- 처리 결과를 이용자가 요구하는 매체에 기록하는 것
  - 이용자의 입장에서 이해하기 쉬운 매체가 무엇인가를 고려해야 함
- 출력매체로는 프린터를 이용한 인쇄출력과 CRT 모니터를 이용
  - 화면 출력이 있음
- 화면출력의 경우는 터미널에서 임시적 자료의 조회를 할 경우
  - 주로 이용되며 인쇄 출력이 대부분

(3) 출력정보의 분배

- 정보처리 결과로서 작성된 출력정보는 일반적으로 출력정보의 작성 장소
  - 그 정보를 이용하는 장소가 다르기 때문에 어떤 경로를 거쳐
  - 이용자에게 배포되는지 확실하게 해두어야 함

(4) 출력정보의 이용

- 출력정보명, 출력 목적, 이용자와 이용경로 및 이용시기
  - 기밀성 유무 등을 고려하여 출력정보의 이용체계를 확립함

2) 출력 보고서 설계

- 출력보고서 설계시 고려 사항
  - 보고서의 이용자는 누구, 이용 목적은 무엇, 보고서의 양, 이용시기
  - 보관방법, 복사매수, 보고서 작성 장치 등

9.2 입력 설계

1) 원시전표 설계

(1) 전표기입 측면에서 고려 사항

- 가능한 한 기입량을 적게 함
- 일정한 순서에 따라 차에로 기입될 수 있게 함
- 기입상 혼란을 야기시킬 수 있는 경우에는 전표상에 기입요령을 부착함

(2) 전표화일 관리측면에서 고려 사항

- 컴퓨터의 규격을 표준화함
- 인쇄의 색은 전표의 종류에 따라 구별이 쉽게 되도록 함
- 종이의 질이나 두께를 규격화하여 관리가 용이하게 함

2) 입력 매체 설계

(1) 키보드입력 방식

- 키 투 테이프 또는 키 투 디스크 방식이라 함
- 오페레이터가 원시전표를 보면서 키보드를 이용
  - 자기테이프나 자기 디스크에 입력시키는 방법을 말함

(2) 마크시트와 마크카드

- 마크에 의한 방식을 보통 OMR이라 부름
  - 문자에 의한 방식은 MICR, OCR 방식이 있음

3) 데이터 입력 방식

(1) 집중 매체화 시스템

- 집중매체화 입력 시스템은 주로 일괄처리의 경우가 그 예
  - 일정시간 단위로 데이터를 수집하여 입력시키는 방식

(2) 분산 매체화 시스템

- 자료가 발생한 시점에서 데이터의 입력이 이루어질 수 있도록 하는 방식
- 발생한 데이터를 전표상에 기록하고 일정한 시간 단위로 일괄 수집
  - 전산부서에서 입력매체에 수록하는 입력 방식
- 분산처리시스템의 장점
  - 보안이 용이

(3) 회귀 데이터 시스템

- 컴퓨터의 출력 정보를 그대로 재 입력정보로 사용하는 시스템

(4) 직접 입력 시스템

- 입력 데이터의 매체화를 위하여 직접입력할 수 있는 형태
  - OMR, OCR, MICR 형태로 만들어 이용함

(5) 온라인 단말기에 의한 입력

- 원격시에는 컴퓨터에 연결된 터미널에서 데이터의 발생
  - 동시에 데이터를 입력시키도록 구성된 방식

입출력 설계 중요 내용

◐ **출력정보 이용 설계시 고려사항**
- 기밀성 유무 / 이용자와 경로 및 이용시기
- 출력 정보명 / 출력 목적

◐ **데이터 입력 방식**
- 분산 매체화 시스템
  - 발생한 데이터를 전표상에 기록, 일정한 시간 단위로 일괄 수집
  - 전산 부서에서 입력매체에 수록하는 입력방식
- 분산처리시스템의 장점
  - 보안이 용이

10 파일 설계

10.1 파일의 개념

1) 필드(Field)

- 개체 내의 특징이나 성질을 표현하는 항목(item) 또는 속성을 의미
- 명칭이 부여되고 형태와 자릿수를 갖게 됨
- 파일 내의 정보를 표현하는 가장 작은 단위

  예) 학번, 성명, 연령, 주소, 전화번호, 성별 등

2) 레코드(record)

- 속성의 집합으로 개체를 의미하며 여러 가지 표현 방식이 존재

(1) 논리레코드

- 프로그램에서 입출력하는 단위로 취급되는 레코드

(2) 물리레코드

- 컴퓨터가 한번에 입출력하는 단위로 취급되는 레코드

(3) 블록킹(blocking)

- 논리레코드를 모다 물리레코드를 구성하는 작업
- 블록킹하는 이유
  - 실행 비용 절약
  - 입출력시 시간 절약
  - 물리적인 레코드의 기억 용량 절약

(4) 레코드 형식

- 고정길이 비블록화 레코드(fixed length unblocking record)
- 고정길이 블록화 레코드(fixed length blocking record)
- 가변길이 비블록화 레코드(variable length unblocking record)
- 가변길이 블록화 레코드(variable length blocking record)

3) 파일(file)

- 같은 집단으로 처리되는 공통된 레코드 개체들의 집합
  예) 인사 파일, 급여 파일, 재고 파일 등

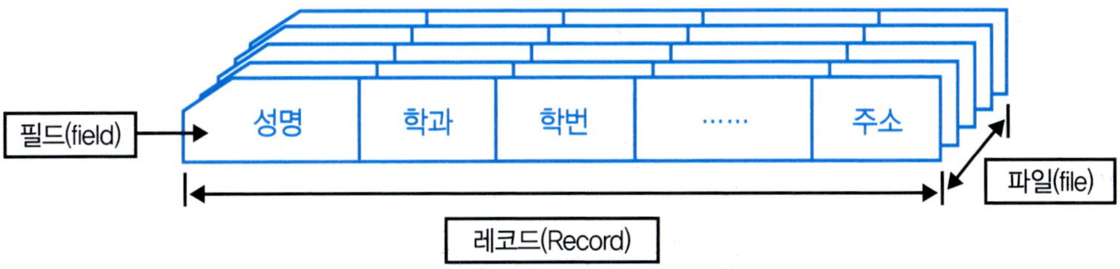

그림 12-1 필드 · 레코드 · 파일의 구성

- 필드 : 성명, 학과, 학번 등 항목/속성
- 레코드 : 필드/항목의 집합
- 파일 : 레코드의 집합

10.2 파일(File)의 분류

1) 매체의 분류

- 자료를 저장하는 매체에 따라 파일을 구분
  예) 카드 파일, 디스크 파일, 테입 파일 등

2) 용도의 분류

- 저장된 자료가 어떤 내용인지에 따라 구분

(1) 데이터 파일

- 마스터 파일, 트랜잭션 파일, 기록 파일, 요약 파일, 트레일러 파일
- 갱신
  – 마스터 파일을 트랜잭션 파일로 변경하여 새로운 마스터 파일을 만듬

(2) 프로그램 파일

- 제어 프로그램, 처리 프로그램

(3) 워크 파일

- 작업 파일(working file), 중간 임시 파일(temporality file)
- 체크포인트 파일

3) 편성의 분류

(1) 순편성 파일(Sequential organization file)

- 논리적인 순서에 따라 순차적으로 레코드를 기록
- 특정 레코드를 삭제할 경우 시간 낭비가 가장 심한 파일

(2) 색인 순편성 파일(Indexed sequential organization file)

- 순서적 처리와 임의 처리가 모두 가능

  예) 트랙 인덱스, 실린더 인덱스, 마스터 인덱스

(3) 임의편성 파일(Random organization file)

- 순차 처리, 임의 처리가 모두 가능하지만 주로 임의적 직접 처리에 사용

10.3 파일 설계의 순서

- 파일 작성 목적을 확인
- 파일 항목의 검토
- 파일의 특성을 검토
- 파일 매체의 검토
- 파일의 편성법을 검토

파일 중요 내용

◐ 파일(File)

- 레코드(record) 개체들의 집합

◐ 파일의 기능에 따른 분류

- 마스터 파일, 트린잭션 파일

◐ 블로킹(blocking)하는 이유
- 실행 비용 절감 / 입출력시 시간 절약
- 물리적인 레코드의 기억 용량 절약

◐ 파일 편성 방법
- 순편성 파일(sequential organization file)
  - 특정 레코드를 삭제할 경우
  - 시간 낭비가 가장 심한 파일 편성법
- 색인 순편성 파일(indexed sequential organization file)
  - 트랙 인덱스 / 실린더 인덱스
  - 마스터 인덱스
- 임의편성 파일(random organization file)

◐ 갱신
- 마스터 파일 → 트랜잭션 파일로 변경
  - 새로운 마스터 파일 만듬

11 프로세스와 프로그램 설계

11.1 프로세스 설계

1) 프로세스 설계의 의미

- 입력 자료와 파일 정보를 가짐
  - 출력정보를 얻을 때까지의 과정에서 처리의 흐름과 정보의 흐름
  - 명확하게 하는 것을 프로세스 설계라 함

2) 흐름도의 의미

- 흐름도는 시스템의 상태 및 구성요소나 기능 등의 순서
  - 일정한 기호나 도형으로 표시한 것
  - 대상 전체를 논리적으로 이해하는데 도움 줌
- 흐름도
  - 블록챠트, 시스템 흐름도, 프로세스 흐름도, 프로그램 흐름도

3) 데이터 프로세스의 기본형식

- 데이터 처리를 분류하여 몇가지 기본형식으로 분류
  - 매체변환, 정렬, 합병, 조합, 갱신, 분배, 생성, 보고서 작성 등

4) 프로세스 설계시 유의사항

- 정보의 양과 질에 유의
- 분류 처리는 될 수 있는 대로 적게 함
- 하드웨어의 구성 및 소프트웨어의 처리 능력을 고려

5) 에러 검증

- 신뢰성 있는 정보를 제공하기 위해서는 발생한 사실
  - 하나의 데이터라도 정확하게 입력시키는 것이 절대적인 조건
- 데이터 발생으로부터 입력, 처리에 이르기까지 사람이 개입되어 있는 한
  - 에러는 있을 수 있음
- 이들에서의 검증은 여러 단계에서 검토될 수 있음
  - 컴퓨터의 입력 및 처리 단계에서의 검증은 다음과 같음

(1) 컴퓨터의 입력단계에서의 검증

- 수치 검사(numeric check)
- 형식 검사(format check)
- 한계 검사(limit check)
- 순서 검사(sequence check)
- 논리 검사(logic check)
- 일치 검사(matching check)
- 균형 검사(balance total check)
- 체크디지트 검사(check digit check)

(2) 컴퓨터 처리 단계에서의 검증

- 중복레코드 검사(double record check)
- 불일치 레코드 검사(unmatch record check)

- 음수–양수 검사(lus–minus check)
- 이상치 검사(over–flow check)
- 불능–부정 검사(impossible check)

11.2 프로그램 설계

1) 프로그램 설계서의 필요성

- 프로그램 설계서에 의해 기대할 수 있는 효과는 다음과 같음
  - 프로그래머의 신상변동이 발생했을 경우 문제 방지 가능
  - 공통작업이 용이
  - 시스템의 수정, 변경, 유지보수가 간단하게 이루어짐
  - 컴퓨터 기종변경이 있을 때 프로그램 변환이 용이하며 생산성이 향상됨
  - 교육 훈련이 효율적으로 진행
  - 비용이 절감되며 장기계획을 수립할 수 있음
  - 운영관리 용이하고 각 부분별 책임범위가 명확해짐

2) 프로그램 설계서의 구성

- 프로그램 설계서는 시스템 분석사가 작성하는 것을 원칙으로 해야 함
  - 작성된 설계서는 프로그래머에 의해 프로그램이 작성
  - 후에 연산(operator)에 의해 처리되므로 상세히 설계되어야 함

3) 프로그램 테스트

(1) 프로그램 작성시 주의사항

- 다음의 경우는 시스템 분석가와 상의를 걸쳐야 함
  - 특수한 기법을 사용해야 할 경우
  - 처리시간이 예상외로 많이 걸리는 등 문제가 있을 경우
  - 프로그램설계를 변경할 필요가 있을 경우
  - 시스템 프로그램 또는 하드웨어 제한에 저촉될 경우

(2) 테스트 구분

- 프로그램의 테스트는 개별 프로그램단위로 이루어지는 단위테스트
- 연관된 프로그램들을 계통적으로 테스트하는 결합테스트
- 전체 시스템을 대상으로 하는 종합테스트 등으로 구분됨

프로세스 중요 내용

◐ 프로세스 설계
- 입력 · 파일정보를 토대로 필요한 출력 정보를 얻기까지 과정 설계

◐ 프로세스 설계시 유의사항
- 정보의 양과 질에 유의
- 분류 처리는 될 수 있는 대로 적게 함
- 하드웨어의 구성 및 소프트웨어의 처리 능력을 고려

12 시스템 평가와 문서화

12.1 시스템 평가

1) 기능평가

- 시스템이 사용자가 원하는 목표대로 기능을 잘 수행하는지 검토
- 설계된 내용이 업무를 잘 수행할 수 있는 기능을 갖추었는지에 따라
  – 처리 능력, 신뢰성 평가가 이루어짐
- 처리시간 평가
  – 인력, 추정 및 컴퓨터에 의한 계산

2) 성능평가

- CPU의 처리 속도 및 메모리 용량
- 입출력 장치의 속도
- 파일 편성 방법 및 접근 방법
- 파일 장치의 속도
- 프로그램의 구조와 사용 언어

3) 신뢰성 평가

- 시스템 전체의 가동률
- 시스템 구성요소의 신뢰도
- 신뢰성 향상을 위해 시행한 처리의 경제적 효율성

(1) MTBF(Mean Time Between Failure) : **평균 고장 시간**

$$\bullet\ \text{MTBF} = \frac{\text{작업한 시간의 총수}}{\text{작업한 횟수}}$$

(2) MTTR(Mean Time To Repair) : **평균 수리 시간**

$$\bullet\ \text{MTTR} = \frac{\text{수리한 시간의 총합}}{\text{고장난 횟수}}$$

(3) 신뢰율(Reliability)

$$\bullet\ \text{신뢰율} = \frac{\text{작업한 시간의 합}}{\text{시스템의 전체가동시간}} = \frac{\text{MTBF}}{\text{MTBF} + \text{MTTR}}$$

12.2 문서화(Documentation)

- 문서화는 시스템의 분석, 설계, 개발의 전과정을 통해 사용되었던 각종
  - 자료를 체계적으로 정리해 놓은 것
- 이는 시스템을 유지 보수해 나가는데 절대적으로 필요
  - 효율적으로 관리가 되어야 함

1) 문서화의 목적

- 시스템을 관리하기 위한 수단
- 업무간의 통신 수단
- 교육과 참고 문헌
- 품질 보증, 유지 보수, 개발 감리 정보를 제공
- 시스템 개발 방법 및 순서의 표준화

2) 문서화의 규칙

- 프로그램 자체로서 보고서의 기능을 수행할 수 있도록 함
- 다른 프로그램을 작성하기 위한 지침서로 사용
- 형식을 표준화하여 개발 작업을 용이하게 함
- 누구나 이해하기 쉽고 유지 보수가 용이하게 함
- 표준화를 통해 수정 및 관리에 따른 유지 보수가 용이하게 함
- 지침서 및 흐름도 규정을 정해 통일성있게 프로그램을 작성할 수 있게 함

3) 문서화의 분류

- 시스템 분석 문서화
- 시스템 설계 문서화
- 시스템 개발 문서화
- 시스템 관리 문서화

시스템 평가 방법 중요 내용

◐ 시스템 평가 방법
- 기능 평가 / 성능평가 / 신뢰성 평가

◐ 처리시간 평가
- 인력, 추정 및 컴퓨터에 의한 계산

예상문제

1. 소프트웨어 생명주기의 역할로 옳지 않은 것은?

① 단계별 종료시점 명확하게 함
② 문서화가 충실한 프로젝트 관리 가능
③ 사상, 개념, 의사, 명령을 표현하게 함
④ 프로젝트 개발 계획 수립할 수 있는 골격이 됨

2. 소프트웨어 제품의 대화식 프로그램 개발에 적합한 방식은?

① 객체지향 설계방법론
② 중앙식 설계방법론
③ 자료중심 설계방법론
④ 시간적 설계방법론

3. 소프트웨어공학 기법과 차별화될 수 있는 객체지향으로 옳지 않은 것은?

① 상속성 ② 다형성
③ 지속성 ④ 캡슐화

4. 소프트웨어 생명주기 중 시간 소요와 비용 차지가 많은 단계는?

① 실행단계 ② 분석단계
③ 기본설계 단계 ④ 운용 및 유지보수 단계

5. 각 단계가 끝난 후 결과물이 명확히 나와야 하는 하향적 접근방법은?

① 나선형 모델 ② 폭포수 모델
③ 원형모델 ④ 객체지향적 모델

6. 구축하고자 하는 시스템의 요구사항이 불명확한 경우의 적절한 개발방법은?

① 나선형 모델 ② 폭포수 모델
③ 원형모델 ④ 객체지향적 모델

정답 1. ③ 2. ① 3. ③ 4. ④ 5. ② 6. ③

예상문제

7. 폭포수 모델과 원형 모델의 장점에 위험분석을 추가하여 만든 소프트웨어 개발 방법론은?

① 나선형 모델　② 폭포수 모델
③ 원형모델　④ 객체지향적 모델

8. 시스템의 기본적인 특성으로 옳지 않은 것은?

① 종합성　② 목적성
③ 지속성　④ 제어성

9. 시스템의 기본 요소로 옳지 않은 것은?

① 피드백　② 제어
③ 처리　④ 확장

10. 기존 시스템 부재시 새로운 목표에 따라 시스템 개발시 채택되는 개발 방법은?

① 규범적 방법　② 축차적 방법
③ 이론적 방법　④ 상향식 방법

11. 코드 설계 순서로 옳지 않은 것은?

① 사용범위 결정　② 코드화 대상 항목 선정
③ 대상의 확인　④ 코드화 인원수 결정

12. 시스템 설계시 포함되지 않는 것은?

① 파일설계　② 프로세스 설계
③ 출력 설계　④ 사전조사 설계

13. 효과적인 소프트웨어 프로젝트 관리에 해당되지 않는 것은?

① People　② Product
③ Problem　④ Process

정답　7. ①　8. ③　9. ④　10. ①　11. ④　12. ②　13. ②

예상문제

14. 출력정보의 이용에 관한 설계시 고려되지 않는 사항은?

① 이용사용 ② 이용경로
③ 이용시기 ④ 출력정보명

15. 소단위 명세서 작성도구로 옳은 것은?

① 의사결정도 ② 구조적 단어
③ 반복결정률 ④ 의사결정률

16. 시스템을 평가하는 방법으로 옳지 않은 것은?

① 성능 평가 ② 효율성 평가
③ 기능 평가 ④ 신뢰성 평가

17. 특정 레코드 삭제시 기간 낭비가 가장 심한 파일 편성법은?

① Sequence file ② Random file
③ Indexed sequential file ④ Mast file

18. 분석 단계 결과를 명세화시 이용되는 구조적 분석 도구가 아닌 것은?

① 자료사전 ② 자료제시
③ 소단위명세서 ④ 자료흐름도

19. 입력과 파일 정보를 기초로 필요한 출력 정보 얻기까지 과정의 설계는?

① 자료 설계 ② 파일 설계
③ 프로세스 설계 ④ 상향식 방법

20. 자료사전의 자료구성 요소로 옳지 않은 것은?

① 반복 ② 선택
③ 순서 ④ 결정

정답 14. ① 15. ③ 16. ② 17. ① 18. ② 19. ③ 20. ④

예상문제

21. 블록킹을 하는 이유로 옳지 않은 것은?

① 입출력시 시간 절약
② 실행 비용 절약
③ 물리적 레코드의 기억용량 절약
④ 분류 처리 절약

22. 도형방식, 총괄 및 상세 도표로 구성되는 설계 보조 수단은?

① HIPO ② PDL
③ N-S 챠트 ④ SDLC

23. 분산 매체화 시스템에 해당되지 않는 것은?

① 발생한 데이터 전표상에 기록
② 일정한 시간 단위로 일괄 수집
③ 컴퓨터 출력 정보를 재입력 정보로 사용
④ 전산부서에서 입력매체에 수록하는 입력방식

24. 객체중심설계가 지향하는 소프웨어 설계로 옳지 않은 것은?

① 단형성 ② 정보은폐
③ 메소드 ④ 캡슐화

25. 객체지향의 내용으로 옳지 않은 것은?

① 객체의 동작 지시는 메시지에 의해 수행
② 객체 지향의 특징은 정보은닉, 모듈화
③ 객체 지향 프로그래밍에서는 상호작용 안됨
④ 객체 중심에서 재 사용성의 기능 이용 가능

정답 21. ④ 22. ① 23. ③ 24. ① 25. ③

예상문제

26. Class가 하나의 메시지에 각 class가 가지고 있는 고유방법으로 응답가능한 능력은?

① 자료 설계 ② 파일 설계
③ 프로세스 설계 ④ 다형성

27. 모든 객체들은 더 큰 무엇의 멤버인가?

① 클래스 ② 상속성
③ 인스턴스 ④ 메시지

28. 객체중심설계에서 고유명사는 무엇을 표현하는가?

① 클래스 ② 메시지
③ 인스턴스 ④ 상속성

29. 모듈의 응집도가 낮은 것부터 높은 순서로 옳은 것은?

① 절차성 → 순차성 → 함수성 → 논리성
② 논리성 → 절차성 → 순차성 → 함수성
③ 절차성 → 순차성 → 논리성 → 함수성
④ 논리성 → 절차성 → 함수성 → 순차성

30. 효과적인 모듈화 설계 방안으로 옳은 것은?

① 결합도 최소 ② 응집도 최소
③ 예측성 높임 ④ 표준화 높임

정답 26. ④ 27. ① 28. ③ 29. ② 30. ①

제 13 장

프로그래밍 언어 및 자료 표현

Programming Language and Data Expression

- ▶ 프로그래밍 언어의 의미
- ▶ 프로그래밍 언어의 종류
- ▶ 자료 표현
- ▶ 명령어 형식

제 13 장

프로그래밍 언어 및 자료 표현

Programming Language and Data Expression

1 프로그래밍 언어의 의미

- 문제해결을 위해 인간과 컴퓨터의 의사소통을 가능하게 하는 인공적인 언어
- 프로그래밍 언어
  - 인간의 표현과 얼마나 유사한가에 따라 저급 언어 또는 고급언어로 구분

1.1 저고급 언어

1) 저급 언어

(1) 저급 언어의 종류

- 기계어, 어셈블리어

(2) 특징

- 컴퓨터의 주기억장치, 레지스터, 마이크로 프로세서
  - 입출력 포트와 같은 하드웨어의 직접적인 제어가 가능
- 하드웨어에 대한 전문적인 지식이 필요하므로 초보자에게는 어려움
- 고급 언어 보다 프로그램의 효율성 감소

2) 고급 언어

(1) 고급 언어의 종류

- FORTRAN, COBOL, Pascal, BASIC, C, C++, JAVA 등

(2) 특징

- 일상 언어에 쓰이는 단어나 표현을 적극적으로 이용
- 데이터를 저장하거나 읽을 경우
  - 하드웨어상의 구체적 번지(주소) 대신 변수 사용
- 하나의 명령으로 다수의 동작을 지시할 수 있음

(3) 고급 언어의 개발 목적

- FORTRAN(1957) : 수치 계산
- COBOL(1960) : 상업 자료 처리
- BASIC(1965) : 교육용 프로그램
- Pascal(1971) : 범용 및 교육용, 구조적 프로그래밍
- C(1974) : 시스템 프로그래밍
- C++(1983) : 범용 및 시스템 프로그래밍
- JAVA(1994) : 범용 및 인터넷 프로그래밍

표 13-1 저 고급 언어 비교

저급언어	고급언어
◐ 언어의 종류 • 기계어, 어셈블리어 ◐ 특징 • 컴퓨터 주기억장치/레지스터 – 마이크로 프로세서/입출력 포트 – 하드웨어의 직접적인 제어 가능 • 하드웨어의 전문적 지식이 필요 – 초보자에게는 어려움 • 고급 언어 보다 프로그램 – 효율성 감소	◐ 언어의 종류 • FORTRAN, COBOL, Pascal • BASIC, C, C++, JAVA 등 ◐ 특징 • 일상 언어에 쓰이는 단어나 표현 – 적극적으로 이용 • 데이터를 저장하거나 읽을 경우 – 하드웨어상의 구체적 번지(주소) – 대신 변수 사용 • 하나의 명령으로 다수의 동작 – 지시 가능

1.2 컴파일러(Compiler) 및 인터프리터(Interpreter) 언어

1) 컴파일러 방식

- 한 프로그램을 한꺼번에 번역한 후 실행하는 방식

2) 인터프리터 방식

- 명령어 단위로 한 행씩을 번역하면서 실행하는 방식

표 13-2 컴파일러 및 인터프리터 언어의 차이점

구분	컴파일러 방식	인터프리터 방식
번역방법	• 프로그램 전체 번역	• 명령어 하나씩 번역
장점	• 한번 번역한 후 실행 – 신속한 실행 속도	• 큰 기억장치가 필요 없음 • 번역과정이 비교적 간편
단점	• 프로그램 일부 수정시 – 전체를 다시 컴파일해야 하는 불편	• 반복문이 많으면 매 반복시 – 번역해야 하는 번거로움
결과물	• 목적 프로그램	• 실행 결과
적용 언어	• C, FORTRAN, COBOL, Pascal 등	• Lisp, Prolog, SNOBOL4 등

1.3 고급 프로그램의 전체 실행 순서

1) 소스 프로그램 작성

- 소스 프로그램은 프로그램 언어로 작성된 최초의 프로그램

2) 컴파일러에 의한 번역

- 컴파일이란 소스 프로그램을 기계어로 변환하는 과정
- 고급 프로그램 언어의 전체 실행 순서 중
  – 소스 프로그램 작성 다음의 실행 과정

3) 목적 프로그램 생성

- 목적 프로그램은 기계어로 변환된 프로그램

4) 로딩

- 메모리에 기계어 프로그램을 로딩(Loading)

5) 실행

- 프로그램 실행

6) 결과값 산출

- 결과값을 산출

2 프로그래밍 언어의 종류

2.1 1세대 언어

- 기계어만 사용 : 저급어
- 이진수로 되어 있어 직접 실행이 가능한 언어

2.2 2세대 언어

1) 어셈블리어

- 기계어를 기호화한 언어
- Hardware에 의존적이며 매우 신속한 성능 보임

2) FORTRAN

- 최초의 고급 언어
- 매우 단순하며 간결
- 실행 시간에 동적 배열이나 재귀 호출은 지원하지 않음
- 같은 기억장소에 다른 변수 이름을 가질 수 있음

2.3 3세대 언어

- 자연어에 가깝게 수준을 높어 사용하기 쉽게 만든 언어
- 인간중심언어

1) COBOL

- 컴퓨터 기종에 관계없이 프로그램을 작성하고 처리할 수 있음
- 사무처리 목적이기 때문에 파일처리 기법들이 강력

- 누구나 쉽게 작성할 수 있음
  - 누가 보아도 이해하기 편한 언어로 구성되어 있음
- 프로그램 효율이 떨어지고 프로그램 작성량이 많다는 단점

2) BASIC

- 초보자들의 쉽게 이용할 수 있음
- COBOL과 같이 대화체 언어이면서도 작업량은 적음
- Visual Basic 등의 형태로 계속 발전하고 있음
- 대부분의 운영체제에서 지원(프로그램 이식 용이)

3) C 언어

- 프로그래머 입장에서 개발된 매우 유연한 구조의 프로그램
- 대부분의 운영체제를 지원
- 고급 언어와 저급 언어의 특징을 둘 다 가지고 있음
- 모든 실행 단위가 함수로 구성되어 있음

(1) C 프로그래밍의 절차

- 문제의 정의 및 분석
- 알고리즘 작성
- 프로그램의 작성
- 프로그램 번역, 테스트, 수정
- 프로그램의 문서화, 유지보수

(2) C 프로그램의 구성요소

① C 프로그램

- C 프로그램은 하나 이상의 함수(function)로 구성

② 함수

- 함수는 하나 이상의 문장으로 구성

- 함수의 기본 형태

  함수이름( ){

  문장들 ;

③ C 프로그램의 기본 구성요소

- M( ) 함수는 필수적이며 한 프로그램에 하나만 존재
- 프로그램이 수행하는 하나의 동작, 문장 끝에 ;(세미콜론) 기호 사용
- 표준 라이브러리 함수(standard library function)
- 하나 이상의 함수로 구성
- 헤더 파일(header file)는 표준 라이브러리 함수들의 정보 제공

표 13-3 C 프로그래밍의 절차 및 구성요소

C 프로그래밍의 절차	C 프로그래밍의 구성요소
• 문제의 정의 및 분석 • 알고리즘 작성 • 프로그램의 작성 • 프로그램 번역, 테스트, 수정 • 프로그램의 문서화, 유지보수	• M( ) 함수는 한 프로그램에 하나만 존재 • 프로그램이 수행하는 하나의 동작 – 문장 끝에 세미콜론 사용 • 표준 라이브러리 함수 • 하나 이상의 함수로 구성 • 헤더 파일(header file) – 표준 라이브러리 함수들의 정보 제공

(3) 변수

- 프로그램에서 변수의 의미
  - 어떤 값을 저장할 수 있도록 이름이 붙여진 메모리
- C언어에서는 변수를 사용하기 위해 먼저 변수 선언을 하여야 함
- C언어에서 사용하는 변수의 형
  - 자료형에는 기본적으로 char, int, float, double, void가 있음
- 변수 선언시 그 변수가 저장할 자료형을 반드시 명시하여야 함

① 변수의 이름

- 영문자, 숫자, 밑줄문자(_)를 조합하여 구성
- 첫자는 반드시 영문자, 밑줄문자로 시작해야 함
- 예약어는 사용할 수 없음

- 대소문자로 구분
- 공백, 특수문자는 포함할 수 없음

② 5가지 기본 자료형 : 데이터 형

- char : 문자 데이터
- int : 부호있는 정수
- float : 실수
- double : 배정도 실수
- void : 값이 없음

(4) 순서도

- 컴퓨터가 문제를 해결하는 절차
  - 사용자가 이해하기 쉽게 작성한 것을 알고리즘이라고 함
- 순서도는 이러한 알고리즘을 시각적으로 표현하는 방법
- 프로그램을 개발하기 위해 우선 주어진 문제를 분석
  - 알고리즘으로 표현해야 하며 이를 위한 능력의 배양은 필수
- C언어와 같은 구조적 프로그램 언어
  - 순차 실행, 분기, 실행, 반복 실행과 같은 3종류의 프로그램 제어방식
  - 모든 문제를 해결
- 실행방식을 혼합해서 사용

표 13-4 변수의 의미와 이름

변수의 의미	변수의 이름
• 어떤 값을 저장할 수 있도록 이름 – 붙여진 메모리 • C언어에서는 변수를 사용 목적 – 우선 변수 선언을 해야 함 • C언어에서 사용하는 변수의 형 – 자료형의 종류 – char, int, float, double, void • 변수 선언시 – 그 변수가 저장할 자료형 – 반드시 명시하여야 함	• 변수의 구성 – 영문자, 숫자, 밑줄문자(_) – 조합하여 구성 • 첫자는 영문자/밑줄문자로 시작 • 예약어는 사용할 수 없음 • 대소문자로 구분 • 공백, 특수문자는 포함 못함

(5) 제어문

- 프로그램의 실행을 제어하여 실행순서를 변경시키는 명령어
- C언어의 제어문의 분류
- 조건분기문 : if문과 swithch문
- 반복문 : for문과 while문

① 조건분기문(A) : if 문

- if 문의 종류
  - 단일 if, 이중 if, 다중 if

㉠ 단일 if문

- if(조건식) 문장1;
- 조건식이 참이면 다음에 나오는 문장을 수행
- 거짓이면 수행하지 않음
- 이때 실행 문장은 단일 명령문이거나 여러 문장들이 될 수 있음
- 실행문장이 두문장 이상인 경우 반드시 중괄호{ }를 이용
  - 블록으로 묶어 줘야 함
- 조검식에는 거의 관계 연산자를 이용한 표현식이 사용

㉡ 이중 if문(if ~ else)

- if(조건문)
  문장2;
  else
  문장2;
- if 문은 특정 문장을 수행할 것인지 수행하지 않을 것인지 결정
- 그에 비해 if else 문은 선택적으로 문장을 수행하게 됨
- 만약 if 다음의 조건식이 참이면 문장 1을 수행
- 만약 조건식이 거짓이면 문장2를 수행
- 여기에서도 조건이 맞았을 경우 수행될 문장이 여러 개일 경우
  - 반드시 블록으로 묶어줘여 함

㉢ 다중 if 문 (if~else if ~ else)

- if(조건식1)

  실행문1;

  else if(조건식2)

  실행문2;

  else

  실행문3;

  실행문4;

- 조건식1이 참이면 실행문1을 수행
  - if문을 빠져나와 실행문4를 수행
  - 거짓이면 두 번째 조건식을 판별
- 두번째 조건식이 참이면 실행문2를 수행
- 수행순서는 실행문4로 넘어감
- 만약 조건식이 모두 맞지 않는 경우
  - else 다음 실행문3을 무조건 수행하고 실행문 4로 넘어감
  - 실행문4는 조건문에 관련된 수식이 아닌 단순한 순차문에 해당

표 13-5 순서도와 제어문

순서도	제어문
• 순서도는 알고리즘 – 시각적으로 표현하는 방법 • 이해하기 쉽도록 알고리즘 재구성 • 순차, 분기 및 반복 실행과 같은 방식	• 프로그램의 실행의 순서 – 변경시키는 문장 • C언어 제어문의 분류 – 조건분기문 : if문과 swithch문 – 반복문 : for문과 while문

② 조건분기문(B) : switch ~ case

- 하나의 조건에 의해 여러 가지 실행문 중
  - 한가지를 선택 실행할 수 있는 명령문
- switch(수식){

  case 값1;

  문장1; 문장2; 문장3;…문장n;

  break;

case 값2;

문장1; 문장2; 문장3; …, 문장n;

case 값n;

문장1; 문장2; 문장3; …, 문장n;

break;

default;

문장1; 문장2; 문장3;, …문장n;

- switch 문에서는 (수식)의 결과 값과 case 다음에 나오는 값과 일치시
  - 그 행으로 점프하여 그 다음에 나오는 문장들을 수행
- 각 case 다음에 나오는 값들을 항상 정수 상수여야 함
- 명령문들 다음에는 break 문이 올 수 있음
  - 이는 문장들을 수행하고 switch 문을 종료시켜 주는 역할을 함
- break 문이 없으면 그 다음 문장들을 계속 수행하게 됨
- default 다음에 나오는 문장
  - 수식의 값과 case 다음에 나오는 값들과 일치하는 값이 없을 경우
  - 수행하는 문장이며 default 다음에 break 문
  - 써주지 않아도 자동적으로 switch 문이 종료됨

③ 반복문(A) : for 문

- for 문은 크게 단일과 다중 for 문으로 분류

㉠ 단일 for 문

- for(초기식;조건식;증감식) 문장;
- 실행순서
  - 초기식을 수행하고 조건식을 판별
  - 참인 경우 실행문장 수행
  - 증감식 수행하고 조건식 판별
  - 참인 경우 실행문장 수행
  - 거짓인 경우 for 문을 빠져 나감
  - 증감식을 수행하고 조건식이 거짓인 경우까지 반복

㉡ 다중 for 문

- for(초기식1;조건식1;증감식1){

  문장;

  문장;

  }

  문장;

  }
- for문 안에 for문을 하나 이상 포함하는 경우
  - 안쪽 for 문은 바깥 for문에 포함되어야 함
- 바깥문 for문이 한번 수행될 때마다
  - 안쪽 for문은 초기식값부터 조건식에 만족하는 동안 반복 수행됨

④ 반복문(B) : While 문

- while 문의 분류
  - 일반 while 문
  - do ~ while

㉠ while 문

- while(조건식){
- 문장;

  }
- 조건식에 만족하는 동안 { } 안의 문장을 반복 수행
  - 만족하지 않으면 while 다음 문장을 수행
- while(1) 문 : 무한대 반복 수행
- while(0) 문 : 한번도 수행하지 않음

㉡ do ~ while 문

- do{
- 문장;)while(조건식);
- { } 안의 문장을 무조건 한번 수행 후

– 조건식이 만족하는 동안 { } 안의 문장을 반복 수행

4) C++

- 시스템 프로그래밍에 적합한 언어
- C언어의 유연성을 유지하면서 객체지향적 언어의 편리성 갖고 있음
- 기존의 C언어로 개발된 프로그램을 수정없이 그대로 사용할 수 있음
- C언어에 익숙한 개발자는 금방 적응이 가능
- 대부분의 운영체제를 지원

표 13-6 조건분기문과 반복문

조건분기문	반복문
• if 문 / switch 문 – 단일/이중/다중 if • 단일 if 문 : 조건식 – 참이면 문장 수행 – 거짓이면 수행하지 않음	• for 문 / while 문 • for 문장 – 초기식 수행하고 조건식 검사 후 – 참이라면 수행 – 거짓이라면 반복문 빠져 나옴 • while 문 – while문 / do ~ while

2.4 4세대 언어(Fourth-Generation Programming Language, 4GL)

1) Power Builder

- 사이베이스(Sybase)사에서 개발한 객체지향 프로그램 언어
- 데이터 베이스용 프로그램 작성시 유용
- 클라이언트/서버 응용 프로그램 개발 환경으로 개발
- RAD(Rapid Application Development) 도구

  ☞ RAD

  – 마우스로 그림을 그리듯 화면을 만듬

  – 작업하기 원하는 부분에만 코딩을 하여 프로그래밍 하는 방식

  – Visual Basic의 대표적인 프로그램
- 다양한 운영체제를 지원하는 개발 환경

  – 메킨토시나 UNIX 포함

2) Visual Basic

- 마이크로소프사에서 만든 컴파일러
- 마이크로소프트사의 BASIC 언어를 RAD 기반의 언어로 전환한 것
- 가장 접하기 쉬운 BASIC이란 언어를 기반으로 한다는 장점이 있음
- 도움말이나 개발 환경이 한글화 되어 있어 한글 지원이 우수
- 인터프리터 언어와 컴파일 언어 양쪽의 장점을 가지고 있음
- 마이크로소프트사의 도구들을 가장 간편하게 적용

3) Visual C++

- 마이크로소프트사에서 만든 C++의 컴파일러 이름
- MFC(Microsoft Foundation Class)라는 강력한 클래스 라이브러리 지원
- Windows의 모든 기능을 가장 강력하고 자연스럽게 사용
- 객체지향적 설계 도구가 제공
- 편리한 통합개발 환경 제공

표 13-7 COBOL과 Visual Basic의 특징

COBOL	Visual Basic
• 사무처리 목적의 언어 • 누구나 쉽게 작성하고 이해 가능 • 컴퓨터 기종에 관계없이 – 프로그램 작성 가능	• 개발환경이 한글화 되어 있음 • 마이크로소프트사에서 만든 컴파일러 • 인터프리터 언어와 컴파일러 언어 – 양쪽의 장점 갖음

2.5 5세대 언어

1) 객체 지향 프로그램(Objective-oriented program, OOP)의 언어

(1) 객체

① 객체의 의미

- 주변에서 볼 수 있는 사물 또는 생각할 수 있는 어떤 것 모두 포함
- 객체는 속성(데이터)과 행위(함수, 메서드)를 갖는 것

- 객체 지향형 프로그램
  - 주어진 객체를 이용하여 프로그램함
  - 객체를 만들 수 있는 프로그램을 의미
- C 언어
  - 절차를 중심으로 만들어진 언어
- C++, JAVA 언어
  - 절차보다 문제의 대상
  - 객체를 중심으로 프로그램을 만드는 언어

  예) 동물→객체, 동물의 속성(무게/나이 등), 행위(먹기/달리기 등)

표 13-8 텔레비전의 객체와 속성 예

객체	속성
• 텔레비전	• 전원 → 어떻게 켜는가? • 채널 → 몇 번으로 설정? • 음량 → 얼마나 크게 할 것인가?

표 13-9 객체와 개체의 차이점

객체(Objective)	개체(Entity)
• 주변에서 볼 수 있는 사물/생각 예) • 동물 : 객체 • 클래스 : 동일 속성과 행위 분류 – 어류/조류/포유류	• 데이터베이스에서 정보의 최소단위

② 프로그램시 고려사항

- 주어진 객체를 어떻게 사용할 것인지 생각
- 객체 : 텔레비전
- 속성
  - 전원은 어떻게 켜며, 채널은 몇 번으로 설정할 것인가?
  - 음량은 얼마나 크게 할 것인가?
  - 이러한 전원, 채널, 음량 등 방법을 알아야 함
- 속성에 적당한 값만 입력할 경우
  - 객체를 효율적으로 사용할 수 있게 되는 것

표 13-10 프로그래밍 언어의 세대별 발전과정

구분	1세대	2세대	3세대	4세대	5세대
논리소자	진공관	트랜지스터	집적회로	고밀도 집적회로	• 초 · 극초 고밀도 • 집적회로
처리방식	일괄처리	온라인처리	다중처리	분산처리	• 인공지능 • 패턴인식
프로그램 언어	• 저급언어 – 기계어	• 저급언어 – 어셈블리어 • 고급언어 – FORTRAN	• 고급언어 – COBOL – C – BASIC – Pascal	• 고급언어 – Visual Basic – Power builder – Delphi – Visual C++	• 고급언어 – JAVA, Prolog

2) JAVA

- 미국의 Sun 사의 가전 제품을 제어하기 위해 처음 사용
- 가전 제품을 대상으로 했음
  – 작은 메모리와 느린 중앙처리장치에도 동작
- 객체지향적 언어
- 단순한 언어, C나 C++와 비슷한 모양을 가진 언어
- 실행 시간에 호출할 함수를 결정할 수 있음
- 객체지향언어의 다형성을 위해 필요
- 동적이고 편리한 메모리 관리를 지원
  – 사용하지 않는 메모리를 수거하여 메모리 효율성을 높임
- JAVA는 보안성이 높음, 분산적, 객체지향적

중요 내용

◐ 컴파일
- 고급 프로그램 언어의 전체 실행 순서 중
  – 소스 프로그램 작성 다음의 실행 과정으로 적합

◐ 객체지향적 언어
- JAVA, Delphi, Power Builder

◐ 객체지향적 언어가 지닌 클래스의 특징
- 다형성 / 캡슐화 / 상속성

3) 기타 언어

(1) UNIX 기반의 언어

① ProC

- C언어의 UNIX 확장판으로써 데이터 베이스를 관리할 경우 많이 사용
- C언어에서 SQL 문장을 사용할 수 있도록 전처리 기능을 하는 언어

② C언어

- UNIX의 중심언어이며 UNIX 자체를 만든 언어

③ 쉘(Shell)

- 쉘은 UNIX 커널(운영체제)와 사용자 사이에 명령어
  - 해석해 주는 해석기, 이러한 쉘을 이용
  - 여러 쉘명령어를 순차적으로 수행하게 하는 프로그래밍

표 13-11 UNIX와 LINUX의 언어

UNIX 기반 언어	LINUX
◑ ProC – C언어의 UNIX 확장판 – 데이터베이스 관리시 많이 사용 – C언어에서 SQL 문장 – 사용할 수 있도록 전처리 기능 언어 ◑ C 언어 – UNIX의 중심언어 – UNIX 자체를 만든 언어 ◑ 쉘(Shell) – UNIX 커널(운영체제)와 사용자 사이 – 명령어를 해석해 주는 해석기 – 이러한 쉘을 이용 – 여러 쉘명령어를 순차적으로 수행 – 프로그래밍	◑ Perl – 인터넷 등장과 함께 인기 누림 – 스크립트 언어 ◑ Python – 초보자들 배우기 쉬움 – 인터프리터 언어 – 객체지향적 특성 제공 ◑ PHP – 인터넷에서 사용되는 스크립트 언어 – 웹과 데이터베이스를 연동하는 언어 ◑ Tcl – X-windows 프로그래밍 많이 사용 – 스크립트 계열의 언어

(2) LINUX 기반의 언어

- 대부분 UNIX에서 사용 가능함

① Perl

- 인터넷 등장과 함께 인기를 누렸던 스크립트 언어

② Python

- 초보자들이 배우기 쉬운 인터프리터 언어
  - 객체지향적 특성도 제공

③ PHP

- 인터넷에서 사용되는 스크립트 언어
  - 웹과 데이터베이스를 연동하는 언어

④ Tcl

- X-windows 프로그래밍에 많이 사용되는 스크립트 계열의 언어

중요 내용

◑ **객체지향 프로그래밍**
- 하드웨어 환경이 발전함에 따라 전산환경
  - 복잡해져 가는 소프트웨어의 개발 생산성과 유지보수 향상시킴
  - 소프트웨어의 혁명적인 기술로 인정

◑ **JAVA의 특징**
- 보안성이 높음 / 분산적
- 객체지향적

◑ **C++**
- 시스템 프로그래밍에 적합한 언어

◑ **컴파일**
- 고급 프로그램 언어의 전체 실행 순서 중
  - 소스 프로그램 작성 다음의 실행 과정

◐ **RAD**
- 마우스로 그림을 그리듯 화면을 만듬
  - 작업하기 원하는 부분만을 코딩하여 프로그래밍

3 자료 표현

3.1 진수의 표기

1) 2–16진수의 표기

- 2진수(Binary Number) : 0, 1
- 8진수(Octal Number) : 0, 1, 2, 3, 4, 5, 6, 7
- 10진수(Decimal Number) : 0, 1, 2, 3, 4, 5, 6, 7, 8, 9
- 16진수(Hexadecimal Number)
  - 0,1,2,3,4,5,6,7,8,9, A(10), B(11), C(120, D(13), E(14), F(15)

2) 2진수의 보수

- 1의 보수(1's complement) : 1 → 0, 0 → 1로 바꿈
- 2의 보수(2's complement) : 1의 보수를 취한 후 1을 더함

3) 10진수의 보수

- 9의 보수 ; 각각의 자리를 9에서 뺌
- 10의 보수 : 9의 보수를 취한 후 1을 더함

3.2 자료의 표현

1) 자료표현의 단위

(1) 비트(Bit : Binary Digit)

- 2진수 0 또는 1로써 정보표현의 최소단위

(2) 니블(Nubble)

- 4Bit로서 16진수 1자리

(3) 바이트(Byte)

- 8Bit로서 문자표현의 최소단위
- 기억용량의 단위로 사용됨

표 13-12 자료의 표현

단위	크기
KB(Kilo Byte) : 킬로 바이트	2^{10} Byte = 1,024 Byte
MB(Mega Byte) : 메가 바이트	2^{20} Byte = 1,024 Byte = 1,048,576 Byte
GB(Giga Byte) : 기가 바이트	2^{30} Byte = 1,024 Byte
TB(Tera Byte) : 테라 바이트	2^{40} Byte = 1,024 Byte

(4) 워드(Word)

- 하나의 단어를 의미하는 것으로 여러 개의 byte가 모여서 구성
- Half Word = 2byte = 16bit
- Full Word = 4byte = 32bit
- Double Word = 8byte = 64bit

(5) 필드(Field) : 항목

- 자료처리의 최소단위, 항목(Item)이라고 함
- 문자(Character)나 워드(Word)로 구성

(6) 레코드(Record) : 필드의 집합

- 연관성있는 데이터를 하나로 묶어놓은 단위
- 하나 이상의 필드로 구성

(7) 파일(File) : 레코드의 집합

- 같은 종류의 레코드들이 보조기억장치에 기록되어 있는 단위
- 고유의 이름을 갖음

(8) 데이터베이스(Database) : 파일의 집합

- 연관된 파일들의 집합

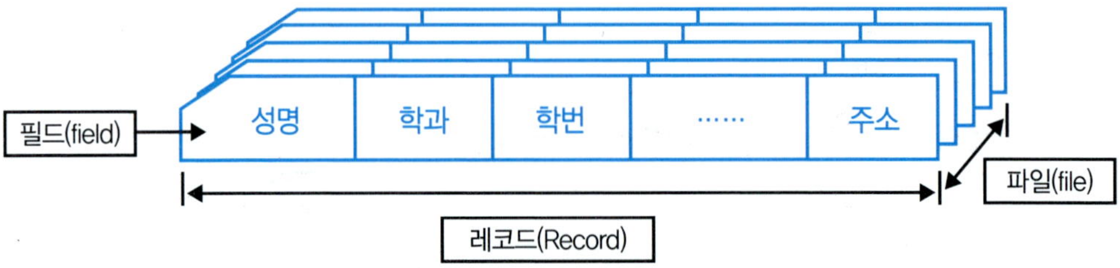

그림 13-1 필드(field) · 레코드(record) · 파일(file)

- 필드 : 성명, 학과, 학번 등 항목/속성
- 레코드 : 필드의 집합
- 파일 : 레코드의 집합

2) 자료의 외부적 표현 : 문자 데이터

(1) BCD Code : 2진화 10진코드

- 2bit의 Zone bit와 4bit의 Digit bit로 64개의 문자표현 가능

(2) ASCII Code : 미국표준 정보교환코드

- 3bit의 Zone bit와 4bit의 Digit bit로 128개의 문자표현 가능

(3) EBCDIC Code : 확장 2진화 10진코드

- 4bit의 Zone bit와 4bit의 Digit bit로 256개의 문자표현 가능

3) 자료의 내부적 표현 : 숫자 데이터

(1) Zoned 10진형식 : Unpack 10진형식

- 1byte에 10진수 1자리를 표현
- 입출력시에 사용하며 연산은 불가능
- 부호의 표현은 양수는 C(1100), 음수는 D(1101)로 표현

(2) Pack 10진형식

- 4bit로 10진수 한자리를 표현
- 연산 기능이 가능

(3) 고정 소수점(Fixed Point) 표현

- 2진 정수 데이터 표현에 사용
- Half Word나 Full Word에 데이터를 표현
  - 두 개의 차이점은 표현 범위가 넓어짐
- 정수의 표현이 크기에 제한을 받는 이유
  - 워드나 바이트의 크기나 수에 제한을 받기 때문
- 음수 표현 방법
  - 부호와 절대치, 부호화 1의 보수, 부호화 2의 보수

(4) 부동 소수점(Floating Point) 표현

- 매우 큰 수나 아주 작은 수를 표현 : 지수 처리에 적합
- Full Word(단정도)나 Double Word(배정도)에 표현
  - 두 개의 차이점은 정확도 차이
- 정규화 과정이 필요
- 지수부의 값은 64 바이어스를 더해서 표현
- 고정 소수점에 비해 복잡하고 실행 시간이 많이 걸림
- 부동 소수점 전문계산 프로세서 : 코프로세서(Co-processor)

자료의 표현 단위

◐ **자료표현 단위의 크기 순**
- bit → byte → field → record → file → database

◐ **1byte = 8bit**

예) 2byte = 16bit, 4byte = 32bit

◐ **bit 및 byte**
- 비트(bit) : 정보표현의 최소단위
- 바이트(byte) : 문자표현의 최소단위

◐ **필드(Field) : 항목/속성**
- 자료처리의 최소단위

  예) 학번, 이름, 학과 등

◐ **레코드(Record) : 필드의 집합**
- 연관성있는 데이터를 하나로 묶어놓은 단위

  예) 학과 + 이름 + 학번 → 보건관리학과(레코드)

◐ 파일(File) : 레코드의 집합
- 같은 종류의 레코드들이 보조기억장치에 기록되어 있는 단위
- 고유의 이름을 갖음
  예) 보건관리학과+유아교육과+간호학과 → 공주대학교(파일)

◐ 데이터베이스(Database) : 파일의 집합
- 연관된 파일들의 집합을 의미
  예) 공주대학교 + 충남대학교 +공주교대 → 데이터베이스

4 명령어 형식

4.1 명령코드

OP-code	Operand		
	I	R	Address

그림 13-2 명령코드

1) OP-code

- 가감승제, 쉬프트, 보수 등의 동작을 정의
- n비트로 구성하며 최고 2n의 동작을 함

2) I

- 모드비트(I비트)로 1일 경우 → 간접번지, 0일 경우 → 직접번지

3) R

- 레지스터의 모드비트로 n비트일 경우
  - 2n개의 레지스터가 있음을 의미

4) Address

- 찾아갈 메모리의 번지를 명시

4.2 OP-code의 기능

1) 함수연산기능

- 산술연산(ADD, Shift, Complete) + 논리연산(NOT, AND, OR)

2) 전달기능

- CPU와 Memory 사이의 정보교환
  - LOAD(FETCH) : Memory → CPU로 가져옴
  - STORE : CPU → Memory로 기억시킴

3) 제어기능

- 프로그램의 수행순서를 의도에 따라 변경시키는 기능

4) 입출력기능

- 자료를 Memory로 입력(IN)
- 기억된 내용을 출력장치를 통해 출력(OUT)

4.3 주소지정의 종류

1) 0-주소방식(OP-code로만 구성)

- 스택구조에서 사용
- PUSH(삽입)와 POP(삭제) 명령이 필요

2) 1-주소방식(OP-code, Address로 구성)

- 모든 연산은 누산기(Accumulator)에서 이루어짐
- LOAD와 STORE 명령이 필요

3) 2-주소방식(OP-code, Address1(결과), Address2로 구성)

- 가장 일반적인 형식
- 3-주소방식과 같이 GPR(General Purpose Register)을 이용

4) 3-주소방식(Op-code, Addressl(결과), Address2, Address3으로 구성)

- 프로그램의 길이는 짧아지지만 명령어의 길이는 길어지는 단점

예상문제

1. 컴파일어 방식으로 옳은 것은?

① 반복마다 번역 ② 명령어 하나씩 번역
③ 번역과정 간편 ④ 프로그램 전체 번역

2. 프로그래밍 언어 중 저급어로 옳은 것은?

① 어셈블리어 ② COBOL
③ JAVA ④ Visual Basic

3. 인터프리터방식의 프로그램 언어로 옳은 것은?

① Prolog ② PASCAL ③ FORTRAN ④ COBOL

4. 고급 프로그램 언어의 실행 순서 중 소스 프로그램 작성 다음 실행과정은?

① 프로그램 생성 ② 인터프리터
③ 기계어 로딩 ④ 컴파일

5. FORTRAN의 특징으로 옳은 것은?

① 사무처리 목적 언어 ② 운영체제 지원
③ 최초의 고급언어 ④ 대화체 언어

6. 객체지향적 언어로 옳지 않은 것은?

① Assembly ② Java ③ Dephi ④ Power Builder

7. 저급언어의 특징으로 옳지 않은 것은?

① 초보자 이해 어려움
② 하나의 명령으로 다수 동작 지시
③ 하드웨어의 직접적인 제어가 가능
④ 고급언어보다 프로그램 효율성 감소

정답 1. ④ 2. ① 3. ① 4. ④ 5. ③ 6. ① 7. ②

예상문제

8. 마우스로 그림 그리듯 화면 만들고 원하는 부분만 코딩하여 프로그래밍하는 것은?

① 2GL ② RAD ③ SQL ④ Shell

9. 제4세대 언어로 옳은 것은?

① Visual Basic ② FORTRAN
③ COBOL ④ Pascal

10. Visual Basic의 내용으로 옳지 않은 것은?

① 작은 메모리와 느린 중앙처리장치에서도 동작
② 가장 접하기 쉬운 BASIC이란 언어 기반으로 함
③ 인터프리터 언어와 컴파일 언어 양쪽의 장점 가짐
④ 마이크로소프트사의 도구들을 가장 간편하게 적용

11. LINUX 기반 언어 중 인터넷에서 사용되는 스크립트 언어로 웹과 데이터베이스를 연동하는 언어는?

① Tcl ② Perl ③ PHP ④ Python

12. C 프로그램의 절차 중 알고리즘 작성 후 다음 절차로 옳은 것은?

① 문제 분석 ② 프로그램 번역
③ 프로그램 수정 ④ 프로그램 작성

13. 정보 표현의 최소단위는 무엇인가?

① 파일(File) ② 비트(bite)
③ 레코드(Record) ④ 바이트(Byte)

14. 객체지향적 언어가 가지고 있는 Class의 특징은?

① 개방성 ② 구속성 ③ 캡슐화 ④ 고정성

정답 8. ② 9. ① 10. ① 11. ③ 12. ④ 13. ② 14. ③

예상문제

15. 변수 이름 작성시 옳지 않은 것은?

① 대소문자 구분
② 예약어는 사용 가능
③ 영문자, 숫자, 밑줄문자를 조합하여 구성
④ 첫 자는 반드시 영문자, 밑줄문자로 시작

16. 순서도의 내용으로 옳지 않은 것은?

① 순차, 실행, 분기 실행, 반복 실행 방식
② 알고리즘을 시각적으로 표현하는 방법
③ 사용자가 이해하기 쉽도록 알고리즘을 재구성
④ 프로그램 개발위해 문제 분석하여 증감식으로 표현

17. 반복문으로 옳은 것은?

① for, while　② if, switch
③ for, switch　④ if, while

18. 2진코드를 10진수로 변환할 때 사용하는 조합회로는?

① 디코더　② 인코더
③ 디멀티플랙서　④ 멀티플랙서

19. Zone bit 3개, Digit bit 4개를 가지고 128개의 문자를 표현할 수 있는 미국표준정보교환 코드는?

① ASCII code　② BCD code
③ Hamming code　④ EBCDIC code

20. 프로그램의 실행의 순서를 변경시키는 문장으로 옳은 것은?

① 선언문　② 명령문　③ 제어문　④ 호출문

정답 15. ② 16. ④ 17. ① 18. ① 19. ① 20. ③

예상문제

21. 연산이 불가능한 자료표현 방식은?

① Pack 10진형식 ② Zoned 10진형식
③ 부동소수점표현 ④ 고정소수점표현

22. for(초기식:조건식:증감식) 문장:의 프로그램에서 초기식을 수행하고 조건식 검사 후 거짓이라면 수행해야 할 순서는?

① 반복문을 빠져 나옴 ② 문장을 수행
③ 증감식을 수행 ④ 초기식을 다시 수행

23. 명령어는 무엇으로 구성되었는가?

① Op code와 MBR ② OP code와 register
③ OP code와 compiler ④ OP code와 Operand

24. 자료표현의 단위를 크기대로 나열한 것으로 옳은 것은?

① byte → bit → field → record → file
② byte → bit → file → field → rocord
③ bit → byte → file → field → rocord
④ bit → byte → field → record → file

25. 1바이트(Byte)는 몇 비트인가?

① 3bit ② 6bit ③ 8bit ④ 16bit

26. 변수에 대한 내용으로 옳지 않은 것은?

① C언어에서 변수 사용위해 먼저 변수 선언
② 자료형에는 char, int, simple, void가 있음
③ 변수 선언시 그 변수가 저장할 자료형을 명시
④ 어떤 값을 저장할 수 있도록 이름이 붙여진 메모리

정답 21. ② 22. ① 23. ④ 24. ④ 25. ③ 26. ②

제 **14** 장

원격의료 및 생체신호

Telemedicine and Bio-signal

- ▶ 원격의료의 개념
- ▶ 원격의료의 필요성
- ▶ 원격의료의 문제점
- ▶ 재택진료
- ▶ 생체신호의 개념
- ▶ 의학영상처리의 개념

제 14 장

원격의료 및 생체신호

Telemedicine and Bio-signal

1 원격의료(Telemedicine)의 개념

1.1 원격의료의 의미

- 텔레비전, 통신, 컴퓨터, 공학 등의 기술
  - 정보통신의 다양한 기술들과 의료서비스가 융합된 응용분야
- 넓은 의미
  - 원격의료는 의학영상, 소리, 동영상, 환자기록과 같은 전자화된 의료
  - 데이터를 한 지점에서 다른 지점으로 주고받는 것
- 현재 dermatology, oncology, radiology, surgery, cardiology
  - psychiatry 및 재택진료 등 많은 분야에서 실용화

1.2 미국의 원격의료 발전 내용

- 교정시설이나 재택진료소 등에 원격의료를 적용
  - 환자운송에 시간, 비용 절감
- 벽지의 응급상황의 환자데이터를 큰 종합병원의 전문가에서 전송
- 의사들이 지역적 종속성을 벗어나 환자기록과 진단영상을 상호 교류
  - 공동 의학연구나 토론 등이 가능
- 의료종사자들에 대한 교육이 시간과 공간의 제약을 극복

2 원격의료의 필요성

- 필요한 의료정보를 정확, 신속 및 편리하게 획득 가능

- 상호 통합적 의료환경에 필요함
- 의료의 위치 종속성을 극복할 수 있음

2.1 원격의료의 장점

1) 환자측

- 전문의사와 신속한 접촉, 시간 및 경제적 이익, 지속적인 진료
- 쉽게 자문가능, 조기진단, 총의료비의 감소, 지역불균형 해소

2) 의사측

- 의료인의 효율적인 시간활용, 진료영역의 확대, 지속적인 진료
- 영상자료 데이터베이스구축, 신속, 편리한 진료의뢰 및 자문, 자료 공유

2.2 원격의료의 응용분야

- 응급환자의 초기 평가와 진단
- 이송단계에서의 자료 전송
- 치료, 진단 및 수술환자의 추적조사, 투여약물 검사
- 전문의가 없는 지역환자에 대한 진료 및 상담
- 환자 병력(history)에 의한 일상적인 건강상담 및 검사
- 진단이미지의 전송
- 만성질환의 관리
- 의료정보의 전송
- 공중보건, 예방의학 및 환자교육

2.3 원격의료시스템 응용 기술

- 임상기술(Clinical)
- 의료교육(Medical Education)
- 정보관리(Information Management)

- 의료행정서비스(Administrative Services)

2.4 원격의료의 요구사항

- 화상회의, 대규모 파일전송, 컴퓨터에 의한 실시간 데이터 시각화
  - 이를 위한 고속 네트워킹
- 의학 및 교육 응용을 위한 네트워크화된 수퍼컴퓨팅 자원
- 네트워크에 의한 공동협력 및 교육을 위한 시스템
- 인증, 프라이버시, 자금이체 등을 지원하는 프로토콜 및 기술
- 병원, 대학, 정부연구소의 정보 시스템간 상호 연동
- 긴급구조대가 사용하는 무선 멀티미디어 통신 가능 휴대용 장비
- 음성 명령과 전자펜 등의 사용하기 쉬운 멀티미디어 사용자 인터페이스
- 네트워크라인 통한 전자적 의료 행위를 허가하는 규제 환경

2.5 원격의료 위한 표준화

- 표준화는 의료행위를 나타내는 용어의 표준화부터 진료기록 형식 및 서식
  - 이들 정보를 통신하는 방법, 이에 필요한 기자재 등의 표준화 등을 포함
- 의료정보학회의 표준화 노력
- 국제적인 표준화 노력

3 원격의료의 문제점

3.1 비용발생

- 원격의료에 의한 비용 처리 부재, 비용수익분석 부재

3.2 법제도

- 원격의료의 모든 행위에 대한 법제도 전무

- 과실안정성 문제에 대한 대책

3.3 기술적 장애

- 표준화가 걸림돌, 통신망고가의 의료장비 연동문제

3.4 문화적 장애

- 의사의 수용성, 거부감 문제

표 14-1 원격의료의 핵심 내용

원격의료의 필요성 및 응용	원격의료 장점 및 문제점
◐ 원격의료의 필요성 • 의료의 위치 종속성 극복 가능 • 상호 통합적 의료환경에 필요 • 필요한 의료정보 – 정확/신속/편리하게 획득 ◐ 원격의료의 응용분야 • 만성질환 관리 • 예방의학 및 환자 교육 • 응급환자 초기평가와 진단	◐ 원격의료의 장점 • 지역불균형 해소 • 지속적인 진료 가능 • 의사 진료영역 확대 ◐ 원격의료의 문제점 • 표준화 문제 • 원격의료 비용처리 문제 • 의사의 수용성 및 거부감 문제

4 재택진료

- 원격진료의 가장 대표적인 한 부분
- 만성질환자의 지속적 관리, 재택 노령자의 관리
- 환자가 병원에 가는 횟수 감소
- 의료 인력이 환자를 방문하는 횟수 감소
- 환자의 상태를 신속하고 지속적으로 모니터링
- 고령인구의 급속한 증가와 상대적으로 이들을 관리할 의료인력층의 감소
- 국제연합(UN) 기준 : 65세 이상 인구 = 노인
  - 고령화사회(Aging society) 진입 : 노인인구가 7–14% 미만

- 고령사회(Aged society) : 노인인구가 14-20% 미만
- 초고령화사회(Super-aged society) : 노인인구가 20% 이상(한국 2025년경)

원격의료 중요내용

◐ 원격의료시스템
- 의학영상, 소리, 동영상, 환자기록과 같은 전자화된 의료자료
  - 한 지점에서 다른 지점으로 주고 받는 것

◐ 원격의료시스템의 구성요소
- 서버 / 데이터 단말장치 / 정보통신망

◐ 멀티미디어 의료정보 서비스 제공에 필요사항
- 고속통신망 / 신뢰도 높은 통신망
- hypermedia

◐ 미국 원격의료의 발전경향
- 교정시설이나 재택진료소 등에 원격의료 적용
- 벽지의 응급상황의 환자데이터
  - 큰 종합병원의 전문가에서 전송
- 의사들이 지역성 종속성을 벗어나 환자기록과 진단영상
  - 서로 교류함으로써 공동의학연구나 토론 등 가능

5 생체신호의 개념

5.1 신호의 개념

- 자연에 존재하는 모든 개체들 간의 정보전달의 수단
- 정보를 전달할 수 있는 검출이 가능한 물리적 양(physical quantity)의 변화

5.2 생체신호(Bio-signal)의 개념

1) 생체신호의 정의

- 생체로부터 나오는 생체의 생명현상과 관련된 각종 정보를 포함한 측정
  - 가능한 물리량의 변화로 정의

2) 의과학(medical science) 분야

- 탐구 대상인 인체로부터의 다양한 생체신호가 여러 가지 형태로 전달됨
  - 현재의 기술적 한계에 의해 그 중에 일부분만 사용

3) 생체신호의 종류

(1) 기초생체 정보

- 체온, 혈압, 맥박 등

(2) 심전도(Electrocardiography, ECG, EKG)

- 심장의 전기적 활동을 기록, 심장질환 진단, 고혈압 등

(3) 근전도(Electromyography, EMG)

- 근육의 전기적 활동을 기록, 재활의학, 당뇨병, 신경계 질환 진단 등

(4) 뇌파도(Electroencephalography, EEG)

- 뇌 신경계의 전기적 활동을 기록한 파형, 신경외과, 정신과 등

(5) 기타

- 연속 혈압, 호흡, 혈류량, SPO2, EGG, EOG 등

5.3 신호처리

- 신호를 적당한 방법으로 수집하고 처리
  - 그 안에 담겨진 정보를 최대한 획득하는 일

5.4 생체신호처리(Bio-signal analysis)

1) 생체신호처리의 의미

- 의학적 결정(medical decision making) 하기 위한 생체정보
  - 획득하는 일

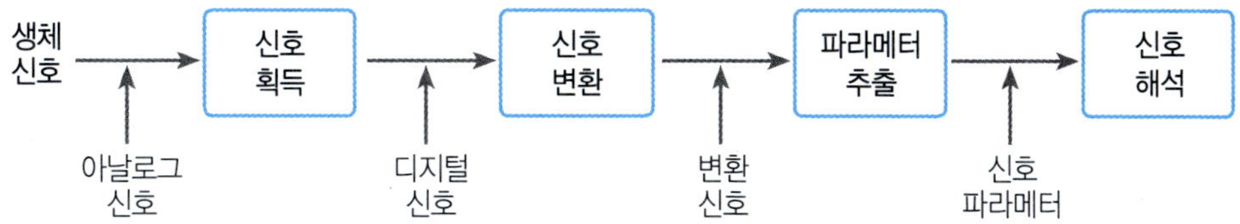

그림 14-1 생체신호의 일반 처리 과정

2) 생체신호처리의 목적

- 정보기술을 통하여 임상의의 인간적 한계를 극복할 수 있는 정보를 제공
  - 직관적인 관찰과 경험적인 판단의 한계를 극복할 수 있도록 도와줌
- 보이지 않는 정보를 제공함으로써 진단에 결정적인 정보를 제공
- 주파수 분석, 파형분석, 잡음제거
  - 특수처리(데이터 재구성, 카오스이론, 인공지능 기법) 등
  - 이를 통하여 임상의의 지각능력을 높여줌
- 컴퓨터를 이용하여 장시간의 신호를 기록하고 처리
- 디지털 데이터의 전송을 통하여 원격의료/진단/자문
- 다양한 형태(표, 그래프 등)의 표현을 통하여 새로운 진단기준을 제시
  - 자동경로로 담당자의 부주의를 보완하며 적절한 행동을 추천함

3) 신호의 특성에 따른 분류

(1) 결정론적 신호

① 주기 신호

- 주기적으로 반복되는 신호파형

② 준주기 신호

- 거의 주기적으로 반복되는 신호파형

③ 비주기 신호

- 일회적으로 발생하는 신호파형

(2) 통계론적 신호

① 정적 신호

- 통계적 특성이 시간에 따라 변하지 않는 신호

② 비정적 신호

- 통계적 특성이 시간에 따라 변하는 신호

4) 신호의 차원에 따른 분류

- 1차원 신호 : y=f(t), 심전도, 근전도, 뇌파
- 2차원 신호 : z=g(x, y), 영상(이미지)
- 3차원 신호 : z=g(x, y, t), 동영상

표 14-2 신호의 특성에 따른 분류

결정론적 신호	통계론적 신호
• 주기 신호 – 주기적으로 반복되는 신호파형 • 준주기 신호 – 거의 주기적으로 반복 신호파형 • 비주기 신호 – 일회적으로 발생하는 신호파형	• 정적 신호 – 통계적 특성 – 시간에 따라 변하지 않는 신호 • 비정적 신호 – 통계적 특성 – 시간에 따라 변하는 신호

5.5 아날로그-디지털 변화(Analog-Digital Conversion)

1) 표본화(Sampling)

- 얼마나 조밀한 시간간격으로 신호를 취할 것인가?
- 원신호가 가지고 있는 주파수 성분의 2배 이상(Nyquist rate 이상)
  - 신호를 샘플링

2) 양자화(Quantization)

- 얼마나 정밀하게 신호를 디지털로 변화시킬 것인가?

  예) 16/40/60비트 화음

3) 생체신호 변환 시스템 구성시 고려 요소

- 정확도(Accuracy)
- 표본화 속도(Sampling Rate)
- 이득(Gain)
- 처리속도(Processing Speed)
- 전력소모(Power Consumption)
- 크기(Size)

표 14-3 아날로그-디지털 변환 : 신호처리

표본화(Sampling)	양자화(Quantization)
• 신호처리에서 얼마나 조밀한 시간 – 간격으로 신호를 취할 지 고려	• 신호처리에서 얼마나 정밀히 – 신호를 디지털로 변화시킬지 고려

4) 아날로그 신호처리 방법

(1) 필터링(Filtering)

- 저역통과 필터(low–pass filter), 고역통과 필터(high–pass filter)
  - 대역통과 필터(band–pass filter)
  - 대역제거 필터(band–stop or band–rejection filter) 등

(2) 증폭(Amplification)

- 단일 입력신호 증폭기, 차동증폭기(differential amplifier) 등

(3) 연산(Mathematical calculation)

- 가감승제산, 미적분, 로그(logarithm) 계산 등

(4) 변조(Modulation) 및 복조(Demodulation)

① 변조

- 컴퓨터나 터미널의 디지털 신호를 아날로그 전송매체
  - 이에 적합하도록 변환하여 주는 것
- 변조(D → A) 담당하는 장치

② 복조

- 입력된 변조신호를 다시 원래의 디지털신호로 변환하여 주는 것
- 복조(A→D) 담당하는 장치
- 모뎀은 변조와 복조기능 함께 갖음

(5) 파형조작(Waveform manipulation)

- 정류(rectification), 발진(oscillation), 제한(limiting or clipping) 등

표 14-4 변조와 복조의 차이점

변조(Modulation)	복조(Demodulation)
• 컴퓨터나 터미널의 디지털 신호 – 아날로그 전송매체에 적합 – 변환하여 주는 것 • 변조(D → A) 담당하는 장치	• 입력된 변조신호를 원래 디지털신호 – 변환하여 주는 것 • 복조(A→D) 담당하는 장치

5) 디지털 신호처리 방법

(1) 디지털 신호처리과정(DSP)

- DSP : Digital Signal Processing

(2) 내용상

- 아날로그 신호처리의 경우와 유사

(3) 디지털 신호처리 방법

- 디지털 논리회로나 디지털 컴퓨터에 의해 구현

(4) 고속의 실시간 처리 등 요구되는 경우

- DSP 전용의 집적회로 소자를 이용한 시스템을 구현

(5) 종류

- 신호의 주파수 성분 해석

  – 스펙트럼 분석(spectrum analysis)
- 각종 필터링을 중심으로 신호에 섞인 잡음 제거 목적
  – 가산 평균(signal averaging)
  – 신호의 파형검출(waveform recognition)
  – 신호 압축 및 복원(signal compression & decompression) 등

생체신호관련 중요 내용

◐ 생체신호의 처리과정
- 획득 → 변환 → 파라메터 추출 → 해석

◐ 생체신호처리의 목적
- 진단기준 제시
- 원격의료에 이용
- 컴퓨터 이용 신호를 기록 · 처리

◐ 생체신호 변환시스템 구성시 고려사항
- 정확도 / 크기 / 이득
- 표본화속도 / 처리속도 / 전력소모

6 의학영상처리의 개념

6.1 의학영상처리 분야

1) 영상조작(Image Manipulation)

- 잡음이 많은 영상의 개선, 부정확한 초점에 의한 흐려진 영상의 복원
  – 인체의 외형에 따른 기하학적 교정
  – 히스토그램 조작에 의한 콘트라스트의 향상 등

  예) Noise 제거, Sharpness/Contrast 개선, 기하학적 교정

2) 영상분석(Image Analysis)

- X–ray 등의 modality를 통해 검출된 물체의 크기를 측정
  – 전자 현미경 등에 의한 세포 분석 등

  예) 세포분석, 병변위치 및 크기 측정

3) 영상인식(Scene Analysis)

- 영상 내에 존재하는 물체의 종류와 개수를 인식

4) 영상전송(Image Transmission)

- 영상을 유선이나 무선으로 전송하는 분야
  예) 영상 압축 기술, 대용량 고속 전송 기술

6.2 의학영상처리 목적

1) 시각화(visualization)

- 영상을 보다 잘 판독할 수 있도록 영상을 가공
  예) CT나 MRT 3차원 영상 재구성

2) 자동화(automation)

- 반복적이고 지루한 작업 자동화
  예) 혈액 영상에서 백혈구 수를 세는 일

3) 정량화(quantification)

- 특정한 진단 정보를 정량적으로 추출하는 과정
  예) 혈관 영상에서 혈관의 협착 정도 자동 측정

표 14-5 영상처리 분야 및 목적

의학영상처리 분야	의학영상처리 목적
• 영상조작 / 영상분석 • 영상인식 / 영상전송	• 시각화 / 자동화 • 정량화

6.3 의학영상 처리기술

- 영상의 복원(Image restoration)
- 영상의 고양(Image enhancement)
- 경계선 검출(Edge detection)

- 영상의 주파수 영역 처리
- 영상 분할(Image segmentation)
- 히스토그램 분할(Histogram segmentation)
- 영역 성장(Region growing)
- 경사도 방법(Gradient method)
- 영상의 측정(Measurements in images)

6.4 영상압축 방식

- JPEG, GIF, PCX, ZIP, Wavelet, Fractal 등

6.5 영상압축의 필요성

- 저장매체 비용 절감, 데이터 전송 시간 단축, 의사의 대기시간 단축 등

6.6 영상압축의 원리

- 영상 데이터에 들어있는 중복성을 제거하는 원리

6.7 무손실 압축

- 복원영상이 수학적으로 완벽하게 원영상과 일치하게 되는 압축기법

표 14-6 의학영상처리 압축방식 및 필요성

의학영상처리 압축방식	의학영상 압축의 필요성
• PCX / ZIP / JPEG • GIF / Wavelet / Fractal	• 전송시간 단축 • 의사대기시간 단축 • 저장매체 비용 절감

예상문제

1. 의학영상 같은 전자화된 의료자료를 한 지점에서 다른 지점으로 주고 받는 것은?

① 다중교환 ② 의학영상시스템
③ 원격의료시스템 ④ 생체신호처리시스템

2. 원격의료의 장점으로 옳지 않은 것은?

① 말기환자 치료 ② 지역불균형 해소
③ 자료의 공유 ④ 의료인의 효율적 시간 활용

3. 원격의료의 응용분야로 옳지 않은 것은?

① 의료정보 전송 ② 진단이미지 전송
③ 이송단계의 자료전송 ④ 급성질환의 관리

4. 원격의료의 문제점으로 옳지 않은 것은?

① 표준화 문제 ② 안정성 문제
③ 저가 의료장비 문제 ④ 의사의 수용성 문제

5. 생체신호의 일반 처리과정으로 올바른 것은?

① 획득 → 해석 →변환 → 파라메터 추출
② 변환 → 획득 → 파라메터 추출 → 해석
③ 변환 → 파라메터 추출 → 획득 → 해석
④ 획득 → 변환 →파라메터 추출 → 해석

6. 생체신호 변환시스템을 구성시 고려요소로 옳지 않은 것은?

① 가격 ② 전력소모
③ 표본화 속도 ④ 처리속도

정답 1. ③ 2. ① 3. ④ 4. ③ 5. ④ 6. ①

예상문제

7. 미국 원격의료 발전사항으로 옳지 않은 것은?

① 진단영상 상호 교류로 공동의학연구 가능
② 벽지의 응급환자에 대한 의료비용 절감
③ 재택진료소, 교정시설 등에 원격의료 적용
④ 의료종사자들의 교육이 공간의 제약 극복

8. 생체신호처리의 목적으로 옳지 않은 것은?

① 원격진단에 이용　② 단시간의 신호 처리
③ 진단에 결정적 정보 제공　④ 임상의 자각능력 높임

9. 얼마나 정밀하게 신호를 디지털로 변화시킬 것인가?

① 이산화　② 표본화
③ 양자화　④ 연속화

10. 의학영상 처리분야로 옳지 않은 것은?

① 영상전송　② 영상인식
③ 영상조작　④ 영상검색

11. 의학영상처리의 목적으로 옳지 않은 것은?

① 자동화　② 정질화
③ 시각화　④ 정량화

12. 의학영상처리 압축방식으로 옳지 않은 것은?

① ZIP　② CT
③ Fractal　④ PCX

정답 7. ② 8. ② 9. ③ 10. ④ 11. ② 12. ②

예상문제

13. 의학영상 압축의 필요성으로 옳지 않은 것은?

① 진단오류 방지 ② 저장매체 비용 절감
③ 전송시간 단축 ④ 의사 대기시간 단축

14. 원격의료시스템의 구성요소로 옳지 않은 것은?

① 서버 ② 생체신호
③ 정보통신망 ④ 데이터 단말장치

15. 결정론적 신호에 해당되지 않는 것은?

① 주기 신호 ② 비주기 신호
③ 준주기 신호 ④ 비정적 신호

16. 일회적으로 발생하는 신호파형을 의미하는 신호로 옳은 것은?

① 비주기 신호 ② 정적 신호
③ 주기 신호 ④ 비정적 신호

정답 13. ① 14. ② 15. ④ 16. ①

제 **15** 장

용어 및 분류체계

Terminology and Classifications

- ▶ 용어 및 분류
- ▶ 의학분류의 발전 과정
- ▶ 질병분류
- ▶ 표준 용어의 선택

제 15 장

용어 및 분류체계

Terminology and Classifications

1 용어

1.1 어휘 표준화

1) 어휘 표준화의 필요성

- 의료인 사이의 원활한 의사소통에 도움이 됨
- 수기 의무기록의 환자 병력 재구성의 어려움 해소
- 진료와 의학 연구에 컴퓨터 도입을 위해서 요구됨

2) 병력 재구성이 어려운 원인

- 의학용어를 쓰는 사람의 주관에 따라 부정확하게 사용
- 개념을 모호하게 표현
- 진료와 의학 연구에 컴퓨터 도입을 위해서 요구됨

1.2 코드화 및 분류

1) 코드화(Coding)

- 숫자, 문자 조합으로 변환

  예) C16.99, stomach cancer

2) 분류(Classifications)

- 복잡한 집합적 대상을 구분하는 방법
- 예) 백흑인, 주소 체계, 동식물 등

1.3 의학용어 분류 및 코딩 필요성

1) 환자기록 진료목적 사용

- 일반적으로 환자기록은 진료목적으로만 사용
  - 몇몇 수치 데이터를 제외하면 대부분 free text 형태

2) 의학용어 정의의 애매성

- 많은 의학용어의 정의가 애매하고 부정확
  - 이로 인해 각 의사들의 손으로 작성된 환자기록으로부터 정보
  - 추출하는 것은 매우 어려워 전산처리 불가능

3) 정보 명확한 인식 및 전달

- 정보를 발송인과 수신인의 전달체계(예 : 코드라는 도구)를 명확히 인식
  - 이를 통해 정확한 정보전달을 하기 위함

4) 어휘 표준화, 분류 및 코딩시스템 필요

- 역학, 공중보건, 임상연구, 문헌정리, 의학적 의사결정 등
  - 필요한 정보를 모으기 위해 어휘를 표준화하고 분류 및 코딩시스템
  - 도입 불가피

표 15-1 어휘표준화 및 어휘록

어휘표준화	어휘록
• 의료인 사이의 원활한 의사소통 • 진료와 의학연구에 컴퓨터 도입 • 환자 병력 재구성의 어려움 해소	• 특정한 분야에 쓰이는 용어 및 개념 – 모은 목록 • 특정한 분야(도메인)의 완벽 – 기하기 위한 목적으로 마련 • 실용적 목적으로 동의어 포함 예) 진단용어/임상병리검사용어 목록 등

2 분류(Classifications)

2.1 분류의 의미

- 분류법을 디자인하는 프로세스 : 현재 사용
- 분류되어 있는 개념의 용어들의 표기를 이용
  - 대상을 코딩하거나 표현하는 것
- 복잡한 집합적 대상을 구분하는 방법
- 분류란 개념의 순차적인 체계로 함축적이고 명백한 원리 적용
- 분류는 사전의 지식에 근거하고 있으며 지식의 확장에 중요한 역할

2.2 어휘록과 명명법

1) 어휘록(Thesaurus)

- 특정한 분야(도메인)에서 쓰이는 특수용어 및 개념을 모은 목록
- 도메인에 대해 완벽을 기하기 위해 마련된 것
  예) 진단용어 목록이나 임상병리검사용어 목록 등
- 실용적 목적으로 동의어를 포함하기도 함

2) 명명법(Nomenclature)

- 의학개념에 따라 코드가 할당
- 의학개념은 특정 규칙에 따라 결합되어 더욱 복잡한 개념을 형성하기도 함
- 사용자가 자유롭게 코드들을 조합하여 새로운 양상의 표현이 가능
  ☞ 분류 : 가능한 코드가 미리 정해져 있음
- DB에서 명명법에 의존한 자료 추출
  - 여러 가지 코딩방법의 가능성 때문에 어려움
  ☞ 데이터베이스(DB) : 분류코드에 맞는 자료 추출은 용이

표 15-2 분류와 명명법

분류(Classification)	명명법(Nomenclature)
• 전문용어를 일정한 체계하 – 비슷한 종류끼리 무리를 짓는 것 • 복잡한 집합적 대상을 구분하는 방법 • 분류란 개념의 순차적인 체계 • 지식 확장에 중요한 역할 • 분류에서 가능한 코드 미리 정해짐	• 과학이나 예술 분야에서 사용 – 체계적으로 명명된 의학용어 • 의학개념에 따라 코드가 할당 • 사용자가 코드들을 조합 – 새로운 양상의 표현 가능

2.3 코드(Codes)의 유형

1) 숫자 코드(Number codes)

• 새로운 코드의 생성이 용이

예) 200411033, 841109-1023876 …

2) 연상기호코드(Mnemonic codes)

• 문자를 사용해서 기억하기 쉽게 만든 코드

예) – 이비인후과 ENT(department of Ear, Nose and Throat)

– 산부인과 OB-GYN(department of Obstetrics and Gynecology)

3) 계층구조 코드(Hierarchical code)

• 이미 나와있는 간단한 코드에 하나 이상의 문자를 더함

– 새로운 자세한 코드를 만드는 것

4) 조합코드(Combination codes)

• 성격이 다른 코드들을 조합하여 사용함

– 많은 경우의 수를 만들어 낼 수 있음

2.4 의학자료 코딩의 이득

• 데이터의 양적 감소

• 어휘의 표준화

- 의학통계 및 연구에 용이
- 의사결정 지원시스템(전문가시스템)과의 연계가 용이

2.5 의학자료의 컴퓨터 저장 이유

- 효율적인 환자 관리
- 의료의 질적 관리
  - 동일한 치료결과 기대, 타병원과의 자료비교분석, 의사소통관리
  - 통찰력 증대 등
- 역학조사를 포함한 의학 연구
- 병원 계획수립 및 경영자료 제공

표 15-3 코드, 코딩 이점 및 저장

코드	코딩 이점 및 저장
• 숫자 코드 – 새로운 코드의 생성이 용이 • 연상기호코드 – 문자 사용 – 기억하기 쉽게 만든 코드 • 계층구조 코드 – 기존 코드에 하나 이상의 문자 – 더붙여 자세산 코드 만듬 • 조합코드 – 성격이 다른 코드들 조합하여 사용 – 경우의 수를 줄일 수 있음	◐ 코딩의 이점 • 데이터의 양적 감소 • 어휘의 표준화 • 의학통계 및 연구에 용이 • 의사결정 지원시스템과 연계 용이 ◐ 의학자료 컴퓨터 저장 이유 • 효율적인 환자 관리 • 의료의 질적 관리 – 동일한 치료효과 기대 등 – 타병원과의 자료비교분석 – 의사소통관리, 통찰력 증대 • 역학조사를 포함한 의학 연구 • 병원 계획수립 및 경영자료 제공

3 의학분류의 발전 과정

3.1 1629년

- 런던 사망률 조사에서 사인분류 시도
- 국제질병분류(International Classification of Disease, ICD) 분류 시도

- ICD는 의료에서 가장 많이 사용되는 분류

3.2 1893년

- 미국, Jacques Bertillon
  - 국제 사망원인 목록(International List of Causes of Death) 출판

3.3 1900년

- ICD(International Classification of Diseases) 초판
- ICD-9-CM이 임상용 수정판으로 만들어졌음

3.4 1933년

- 미국에서 SNDO(Standard Classified Nomenclature of Diseases) 출판
- SNDO : 부위와 원인에 의하여 정렬된 진단 용어 시스템
- ICD-A가 출간되기 전까지 미국 병원들 사용

3.5 1946년

- 국제사망원인 목록
  - International List of Causes of Morbidity (WHO 주관)

3.6 1948년

- 국제 질병 및 사망원인 목록
  - International List of Diseases and Causes of Death

3.7 1965년

- SNOP(Systematic Nomenclature of Pathology) 출간

  - 4가지 축(지형학, 형태학, 원인, 기능)을 가지고 있었음
- SNOP는 SNOMED의 근본이 되었음
  - SNOMED는 11가지의 또 다른 축을 가지게 되었음
  - SNOMED는 모든 의학용어를 기술할 목적으로 만들어졌음

3.8 1975년

- ICD-9 출간

3.9 1989년

- ICD-10 출간

4 질병분류

4.1 ICD(International Classification of Diseases)

- 질병의 특별한 징후보다는 병인(etiology)에 근거를 둔 질병 분류에 초점 둠
- 환자기록(patient record)의 개념을 위한 원형적인 코드체계
- 1990년 초판 발행
  - 약 10년마다 새로운 개정안 발간, WHO에서 관리
- ICD는 3자리 코드를 근간으로 함
- ICD-9에서 추가된 선택적인 4-5번째 자리는 세부 수준을 나타내는데 사용
- ICD-9-CM(Clinical Modification) : 임상용 수정판
- ICD-10 : 1989년 제네바(Geneva)에서 결정된 10번째 개정판

표 15-4 의학분류의 발전과정

년도	발전 과정
1629	• 런던 사망률 조사에서 사인분류 시도 • ICD 분류 시도
1893	• 미국, Jacques Bertillon – 국제 사망원인 목록 – International List of Causes of Death 출판

1900	• ICD 초판 • ICD-9-CM이 임상용 수정판으로 만들어졌음
1933	• 미국에서 SNDO 출판 • SNDO – 부위와 원인에 의하여 정렬된 진단 용어 시스템 • ICD-A가 출간되기 전까지 미국 병원들 사용
1946	• 국제사망원인 목록 – International List of Causes of Morbidity (WHO 주관)
1948	• 국제 질병 및 사망원인 목록 – International List of Diseases and Causes of Death
1965	• SNOP(Systematic Nomenclature of Pathology) 출간 – 4가지 축(국소학, 형태학, 병인, 기능) 가지고 있었음 • SNOP는 SNOMED의 근본이 되었음 – SNOMED는 11가지의 또 다른 축을 가지게 되었음 – SNOMED는 모든 의학용어를 기술할 목적으로 만들어 졌음
1975	• ICD-9 출간
1989	• ICD-10 출간

4.2 SNDO(Standard Classified Nomenclature of Disease)

- 1933년 미국에서 표준질병분류 명명법 초판 출판
- 부위와 병인에 의해 정렬된 진단용어시스템
- 5판과 마지막 판은 1961년 미국의학협회에서 출판
- 수술처리분류용으로 3번째 축이 마련
- 미국 병원들은 ICD의 미국 수정판 ICD-A가 나오기 전까지 이 시스템 사용

4.3 SNOP(Systematic Nomenclature of Pathology)

- 1965년 미국병리학회는 병리학의 체계적 명명법 출간
- 4가지 축
  - 국소학(topography), 형태학(morphology), 병인(etiology), 기능(function)
- SNOMED의 기초

표 15-5 SNDO와 SNOP의 비교

SNDO	SNOP
• 신체부위와 원인에 의해 분류 – 진단용어 체계 • ICD의 미국 수정판 ICD-A 출간 – 되기 전까지 미국 병원들 – SNDO 사용	• 국소학/형태학/병인/기능의 4축 – 병리학의 명명법 • 미국병리학회에서 출간 – 병리학의 체계적 명명법

4.4 SNOMED(Systematized Nomenclature of Human and Veterinary Medicine)

1) SNOMED의 특징

- ICD-9-CM보다 풍부한 표현력 제공
- 병의 여러 가지 특성을 코딩할 수 있음
- 1975년 : 처음 출판
- 미국 병리학회가 개발하고 유지관리하는 용어체계
  - Alpha Numeric 형태로 다축의 coding체계로 되어 있음
  - 환자들이 의료에 관한 지식 공유하여 유용하고 쉽게 접근
  - 역동적이고 과학적으로 만들어진 임상진료용어
- SNOMED II
  - 1979년 개정판, 7가지의 축
- SNOMED International(SNOMED III)
  - 1993년 개정판, 11가지의 축

2) SNOMED III의 11가지의 축

(1) T(Topography) 국소해부학

- 몸의 일부, 장기, 부위를 설명하는 국소해부학

(2) M(Morphology) 형태학

- 세포, 조직, 기관의 변화를 나타내는 형태학
- 해부학, 세포, 장기의 선천성 또는 후천성 변형 의미하는 형태학

(3) F(Function) 기능

- 징후 및 증상
- 정상 및 이상 상태와 생체 기능의 용어

(4) L(Living organisms) 살아있는 유기체

- 인간 병인으로 작용하는 살아있는 유기체(박테리아, 바이러스)
- 동식물 중 인간의 질병 유발, 질병의 병인으로 작용 분류

(5) C(Chemicals, drugs) 화학물질

- 화학물질, 약물, 생물학적 산물들로 식물 추출물도 포함

(6) A(Physical agents, forces, activities) 물리적 요인, 외상, 활동

- 물리적 요인, 질병 또는 외상과 연관된 활동과 기구들과 관련

(7) J(Occupation) 직업

- ILO(International Labour Office 국제노동기구) 개발된 직업 활동 분류

(8) S(Social context) 사회적 상황

- 의학적 관점에서 흥미있는 사회적 상황

(9) D(Disease) 질병

- 질병명과 증상 및 징후를 결합

(10) P(Procedure) 처치

- 질병을 치료하거나 예방하기 위한 행정, 진단, 치료 활동

(11) G(General linkage/Modifier) 일반적인 연계/수정자

- 서로 다른 모듈에 속한 용어들 연관 짓고 특성 나타내는데 필요한 목록

3) SNOMED 진단 코드의 예

- SNOMED 진단(D, disease)의 4가지 코드

– T(Topography), M(Morphology), L(Living organism), F(Function)

예) 결핵(D–14800)의 조합 = Lung(T–28000) + Granuloma(M–44000) + Mycobacterium tuberculosis(L–21801) + Fever(F–03003)

4.5 CPT(Current Procedural Terminology)

- 치료비에 의거한 진단과 치료과정을 정의하는 코드(미국 의료보험 관련)

4.6 ICPM(International Classification of Procedures in Medicine)

- 1976년 WHO가 출판
- 진단, 검사, 예방, 수술, 기타 치료 및 보조 과정에 대한 내용
- ICD–9–CM의 의료과정부분의 근간
- 독일과 네덜란드에서는 ICPM의 확장 코드
  - 병원의 의료보험 청구나 관리하는데 필요한 요소

표 15-6 중요 분류의 내용

ICD / ICD–9–CM	ICPM / CPT
◐ ICD • ICD는 WHO가 관리 • 3자리 코드 근간 • 병인에 근거한 질병을 분류에 초점 둠 ◐ ICD–9–CM • ICD–9의 임상용 수정판 의미	◐ ICPM • 진단/검사/예방/수술/기타 치료 – 보조과정을 내용으로 함 ◐ CPT • 치료비에 의거한 진단과 치료과정 – 정의하는 코드

4.7 RCC(Read Clinical Classification)

- 영국의 James Reed가 개발
  - 1990년 영국국가 보건의료서비스(NHS)가 채택
- 전자의무기록을 위하여 만들어졌음
  - 환자기록에서 사용되는 모든 용어들을 포함하려고 함
- 각 코드

- 임상개념(clinical concept) 및 관련 표준용어(preferred term) 나타냄
- 각 코드를 수많은 동의어, 두문자어, 이름 및 약어들과 연결할 수 있음
  - 자연어를 사용할 수 있음
- 모든 개념들을 계층 구조적으로 정리
- 5자리 문자숫자 코드
- 거의 모든 표준분류(ICD-9, ICD-9-CM, CPT-4, DRG)와 교차확인 가능

4.8 ATC(Anatomic Therapeutic Chemical Code)

- 목적
  - 약제의 체계적이고 계층 구조적인 분류

표 15-7 ATC의 장단점

장점	단점
• 제조물질, 투여방법, 용량 등 포함 약품 확인 • 치료학적 특성은 물론 화학적 특성 제시 • 계층 구조적이므로 논리적 구분 유리 • 약제 이용 연구를 위한 WHO 표준	• 복합 제제나 피부 연고 – 포함할 수 없음

4.9 MeSH(Medical Subject Headings)

- 목적
  - 국제적인 의학 문헌 색인
- 미국의 National Library of Medicine(NLM) 제안
- Unified Medical Language System(UMLS)의 근본

4.10 UMLS(Unified Medical Language System)

1) UMLS의 개념

- 서로 다른 광범위한 생의학 정보원에서 지능형 정보검색
  - 이를 할 수 있도록 knowledge source를 개발하는데 목적

  - 이에 기반 둔 프로젝트
- 미국의 National Library of Medicine(NLM)의 장기 프로젝트
- 문헌DB, 의무기록관리시스템, 지식기반 등
  - 다양한 정보원천에서 얻은 정보
  - 이를 사용자의 편의를 위해 개념적으로 연관지으려는 시도

2) UMLS의 구성

- 메가용어집(metathesaurus),
- 의미론적 네트웍(semantic network)
- 전문가용어집(spexialist lexicon)
- 정보원 지도(information source map)

(1) 메타용어집

- 250,000개 개념과 540,000개 이상 서로 다른 용어 포함
- MeSH, SNOMED, ICD-9-CM, DSM IV, CPT 용어
- COSTAR 같은 의무기록전산화 시스템에서 사용되는 개념
- PDQ, DXplain, QMR 같은 의사결정시스템에서 사용되는 개념

(2) 의미론적 네트웍

- 높은 수준의 의미론적 유형을 통해 메타용어집
  - 이에 나타난 모든 개념을 일관성있게 범주화

(3) 전문가용어집

- 전문가 자연언어 처리 프로젝트의 일환
- 개발한 생의학적 용어가 많이 담긴 영어 용어집

(4) 정보원 지도

- 온갖 생의학적 데이터베이스의 범위, 위치, 어휘 및 구문규칙
  - 접근조건에 대한 정보 포함

표 15-8 RCC와 ATC의 비교

RCC	ATC
• 전자의무기록을 위해 개발 • 각 코드는 임상개념 및 관련된 표준 – 용어를 나타냄 • 환자기록에서 사용되는 모든 용어들 – 포함하려고 함 • 거의 모든 표준 분류 – ICD-9/ICD-9-CM/CPT-4/DRG – 이것과 교확확인이 가능	• 약제를 분류하기 위해 만든 것 • 약제의 제조물질, 투여방법, 용량 등 – 포함 • 약제 이용 연구를 위한 WHO 표준 • 약제를 체계적이고 계층 구조적 – 분류하기 위해 만든 것

4.11 ICPC(International Classification of Primary Care)

1) 목적

- 외래 방문, 입원 및 수술 등의 임상적 상황 코드화

2) 호환

- WONCA에서 제공, ICHPPC-2-Defined 및 IC-Process-PC와 호환

3) 장 · 단점

- 단점 : 세부사항이 ICD-9보다 떨어짐
- 장점 : 진단, 검사 및 치료의 코드화에 이용

4) 2축 시스템

- 구성 = 문자 표현의 기관계축 + 숫자 표현의 구성요소축
  - 기관계(문자) + 구성요소(2자리 숫자)

  예) R81 → R : Respiratory tract, 81 : diagnosis

(1) SOAP 원리 코드화

- S : 증상 등의 주관적 정보
- O : 이학적 검사/결과자료 등의 객관적 정보
- A : 일차적 진단
- P : 치료나 투약

(2) 사용

- 발병에서 해결까지의 질병 episode 등록 관리에 사용 가능

5 표준 용어의 선택

5.1 외국의 표준 용어 선택

- 임상시스템 위한 표준 용어의 선택

1) 영국

- 전자의무기록에 Read Codes 사용

2) 네덜란드

- 의사의 진료시스템을 국가적으로 표준화
- 진단과 외래 방문 사유 기록에 ICPC 사용
- 개발자들이 ICPC에 광범위한 보강 필요

3) 미국

- 자체 개발 용어 사용
- 표준 채택 실패 이유
  - 사용 가능한 표준이 여러 분야를 취급하지 못함
  - 환자 진료를 지원하기 위한 임상정보를 자세히 표현하지 못함

5.2 SNOMED III : SNOMED International

1) SNOMED III 고려

- 많은 시스템 개발자들 SNOMED III 고려

2) 문제점

- 기존 시스템과 새로운 시스템 사이의 연속성에 관한 것

- 방사선과, 검사실, 약국 등의 보조시스템에서 모아진 자료
  - 중앙에 집중
- 보조시스템들은 각자의 독특한 용어집으로 코드화된 정보 제공
- 중앙시스템 개발자는 SNOMED 같은 표준 채택을 원함
  - 보조시스템의 자료를 표준화된 양식으로 변환하는 적절한 방법 없음

중요 내용

◑ UMLS
- 미국 국립의학도서관에서 개발한 의학용어 체계 모델
  - 전자의무기록 작성시 많이 사용되고 있는 용어 사전
- 문헌DB, 의무기록관리시스템, 지식기반 등
  - 다양한 정보원천에서 얻은 정보를 사용자의 편의 목적
  - 개념적으로 연관지으려는 시도로 만들어짐
- 미국 National Library of Medicine(NLM)에서 제안

◑ SNOMED
- 미국 병리학회가 개발하고 유지 · 관리하는 용어체계
  - 알파뉴메릭 형태로 다축의 coding체계로 되어 있음
  - 환자들이 의료에 관한 지식 공유하여 유용하고 쉽게 접근
  - 역동적이고 과학적으로 만들어진 임상진료용어

◐ MeSH
- 주로 국제적인 의학문헌을 색인하는데 사용
- 미국 National Library of Medicine(NLM)에서 제안

◐ ICPC
- 외래방문, 입원, 수술 등의 임상적 상황을 코드화
- 2축 시스템
  - 문자로 표현하는 기관계축
  - 2자리 숫자로 표현하는 구성요소축
- SOAP 원리를 코드화하였음

◐ 임상시스템을 위한 표준용어 사용
- 영국의 전자의무기록에 Read Codes 사용
- 네덜란드는 의사의 진료시스템을 국가적으로 표준화함
- SNOMED는 ICD-9-CM보다는 풍부한 표현력 제공

예상문제

1. ICD에 대한 설명으로 옳지 않은 것은?

① 3자리 코드 근간 ② WHO가 관리
③ 질병관리본부가 관리 ④ 병인에 근거한 질병 분류 초점

2. SNOMED에 대한 설명으로 옳지 않은 것은?

① 1975년 처음 출판
② SNOP를 기초로 만들어짐
③ SNOMED II는 7개 축의 코드체계
④ 국소학, 형태학, 병인 및 기능의 4가지 축

3. 어휘록에 대한 내용으로 옳지 않은 것은?

① 실용적 목적으로 동의어를 포함
② 분류법을 디자인하는 프로세스
③ 진단용어 및 임상병리검사용어 목록
④ 도메인에 대해 완벽을 기하기 위해 마련

4. 분류체계에 대한 설명으로 옳지 않은 것은?

① SNOMED III : 11가지 축 중 P는 Product 의미
② SNDO : ICD-A가 출간 전까지 미국 병원들 사용
③ CPT : 치료에 의거한 진단과 치료과정을 정의하는 코드
④ SNOP : 미국병리학회에서 출간한 병리학의 체계적 명명법

5. 의학분류 체계 중 ICD와 관련이 있는 것은?

① 약제를 계층구조적으로 분류
② 질병 병인에 근거를 둔 질병분류
③ 국제적 의학문헌 색인을 위해 사용
④ 치료비의 치료과정을 정의하는 코드

정답 1. ③ 2. ④ 3. ② 4. ① 5. ②

예상문제

6. **미국병리학회에서 출간한 병리학의 체계적 명명법의 분류체계는?**

① SNDO ② SNOMED
③ ICD-9-CM ④ SNOP

7. **RCC에 대한 설명으로 옳지 않은 것은?**

① 거의 모든 표준 분류와 교차확인 가능
② 모든 개념들은 관계구조적으로 정리
③ 환자기록에서 사용되는 모든 용어 포함
④ 각 코드는 임상개념 및 관련 표준용어 나타냄

8. **임상시스템을 위한 표준용어의 사용에 대한 내용으로 옳지 않은 것은?**

① 네덜란드는 의사의 진료시스템 국가적으로 표준화
② 전문가 시스템의 용어집 정밀한 용어 연결 용이
③ 영국은 전자의무기록에 Redad Codes를 사용
④ SNOMED는 ICD-9-CM보다는 풍부한 표현력 제공

9. **분류체계에 대한 내용으로 옳지 않은 것은?**

① UMLS는 SOAP의 기반이 됨
② MeSH는 주로 국제적인 의학문헌 색인에 사용
③ UMLS와 MeSH는 미국 National Library of Medicine에서 제안
④ UMLS는 문헌DB, 지식기반 등 개념 연관 시도로 만들어짐

10. **ICPC에 대한 내용으로 옳지 않은 것은?**

① UMLS 원리를 코드화
② 진단, 검사 및 치료의 코드화에 이용
③ 외래, 입원 및 수술 등 임상적 상황 코드화
④ 문자 표현의 기관계축과 숫자 표현의 구성요소축 구성

정답 6. ④ 7. ② 8. ② 9. ① 10. ①

예상문제

11. 의학자료를 컴퓨터에 저장해야 하는 목적으로 옳지 않은 것은?

① 의료의 질적 관리
② 인사고가 제공
③ 역학조사를 포함한 의학연구
④ 효율적인 환자 관리

12. ATC에 대한 내용으로 옳지 않은 것은?

① 약제를 분류하기 위해 만든 것임
② 약제 이용 연구를 위한 WHO 표준
③ 제조물질, 투여기간 및 시간 등 포함
④ 치료학적 특성은 물론 화학적 특성 제시

13. 어휘 표준화의 필요성으로 옳지 않은 것은?

① 의료인 사이의 원활한 의사소통
② 진료와 의학연구에 컴퓨터 도입
③ 환자 병력 재구성 어려움 해소
④ 환자기록에 정확성을 위해 도움

14. 분류에 대한 내용으로 옳지 않은 것은?

① 개념의 순차적인 체계
② 지식 확장에 중요한 역할
③ 의학 개념에 따라 코드가 할당
④ 복잡한 집합적 대상을 구분하는 방법

15. 분류체계에 대한 내용으로 옳지 않은 것은?

① MeSH는 WONCA에서 제공
② RCC는 전자의무기록을 위해 개발
③ ATC는 약제를 계층 구조적으로 분류
④ ICPM은 진단, 검사, 예방, 수술 및 치료 내용

정답 11. ② 12. ③ 13. ④ 14. ③ 15. ①

예상문제

16. 의학자료를 코딩함으로 얻는 장점으로 옳지 않은 것은?

① 어휘의 표준화
② 데이터의 양적인 증가
③ 의학통계 및 연구에 용이
④ 의사결정 지원 시스템과 연계가 용이

17. 코드에 대한 내용으로 옳지 않은 것은?

① 숫자코드는 새로운 코드의 생성이 용이
② 조합코드는 성격이 다른 코드를 조합하여 사용
③ 계층구조코드는 기존 코드에 숫자를 더하여 만든 코드
④ 연상기호코드는 문자를 사용해서 기억하기 쉽게 만든 코드

18. 부위와 병인에 의해 정렬된 진단용어시스템으로 옳은 것은?

① SNOMED
② SNOP
③ ICD-9-CM
④ SNDO

정답 16. ② 17. ③ 18. ④

제16장

인터넷의 의료정보

Medical Informatics of Internet

- ▶ 인터넷의 개념
- ▶ 인터넷 활용
- ▶ 인트라넷과 전자상거래
- ▶ 인터넷 활용 의료정보
- ▶ 의학 문헌 검색

제 **16** 장

인터넷의 의료정보

Medical Informatics of Internet

1 인터넷의 개념

1.1 인터넷의 의미

- 인터넷은 일종의 네트워크
  - 오늘날 대부분 국가가 인터넷에 연결되어 있음
- 인터넷은 1970년 미국 국방성의 Arpanet에서 유래되었음
- 인터넷은 지구상에 통신망과 컴퓨터가 있는 곳
  - 접속과 자원의 공유가 가능
- TCP/IP 프로토콜을 공통으로 사용하는 전세계적인 네트워크

1.2 인터넷의 특징

- 네트워크 발달은 새로운 내용과 의료정보 이용 가능
  - 네트워크를 통해 일상생활에 필요한 실질적인 의료정보 교환 가능
- 인터넷 의료정보는 1995년 이후부터 인터넷의 급속한 발전
  - 모든 학문 흐름까지 변화시켜 책으로 정보를 얻던 세상에서 인터넷 이용
  - 정보 이용으로 변화
  - 의료에서도 소비자 입장에서 접근하기 어려웠던 정보 쉽게 검색 가능

1.3 프로토콜(Protocol)의 의미

1) 프로토콜 : 통신규약

- 인터넷 사용자간에 자신의 컴퓨터와 상대방 컴퓨터

– 서로 연결되어 통신을 하기 위해 서로 지켜야 할 규칙

2) 인터넷의 통신 프로토콜

• HTTP, 텔넷(Telnet), FTP

1.4 인터넷의 역사

• 현재 190여개 국가에서 2억 5천만명 정도가 인터넷 사용

1) 1960년대

• 1969년
  – 군용전산망(핵전쟁 대비)인 ARPANET으로 시작
• ARPANET
  – 4개의 호스트 컴퓨터를 연결

2) 1970년대

• 1972년
  – E-mail 프로그램 개발
  – TCP/IP 프로젝트 개발 시작
• 1973년 : FTP 표준안

표 16-1 인터넷의 역사

년도	특징
1969	• 군용전산망(핵전쟁 대비)인 ARPANET으로 시작 • ARPANET – 4개의 호스트 컴퓨터를 연결
1972	• E-mail 프로그램 개발 • TCP/IP 프로젝트 개발 시작
1973	• FTP 표준안
1977	• Mail 표준안
1979	• Usenet(User's Network) 시작
1982	• TCP/IP 도입 : 인터넷 개념 정리

1983	• ARPANET이 ARPANET과 MILNET으로 분리 인터넷 시작 • ARPANET에서 TCP/IP 사용
1984	• DNS(Domain Name System) 제시
1985	• TCP/IP 프로젝트 개발 종료
1988	• IRC(Internet Relay Chat) 개발
1990	• ARPANET 폐지 / Archie 시작
1991	• Wais 시작, Gopher 시작
1992	• WWW(World Wide Web) 시작
1993	• InterNIC 창설

- 1977년 : Mail 표준안
- 1979년 : Usenet(User's Network) 시작
- 1982년 : TCP/IP 도입 : 인터넷 개념 정리

3) 1980년대

- 1983년
  - ARPANET이 ARPANET과 MILNET으로 분리 인터넷 시작
  - ARPANET에서 TCP/IP 사용
- 1984년 : DNS(Domain Name System) 제시
- 1985년 : TCP/IP 프로젝트 개발 종료
- 1988년
  - IRC(Internet Relay Chat) 개발

4) 1990년대

- ARPANET 폐지 / Archie 시작
- 1991년 : Wais 시작, Gopher 시작
- 1992년 : WWW(World Wide Web) 시작
- 1993년 : InterNIC 창설

2 인터넷 활용

2.1 인터넷 접속의 준비물

- 컴퓨터 시스템 : 호스트 컴퓨터
- 통신장비 : 모뎀, LAN
- 전화선
- 인터넷에 접속할 수 있는 프로그램
- 계정 : 인터넷 ID, PC 통신, 통신 ID
- 사용자

2.2 윈속과 웹 브라우저

1) 윈속(Winsock)

(1) 윈속의 의미

- 모뎀을 이용해서 웹서비스를 이용할 수 있게 해 주는 프로그램

(2) 윈속의 종류

- 트럼펫 윈속, 트윈속, 다윈속 등

2) 웹브라우저

(1) 웹브라우저의 의미

- 웹에서 정보를 볼 수 있도록 해 주는 프로그램
- 문자, 음성, 동영상 등 멀티미디어정보를 열람하거나 검색이 가능

(2) 종류

- 넷스케이프, 익스플로러, 모자이크, 첼로, 리눅스 등

2.3 인터넷 정보 서비스

1) 월드와이드웹(WWW : World Wide Web)

(1) WWW의 개념

- WWW는 간단히 W3 또는 웹(Web)이라고 부름
- 웹(Web)이란 웹 브라우저를 통해 접근할 수 있는 각종 정보들의 집합체
- 인터넷에 연결된 전세계의 호스트 컴퓨터
  - 하이퍼링크를 통해 거미줄처럼 연결한 것
- 문자를 기본으로 멀티미디어 정보를 검색 가능한 서비스
- 화상정보 검색 서비스
  - 홈쇼핑, 광고, 전자신문, 금융거래 등의 각종 서비스 제공

(2) WWW 관련 내용

① Hypermedia

- 문서의 다른 미디어(image, sounds, movie) 포함
- 문자를 비롯해서 그림, 음성, 비디오 등의 매체
  - 서로 결합시켜 다룰 수 있는 멀티미디어 환경

② HTML(Hyper Text Markup Language)

- 웹상의 문서들을 연결하기에 사용되는 문서 형식
- 사용자에게 보내 줄 문서의 표현 형식을 지정할 수 있게 함
- 하이퍼텍스트를 만드는 수단이 되는 언어

③ http(hyper text transfer protocol)

- 인터넷 통신 프로토콜
- 웹에서 사용되는 통신규약
- 웹 문서들을 주고 받기 위한 프로토콜
- 웹 서버와 클라이언트가 상호 통신하기 위해 사용되는 언어 : 프로토콜

④ URL(Uniform Resource Locator)

- 인터넷상의 자료를 가져오기 위해 해당 자료가 있는 위치
  - 표시하는 표준방법
- 인터넷의 웹(WWW)에서 정보 검색을 위한 표준 주소 체계
- 정보나 서비스에 대한 접근방법, 존재하는 위치, 자료 파일의 이름 등
  - 요소 표시 ; Web상의 주소

  예) http:://www.kinst.ac.kr/~lsr2868
    - http : 웹에서 사용되는 통신규약
    - :// : 프로토콜과 나머지 URL을 분리하는 표준기호
    - www.kinst.ac.kr : 도메인 네임

⑤ 웹서버 Web server(H/W, S/W)

- Browser(Netscape, Internet Explorer, Mosaic)
- 웹 브라우저를 통해 원격지에 있는 사용자들
  - 웹정보를 이용할 수 있게 하는 소프트웨어
- 웹 브라우저(Web browser)의 기능
  - 자주 방문한 URL의 목록 제공
  - 웹 페이지의 저장 및 인쇄
  - HTML 문서의 편집
- WWW 서비스 사용하기 위한 웹 브라우저
  - 핫자바, 넷스케이프 네이게이터, 인터넷 익스플로어

(3) XML

- 웹에서 구조화된 문서 전송이 가능하도록 설계된 표준화된 마크업 언어
  - 어떤 플랫폼에서나 읽을 수 있는 포맷을 제공
  - 특정 회사제품이나 환경에 구애받지 않는 언어

2) 아키(Archie)

- 분산되어 있는 파일이나 프로그램에 대한 정보
  - 검색할 수 있는 데이터베이스 검색서비스

- 인터넷에 연결된 많은 호스트 컴퓨터에 있는 파일 검색 가능
- 정보의 위치인 서버의 인터넷 주소, 파일이 위치한 디렉토리
  - 이에 대한 정보도 제공

표 16-2 Web browser 및 Archie의 비교

웹 브라우저(Web browser)	아키(Archie)
◐ 웹 브라우저 기능 • 인터넷에서 기능 제공 – 자주 방문한 URL의 목록 제공 – 웹 페이지의 저장 및 인쇄 – HTML 문서의 편집 ◐ 웹브라우저의 종류 • WWW 서비스 사용 위한 웹 브라우저 – 핫자바, 넷스케이프 네이게이터 – 인터넷 익스플로어 – 모자이크, 첼로, 리눅스	• 분산되어 있는 파일이나 프로그램 – 정보 검색할 수 있는 데이터베이스 – 검색서비스 • 인터넷에 연결된 많은 호스트 컴퓨터 – 이에 있는 파일 검색 가능 • 정보의 위치인 서버의 인터넷 주소, 파일 – 위치한 디렉토리의 정보도 제공

3) 전자우편(E-mail)

- 인터넷 통해 타인과 편지 주고받는 서비스
- 전세계에 연결된 인터넷망을 통해 인터넷 이용자 간
  - 전자우편을 주고받게 해 주는 시스템
- 편지 받을 때는 SMTP 서버, 편지 보낼 때는 POP 서버 이용
- 기존의 우편보다 신속, 다양한 형식 제공
- 전자우편 주소는 사용자 ID@호스트 주소의 형식으로 이루어졌음
- 메일은 메일 서버를 통해 전송
- 메일의 수신자만 명시하면 내용 쓰지 않아도 전송 가능
- 메일에 원하는 파일을 첨부해서 발송 가능
- 세계 어느 곳에서나 음성, 화상, 프로그램 등 정보 교환

4) 인터넷뉴스/유즈넷(Usenet, Newsnet)

(1) 유즈넷(Usenet)의 약자

- User's Network의 약자

- 공통 관심사에 대해 토론할 수 있는 서비스

(2) 유즈넷 이용할 경우

- News 서버를 통해 전 세계의 정치, 경제, 문화 등 다양한 분야
  - 모든 분야를 다루는 뉴스모임에 참여하고 그 뉴스를 활용
- 뉴스그룹별로 있어 자기가 원하는 그룹에 글을 올릴 수 있음
  - 특별한 주제나 관심사를 게시하거나 관련된 자료를 등록

(3) 뉴스그룹

- 동일한 관심 분야를 가진 사람들끼리 특정 그룹을 만듬
  - 서로 논의하는 그룹

(4) 뉴스그룹의 종류

- 학술연구, 사회적 문제, 컴퓨터 등

중요 내용

◑ **프로토콜(통신규약)**
- 인터넷 사용자간에 자신의 컴퓨터와 상대방 컴퓨터
  - 서로 연결되어 통신을 하기 위해 서로 지켜야 할 규칙

◑ **인터넷 통신 프로토콜**
- HTTP / 텔넷(Telnet) / FTP

◑ **인터넷 정보 서비스**
- E-mail / Archie / WWW

◑ **인터넷 웹을 구성하는 인터넷 언어**
- HTML / JAVA / www / XML

(5) 유즈넷을 사용시 지킬 예절

- 기사를 올리기 전 게시된 내용이 있는지 살펴볼 것
- 기사를 간단 명료하게 작성할 것

- 기사의 내용과 관련있는 제목을 표기할 것
- 개인의 사적인 내용을 전달하기 위해 뉴스그룹에 글을 게시하지 말 것

5) 파일전송(File Transfer Protocol, FTP)

- 파일 전송 프로토콜
- – 인터넷에서 파일을 송수신하기 위한 서비스
- 인터넷을 통해 파일을 주고받는 기본 프로토콜
- 인터넷 통해 한 컴퓨터에서 다른 컴퓨터
  - 파일 송수신할 수 있도록 지원방법
  - 지원 프로그램 통칭
- 클라이언트 컴퓨터에 FTP 유틸리티(WS-FTP, Cute FTP 등) 설치
  - 보다 효율적으로 사용할 수 있음
- FTP를 사용하기 위해 해당 FTP 사이트에 ID와 비밀번호가 필요
- 익명의 FTP(Anonymous FTP) 사이트
  - 여기에서는 ID와 비밀번호가 없어도 파일을 전송받을 수 있음
  - 파일 다운로드 받기 위해 계정 필요

표 16-3 WWW와 E-mail 비교

파일전송(FTP)	전자우편(E-mail)
• 파일 전송 프로토콜 • 인터넷 통해 한 컴퓨터에서 다른 컴퓨터 – 파일 송수신할 수 있도록 지원방법 – 지원 프로그램 통칭 • 익명 사이트에서 ID와 비밀번호 없어도 – 파일 전송 받을 수 있는 인터넷 – 익명의 FTP 서버 이용 – 파일 다운로드 받기 위해 계정 필요 • 클라이언트 컴퓨터에 FTP 유틸리티 – 설치하여 보다 효율적 사용	• 인터넷 통해 타인과 편지 주고받는 서비스 – 수신 : SMTP 서버 이용 – 발송 : POP 서버 이용 • 기존의 우편보다 신속, 다양한 형식 제공 • 전자우편 주소 – 사용자 ID@호스트 주소 형식으로 이루어짐 • 메일은 메일 서버를 통해 전송 • 메일의 수신자만 명시하면 내용 – 쓰지 않아도 전송 • 메일에 원하는 파일을 첨부해서 발송 가능

6) 텔넷(Telnet)

- 인터넷의 통신 프로토콜
- 원거리에서도 개인의 PC와 연결되지 않은 컴퓨터

- 자신의 PC처럼 접속하여 사용 가능한 서비스

7) 고퍼(Gopher)

- 인터넷을 통해 전 세계에 분산되어 있는 각종 유형의 정보 검색
  - 볼 수 있게 해 줄 수 있는 메뉴 방식의 정보 서비스
- 데이터를 색인해서 정보를 메뉴 방식으로 검색할 수 있도록 만듬
  - 인터넷 서비스
- 베로니카(Veronica)
  - 고퍼 자원을 좀더 쉽게 검색할 수 있도록 도와주는 검색 도구

(1) 웨이즈(Wide Area Information Service, WAIS)

- 특정 데이터베이스 등을 키워드로 고속 검색할 수 있음
- 정보를 서로 연결해 주는 인터넷상의 데이터베이스 시스템
- 색인된 자료를 찾는데 유용한 서비스

(2) 원격접속(Telnet)

- 원격 컴퓨터에 접속을 가능하게 해 주는 인터넷 프로토콜

8) 메일링 리스트(Mailing List)

- 전자우편으로 List Server에 정보 구독신청

9) 인터넷 대화/채팅(Internet Relay Chatting, Powwow IRC)

- 공개 소프트웨어를 이용해서 인터넷 사용자 어느 누구와도 대화 가능

2.4 인터넷 접속 위한 프로토콜

1) TCP/IP(Transmission Control Protocol/Internet Protocol)

- 인터넷의 기본 프로토콜
  - 서로 다른 종류의 컴퓨터 상호간의 통신 가능하게 하는 통신 프로토콜
- 의학문헌 검색시

- 인터넷에서 사용되는 통신용 프로토콜
- 전용회선인 LAN으로 구축된 통신망 간의 상호 통신규약
- 기종이 다른 컴퓨터 간의 통신을 위한 전송 관리 통신규약

2) SLIP(Serial Line IP)

- 전화회선이나 RS-232C 케이블 등
  - 이를 이용하는 직렬 통신을 위한 인터넷 프로토콜
- 비동가식 방식으로 에러를 감지하거나 수정하는 능력이 없음

3) PPP(Point to Point Protocol)

- 일반적으로 모뎀을 통해 인터넷으로 TCP/IP 접속을 할 경우
  - 이용되는 프로토콜
- 인터넷 전용망에 직접 접속하므로 안정적이고 속도가 빨라 편리
  - 압축 기능과 에러 감지 기능 등을 제공하므로 많이 사용

2.5 인터넷 주소 체계

1) IP 주소

- 문헌검색을 위해 인터넷에 연결된 호스트
  - 유일하게 식별하기 위하여 사용
- 네 개의 항목으로 구성
- 4개의 항목은 마침표(.)로 구분된 숫자로 표시
- 네트워크상에서 컴퓨터가 직접 인식할 수 있는 주소
- 인터넷상에 있는 모든 시스템
  - 인터넷 주소라고 하는 고유의 IP 주소를 할당받아야 함
- 32비트의 비트열로 일반적으로 8비트씩 나누어 4개의 10진수로 표현
- 연결된 네트워크의 규모에 따라 A, B, C 클래스로 분류
  - 전세계 어떠한 컴퓨터도 동일한 IP 주소를 가질 수 없음

표 16-4 TCP/IP와 IP 주소의 비교

TCP/IP	IP 주소
• 인터넷의 기본 프로토콜 – 서로 다른 종류의 컴퓨터 상호간 – 통신을 가능하게 하는 통신 프로토콜 • 의학문헌 검색시 – 인터넷에서 사용되는 통신용 프로토콜 • 전용회선인 LAN으로 구축 – 통신망간의 상호 통신규약 • 연결지향적 • 기종이 다른 컴퓨터 간 – 통신을 위한 전송 관리 통신규약	• 문헌검색 위해 인터넷에 연결된 호스트 – 유일하게 식별하기 위하여 사용 • 네트워크 상에서 컴퓨터 – 직접 인식할 수 있는 주소 • 4개 항목으로 구성 – 4개 항목은 마침표로 구분된 숫자 표시 • 연결된 네트워크 규모에 따라 분류 – A, B, C 클래스 • 전세계 컴퓨터 동일한 IP 주소 없음 • 주소의 구성 – 8비트씩 4부분으로 총 32비트

2) 도메인명(Domain Name)

(1) 도메인명의 의미

- 숫자로 부여된 IP 주소를 사용자가 알아보기 쉽도록 단어식으로 표현
- 국내 인터넷 주소 형식
  - 호스트 컴퓨터명, 소속기관, 소속기관의 종류, 소속국가

(2) 국가 도메인명

- 한국 : kr
- 일본 : jp
- 미국 : us
- 영국 : uk
- 오스트레일리아 : au
- 캐나다 : ca
- 독일 : de
- 핀란드 : fi
- 프랑스 : fr
- 이탈리아 : it

예) 한국

– webmaster@joy.go.kr

(3) 한국 기관분류 도메인명

- 대학 : ac
- 회사 : co
- 정부 : or

예) 국립공주대학교 → ok11@kongju.ac.kr

표 16-5 국가 및 한국기관분류 도메인

국가 도메인명		한국 기관분류 도메인명
• 한국 : kr	• 일본 : jp	• 대학 : ac
• 미국 : us	• 영국 : uk	• 회사 : co
• 오스트레일리아 : au	• 캐나다 : ca	• 정부 : or
• 덴마크 : de	• 핀란드 : fi	예) 국립공주대학교 → ok11@kongju.ac.kr
• 프랑스 : fr	• 이탈리아 : it	
예) 한국 → webmaster@joy.go.kr		

2.6 검색엔진(Search Engine)

- 사용자가 원하는 정보를 찾을 수 있는 사이트를 찾아주는 정보검색서비스
  - 제공하는 도구
- 국내 검색엔진 종류
  - 심마니, 미스 다찾니, 까치네, 정보탐정, 코시크 등
- 국외 검색엔진 종류
  - 야후, 알타비스타, 웹클로울러, 익사이트, 마젤란 등
- 메타 검색엔진 : 프론트엔드(Front End)
  - 일명 프론트엔드(Front End)라고도 함
  - 자신의 데이터베이스 구축 않고 다른 검색엔진을 활용

2.7 인터넷 응용 서비스

1) 웹진(Webzine)

- 일명 온라인 매거진이라고 함
- 인터넷을 통해 멀티미디어 정보를 제공하는 새로운 온라인 잡지

2) 인터넷 쇼핑

- 다양한 상품을 불필요한 유통과정 없이 쉽게 구입 가능

3) 토크(Talk)

- 장소에 구애받지 않고 온라인상에서 일대일로 대화하는 서비스 제공

4) 머드(Mud)

- 인터넷을 통한 온라인 게임

5) 핑거(Finger)

- 특정 호스트에 있는 사용자 정보의 이름이나 접속 여부 등
  - 알아내기 위해 사용하는 프로그램

6) 핑(PING : Packet InterNet Gopher)

- 사용자가 특정 호스트 컴퓨터에 연결할 수 있는지 IP 주소
  - 이를 검증하기 위해 사용되는 프로그램

7) 뉴스 클리핑 서비스

- PC 통신을 이용 시 국내 발간되는 여러 신문들을 한 눈에 볼 수 있음
  - 몇 년치 기사들 중에 원하는 검색어가 들어있는 기사들을 검색어
  - 이를 이용해서 보다 신속하게 찾아주는 서비스

8) 로밍서비스

- 국내 인터넷 서비스 업체(ISP)를 이용하는 인터넷 사용자가 외국여행시
  - 자신의 ID와 비밀번호를 이용
  - 그 나라의 시내 전화요금으로 인터넷 서비스를 사용하도록 함

9) TV 시청

- 인터넷으로 TV를 보려면 스트림웍스와 같은 플러그인 프로그램
  - 설치하면 됨

2.8 인터넷관련 용어

1) 게이트웨이(Gateway)

- 서로 다른 종류의 네트워크를 연결하는 장비

2) 허브(Hub)

- 데이터를 각각의 LAN 카드로 분배하는 장치

3) 라우터(Router)

- 전송 시스템에서 수신 시스템까지 데이터가 경유할 경로를 정하는 장치

4) 하이퍼텍스트(Hyper Text)

- 문서를 서로 관련지어 찾아 볼 수 있도록 만들어진 문서 파일
  - 문서 형식을 의미

5) 네티즌(Netizen)

- 네트워크(Network)와 시민(Citizen)의 합성어로 통신 사용자들을 지칭함

6) 프록시 서버(Proxy Server)

- 방어벽을 가지고 있는 시스템에서 외부와 통신 위해 만들어 놓은 서버

7) DNS

- IP 주소와 도메인명 사이의 변환 서비스로 Root Server 아래에 각 최상위
  - 도메인별 도메인명 서버가 존재하는 계층적 구조를 가리키는 서비스

8) 미러링(Mirroring)

- 전세계의 사용자들이 한 곳의 FTP 서버에 집중하면 병목현상 발생
- FTP 서버의 자료를 동일한 디렉토리구조로 다른 FTP 서버에 그대로 옮김
  - 이 경우 병목 현상 막고 더 가까운 위치에서 자료 전송받을 수 있음

9) POP(Post Office Protocol)

- 메일을 받기 위한 통신규약

10) PUSH

- 인터넷상에서 개인이 특정한 조건하에 원하는 정보의 종류만 설정시

- 웹서버가 해당 정보를 사용자에게 전송해주는 방식
- 사용자가 매번 정보 검색을 하지 않아도 됨

11) SMTP

- 전자메일 이용하여 다른 사람에게 편지를 쓸 때 송신을 담당하는 프로토콜

12) 스팸(SPAM)

- 쓸모없는 내용의 메일이 자기 E-mail 박스에 가득 차 있는 것

13) 스트림웍스(Stream Works)

- 인터넷에서 TV를 시청할 수 있도록 해 주는 프로그램

3 인트라넷과 전자상거래

3.1 인트라넷(Intranet)

- 인터넷망 이용
  - 회사내 업무 공유하는 네트워크 구축
- 기업체나 연구소 등 조직 내부의 모든 업무
  - 인터넷 관련 기술로 처리하는 새로운 개념의 네트워크 환경
- 기업 내 근거리 통신망인 LAN을 기반으로 하고 있음
- 기업 내의 각종 데이터 및 데이터베이스 활용 가능
- 인트라넷은 방화벽(Firewall)이라는 시스템
  - 이를 통해 정보에 대한 보안유지가 가능
- 멀티미디어 문서로 다양한 정보를 제공할 수 있음
  - 외부 정보의 획득이 용이

3.2 전자상거래(E-Commerce)

- 인터넷을 통해 전자적으로 상품들을 사고 팔 수 있음

- 인터넷을 통해 소비자와 기업이 상품과 서비스를 사고 파는 행위
  예) 온라인 쇼핑, 통신 판매, 전자 결재, 가상 기업 등

표 16-6 인터넷과 인트라넷의 비교

인터넷(Internet)	인트라넷(Intranet)
• 인터넷은 일종의 네트워크 – 대부분 국가가 인터넷에 연결 • HTTP – 클라이언트와 서버간의 프로토콜 • FTP – 인터넷상의 파일 전송 프로토콜 • WWW – 인터넷에 연결된 전세계 호스트 – 컴퓨터를 거미줄처럼 연결	• 인터넷망 이용 – 회사내 업무 공유하는 네트워크 구축 • 기업체나 연구소 등 조직 내부 업무 – 인터넷 관련 기술로 처리 – 새로운 개념의 네트워크 환경 • 기업 내 근거리 통신망인 LAN 기반 • 기업 내의 각종 데이터 및 데이터베이스 – 활용 가능

4 인터넷 활용 의료정보

4.1 의료정보

- 의료정보는 전통적인 의미에 있어 의료인을 위한 의학정보
- 현대의 의료정보
  - 의료서비스의 공급자뿐만 아니라 소비자
  - 이용의 주체가 되는 의료 전반에 관한 정보
- 테오도어빌로스 : 19C 초
  - 치료성과 및 질(Quality) 관리 도입, 의학통계 시도
- Canadian preventive Services Task Force
  - 근거중심 의학

4.2 인터넷 활용

- 검색엔진 / 메타검색엔진
- 디렉토리, 전자우편주소 찾기
- 의학문헌 검색 : MEDLINE, MeSH 등

- 유즈넷 뉴스 그룹 ; 웹상에서 일종의 공개 포럼
- 메일링 리스트
- 의료정보의 제공
  - 의학상식, 병원정보, 전자우편을 통한 의료 상담 등
- 의학교육
  - 의료 전문인에 대한 정보 제공 및 보수교육, 환자 및 가족 교육

4.3 정보의 평가 및 인증

- 저작자의 확인(Authority)
- 자료의 참신성(Timekiness)
- 웹 페이지의 구성(Organization)
- 책임의 한계 명시
  - HON(Health On the Net foundation) : 의료정보 홈페이지 인증기관

표 16-7 인터넷관련 정보

전자상거래	월드와이드웹(WWW)
• 인터넷을 통해 소비자와 기업 – 상품과 서비스를 사고파는 행위 • 전자상거래 내용 – 온라인 쇼핑, 통신판매, 전자결재 – 가상 기업	• 인터넷에 연결된 전 세계 호스트 – 컴퓨터를 하이퍼링크 통해 – 거미줄처럼 연결 • 문자를 기본으로 멀티미디어 정보 – 검색 가능한 서비스 • 인터넷에서 하이퍼미디어를 기반 – 제공하는 멀티미디어 정보 서비스 • HTTP를 사용 • URL을 가지고 웹 사이트 찾음

5 의학 문헌 검색

5.1 의학 문헌 검색의 필요성

- 정보 홍수(5000여종의 의학전문잡지) 속에서 필요한 정보 신속하게 검색
- 오늘날 문헌검색은 환자 진료에 있어 가장 중요한 진단 기술

- 현대에는 실력의 척도가 지식의 양이 아닌 검색능력
- 다양한 의학문헌정보의 가치 평가 : 근거중심의학

5.2 문헌자료의 종류

- 문헌은 자료의 형태에 따라 일차자료와 이차자료로 구분
- 일차자료는 새로운 연구개발의 결과나 발견 등
  - 저자에 의해 발표되는 논문, 기사, 단행본 등을 의미
- 이차자료는 일차자료를 보다 광범위하게 사용 목적
  - 다른 형식으로 출판된 초록, 개요, 색인 등

1) 1차 자료

- 단행본(books), 연속간행물(serials), 참고도서(reference books)
- 연구보고서(research reports), 회의자료(conference proceedings)
- 논문(theses, dissertations) 등

2) 2차 자료

- 색인(index), 초록(abstract), 개요(synopsis) 등

표 16-8 문헌자료의 종류

1차 자료	2차 자료
• 단행본(books) / 연속간행물(serials) • 참고도서(reference books) • 연구보고서(research reports) • 회의자료(conference proceedings) • 논문(theses, dissertations) 등	• 색인(index) • 초록(abstract) • 개요(synopsis) 등

5.3 의학문헌의 종류

1) 증례보고(Case report)

- 의학 연구의 시초가 되는 경우 자신의 경험을 논문 형식으로 정보 제공

2) 원저(Original report)

- 독창적인 자신의 연구 자료나 실험 등으로 연구된 논문

3) 종설(Review article)

- 특정 과제에 관하여 문헌상 정보를 기초로 정리하는 의미를 갖는 논문

4) 기타

- 짧은 증례보고(brief case report), 짧은 노트(brief note)
- 기법노트(technical note), 연구단보(brief communication, shot report)
- 편집인에게 편지(letter to the editor)

5.4 분류법

- 듀이십진분류법(DDC)
- 한국십진분류법(KDC)
- 미국 의회도서관 분류법(LCC)
- 미국 국립의학도서관 분류법(NLMC)

5.5 문헌정보의 검색키

- 저자명, 서명, 청구번호, 주제명, 등록번호, 출판사, 발행연도 등
- 국제 표준 도서번호(ISBN), 국제표준 연속간행물 번호(ISSN)
- 최근 원문서비스와 함께 Full Text 검색도 가능

5.6 의학분야의 2차 자료

- Index Medicus, Excerpta Medica, Biological Abstract
- Dissertation Abstracts International, Chemical Abstracts
- Current Contents 등
- 학술총람, 정기간행물 기사색인(의학, 약학), Index Medicus Korea

- Medical Abstracts Korea, Korean Index Medicus 등
- SCI(Science Citation Index)

5.7 메드라인(MEDLINE)

- MEDLARS(Medical Literature Analysis and Retrieval System)의 약자
- 전 세계적으로 가장 우수한 의학관련 서지 데이터베이스
- 세계 70개국 3,800여종 잡지의 논문 분류
- 인쇄본(Index Medicus), 온라인, CD-ROM의 형태로 서비스

5.8 근거중심의학(Evidence based Medicine)

- 개별 임상 경험과 연구에서 얻어진 임상의 근거 중
  - 최선의 것을 통합하여 개개인의 환자에 적용하는 것
- 임상에서 의문점을 질문으로 형태화 해답이 될 수 있는 문헌 검색 타당성
  - 유용성 평가 임상에 적용 진료행위 평가

중요 내용

◑ 컴퓨터 통신망의 종류
- LAN / MAN / ISDN

◑ 중대형 컴퓨터인 서버(Server)용 운영체제(OS)로 사용
- Window NT, UNIX, LINUX, 한글 2007

◑ 컴퓨터 네트워크의 기여 효과
- 하드웨어 자원의 공유 / 소프트웨어 자원의 공유
- 데이터베이스자원의 고유

◑ ACCESS
- 오라클(Oracle), 인포믹스(Informix), 시베이스(Sybase) 등
- 대표적인 상업용 관계형 데이터베이스관리시스템
- PC환경에서 쓰는 응용 프로그램
- 이와 같은 기능을 가진 데이터 베이스 프로그램

◑ 하드웨어적 요소
- 허브(Hub) / 게이트웨이(Gateway) / 라우터(Router)

◐ XML

- 웹에서 구조화된 문서 전송이 가능하도록 설계됨
  - 표준화된 마크업 언어
  - 어떤 플랫폼에서나 읽을 수 있는 포맷을 제공
  - 특정 회사제품이나 환경에 구애받지 않는 언어

◐ **멀티미디어 의료정보 서비스 제공시 필요 사항**

- 고속통신망 / 신뢰도 높은 통신망 / hypermedia

예상문제

1. 인터넷상 자료를 가져오기 위해 해당 자료가 있는 위치 표시하는 표준방법은?

① URL ② UDP
③ E-mail ④ Gopher

2. 국가별 도메인명으로 옳지 않은 것은?

① 일본 : ja ② 미국 : us
③ 영구 : uk ④ 캐나다 : ca

3. 컴퓨터 네트워크의 기여 효과로 옳지 않은 것은?

① 데이터베이스 자원 공유
② 하드웨어 자원 공유
③ 소프트웨어 자원 공유
④ 컴퓨터 제품의 질 공유

4. 인터넷 접속을 위해 필요한 도구로 옳지 않은 것은?

① 전화선 ② 프린터
③ 통신장비 ④ 사용자

5. 인터넷에 연결된 전세계 호스트 컴퓨터를 하이퍼링크를 통해 거미줄처럼 연결한 멀티미디어 정보 검색 가능한 서비스는?

① 텔넷(Telnet) ② 월드와이드웹(WWW)
③ TCP/IP ④ 고퍼(Gopher_)

6. 인터넷을 통해 소비자와 기업이 상품과 서비스를 사고 파는 행위는?

① 전자결제 ② 전자상거래
③ Socket ④ Telnet

정답 1. ① 2. ① 3. ④ 4. ② 5. ② 6. ②

예상문제

7. LAN으로 구축된 통신망 간의 상호 통신규약으로 옳은 것은?

① 전자상거래　② FTP
③ TCP/IP　④ Telnet

8. WWW 서비스를 사용하기 위한 웹 브라우저로 옳지 않은 것은?

① 리눅스　② 인터넷 익스플로러
③ 넷스케이프　④ 웨이즈

9. IP 주소의 내용으로 옳지 않은 것은?

① 네트워크상의 컴퓨터가 인식할 수 있는 주소
② 4개의 항목으로 마침표로 구분되 숫자로 표시
③ 주소는 8비트식 4부분으로 총 32비트로 구성
④ 연결된 네트워크 규모에 따라 A-F Class 분류

10. 사용자가 원하는 정보를 찾을 수 있는 사이트를 찾아주는 정보 검색 서비스를 제공하는 도구는?

① 웹진　② UDP
③ 검색엔진　④ 도메인

11. 파일전송 프로토콜로 익명의 사이트에서 ID와 비밀번호가 없어도 파일 전송받을 수 있는 서비스는?

① URL　② FTP
③ UDP　④ Usenet 서비스

12. 인트라넷의 내용으로 옳지 않은 것은?

① 다양한 상품 유통과정 없이 쉽게 구입
② 기업 내 근거리 통신망이 LAN을 기반

정답 7. ③ 8. ④ 9. ④ 10. ③ 11. ② 12. ①

예상문제

③ 기업내의 각종 데이터 및 데이터베이스 활용 가능
④ 조직 내부 업무를 인터넷 관련 기술로 처리하는 네트워크 환경

13. **전자우편에 대한 내용으로 옳지 않은 것은?**

① 기존 우편보다 다양한 형식 제공
② 사용자 ID@호스트 컴퓨터의 도메인 네임 형식
③ 인터넷을 통해 다른 사람과 편지의 송수신 서비스
④ 편지를 받을 때는 POP 서버, 보낼 때는 STMP 서버 이용

14. **분산되어 있는 파일의 정보를 어디에 있는지 찾아주는 검색 서비스는?**

① Gopher ② WAIS
③ WWW ④ Archie 서비스

15. **인터넷 정보 서비스로 옳지 않은 것은?**

① HTTP ② Archie
③ WWW ④ E-mail

16. **방어벽을 가지고 있는 시스템에서 외부와 통신 위해 만든 서버는?**

① POP ② Mirroring
③ HTML ④ Proxy Server

17. **인터넷 통신 프로토콜에 해당되지 않는 것은?**

① Ethernet ② FTP
③ Telnet ④ HTTP

18. **웹 브라자에서 제공되는 기능으로 옳지 않은 것은?**

① HTML 문서 편집 ② 웹 페이지의 저장 및 인쇄

정답 13. ④ 14. ④ 15. ① 16. ④ 17. ① 18. ④

예상문제

③ 자주 방문한 URL 목록 제공 ④ 컴퓨터 연결의 지정한 고유번호

19. WWW에 대한 내용으로 옳지 않은 것은?

① HTTP를 사용
② URL 가지고 웹 사이트 찾음
③ 주로 숫자를 기반으로 전송하는 인터넷 서비스
④ 인터넷에서 하이퍼미디어 기반 제공되는 멀티미디어 정보 서비스

20. 의학문헌 검색의 분류법으로 옳지 않은 것은?

① 한국십진분류법
② 질병십진분류법
③ 미국 의회도서관 분류법
④ 미국 국립의학도서관 분류법)

21. 문헌검색에 있어 1차 진료 유형에 해당되는 것은?

① 연속간행물(serials) ② 개요(synopsis)
③ 색인(index) ④ 초록(abstract)

22. 인터넷 웹을 구성하는 인터넷 언어로 옳지 않은 것은?

① JAVA ② www
③ XML ④ SAS

23. 컴퓨터 통신망의 종류로 옳지 않은 것은?

① MAN ② TCP/IP
③ ISDN ④ LAN

정답 19. ③ 20. ② 21. ① 22. ④ 23. ②

제 **17** 장

의사결정지원시스템(DSS)

Decision Support System

- ▶ 의사결정지원시스템의 개념
- ▶ 의사결정지원시스템과 유사시스템
- ▶ 지식습득방법
- ▶ 의사결정지원시스템의 응용사례
- ▶ 의료정보 및 임상의료판단
- ▶ 베이즈정리(Bayes Theorem)
- ▶ 임상검사결과의 판정

제 17 장

의사결정지원시스템(DSS)

Decision Support System

1 의사결정지원시스템(DSS)의 개념

1.1 의사결정지원시스템의 의미

1) 의사결정지원시스템Decision Support System(DSS)

- 지식경영시스템의 지식 가공/제공 형태 중에서 문제분석에 중점
- 관련 정보와 모델을 이용하여 문제해결에 필요한 상세한 분석결과 제공

2) 의학적 의사결정지원시스템Clinical Decision Support System(CDSS)

- 임상적 의사결정 과정에서 컴퓨터가 직간접적으로 지원할 수 있는 시스템
  - 의사결정지원시스템은 주어진 환자의 특정문제에 대한 의학지식을 적용
  - 최상의 해결방안 도출하고 이를 사용자에게 편리한 형태로 제공
- Waterman의 조사(1996)
  - 개발된 전문가시스템의 약 30%가 의료분야의 전문가시스템

3) 처방전달시스템(OCS)

- 처방전달이라는 업무를 주로 다루는 업무처리시스템(TPS)
  - TPS(Transaction Processing System)

표 17-1 DSS와 CDSS의 비교

의사결정지원시스템(DSS)	의학적 의사결정지원시스템(CDSS)
• 지식경영시스템의 지식 가공/제공 형태 • 문제분석에 중점 • 관련 정보와 모델을 이용 • 문제해결에 필요한 상세한 분석결과 제공	• 환자진료에서 임상 진단 의사결정과정 – 컴퓨터가 직 · 간접 지원하는 시스템

1.2 의학적 의사결정지원시스템의 문제점

1) 임상의사결정의 어려움

- 임상자료의 불완전성(imperfection)
- 치료결과의 불확실성(uncertainty)
- 불확실한 상황에서도 의사결정해야 함
  - 양자택일을 해야 할 경우 많음

2) 의학적 의사결정지원시스템의 임상적용 어려운 원인

- 부적절한 대상 질병의 선정
- 지식습득 방법상의 문제
- 사용자(특히 의사)의 거부반응
- 법적 문제

3) 의학적 의사결정지원시스템의 쟁점

- 지식습득방법의 선택
  - 연구대상 및 적용분야에 따라 선택
- 사용자(특히 의사)의 거부반응
  - 새로운 시스템에 대한 저항
- 법적문제
  - 시스템의 오동작으로 인한 의료사고
- 시스템의 통합
  - 향후 EMR을 대비한 정보 및 정보원의 통합
- 시스템 타당성 검정
  - 안정성 및 타당성 검정 방법 개발

표 17-2 임상의사결정 및 임상적용의 어려움

임상의사결정의 어려움	CDSS의 임상적용 어려움
• 치료결과에 대한 불확실성 존재 • 불확실한 상황에서도 진료의사결정 실시 • 응급환자시 최소한 검사결과 없이 – 진료 수행해야 하는 경우가 대부분	• 부적절한 대상 질병의 선정 • 지식습득 방법상의 문제 • 사용자(특히 의사)의 거부반응 • 법적 문제

2 의사결정지원시스템과 유사시스템

2.1 인공지능시스템(Artificial Intelligence System)

- 인간의 지능에 대응하는 기능을 컴퓨터로 실현
- 목표 : 인간같이 생각할 줄 아는 컴퓨터프로그램 구성

2.2 전문가시스템(Expert System)

- 특정 응용분야 전문가의 지식을 인공지능 기법을 이용하여 구현한 시스템
- 문제의 해결책과 사용자의 질의에 대한 응답을 제공
- 지식베이스 : 전문가의 지식을 인공지능 기법을 이용하여 저장
- 추론기관(inference engine) : 지식을 문제에 적용하여 해결책 제시
- 의료분야 외 군사목적, 제품의 설계와 성능검사, 제어장치 등에 널리 이용
  예) 인공지능 세탁기, 인공지능 냉장고
- 타 시스템과의 차이
  - 전문가의 지식을 이용하여 가공한 정보를 제공
  - 단순한 업무처리보다는 복잡한 문제를 대상으로 의사의 의사결정 지원
  - 지식베이스 vs. 데이터베이스

2.3 지식경영시스템(KMS : Knowledge Management System)

1) 지식경영시스템의 의미

- 급변하는 경영환경 속에서 경쟁력을 갖추기 위해서 구성원의 지식
  - 체계적으로 발굴하고 공유할 수 있도록 하는 지식경영이 필요
- 컴퓨터에 저장된 데이터와 문서, 그래픽, 동영상, 모델 및 노하우 등
  - 다양한 형태로 조직 내 분산되어 있는 지식
  - 이를 효과적으로 저장, 관리 및 활용
  - 관리자의 의사결정을 지원하는 정보시스템

2) 지식경영시스템(KMS) 사용자의 역할

- 자신의 지식을 바탕으로 지속적인 업무지식을 창출
- 효과적으로 KMS를 운용
- 전사적인 지식경영의 비전과 전략수립 등에서 보다 적극적

3) 주요 구성요소

- 전자문서관리시스템
- 워크플로우시스템
- 정보검색시스템
- 데이터 웨어하우스

4) 지식추출기법

- 데이터 마이닝(Data mining)
- 온라인다차원분석(OLAP ; Online Analytic Processing)

5) 지식경영시스템(KMS)의 지식 가공/제공 형태

(1) 의사결정지원시스템(DSS)

- 문제분석에 중점을 두고 관련 정보와 모델을 이용
  - 문제 해결에 필요한 상세한 분석 결과 제공

(2) 전문가시스템

- 의사결정지원시스템(DSS)와 유사하게 문제분석에 중점 둠
  - 지식습득 방법으로 인공지능 기술을 이용하여 문제 해결을 제공
  - 의사결정을 보다 직접적으로 지원
- 의료분야의 명칭
  - 일명 : 지식기반시스템(Knowledge-based System, KBS)

(3) 임원정보시스템(Executive Information System, EIS)

- 사업성과의 모니터링과 감시에 중점을 둠
  - 문제 발생을 사전에 방지하는데 필요한 정보제공

표 17-3 전문가시스템과 임원정보시스템

전문가시스템	임원정보시스템
• 의사결정지원시스템과 유사 – 문제분석에 중점 둠 – 지식습득 방법으로 인공지능 기술 이용 – 문제 해결을 제공 – 의사결정을 보다 직접적으로 지원	• 지식경영시스템의 지식 가공/제공 형태 • 사업성과의 모니터링과 감시에 중점 – 문제 발생을 사전에 방지 – 이에 필요한 요약된 정보를 제공

3 지식습득방법

- 규칙기반추론(Rule-based reasoning)
- 신경회로망(Neural network)
- 사례기반추론(CBR : Case-based reasoning)
- 데이터 마이닝(Data mining)
- 통계적인 방법

3.1 규칙기반추론(Rule-based reasoning)

- 가장 오래 사용되어 왔고 보편화된 지식습득방법
- 생성 규칙 즉, if … then 규칙의 형태로 부호화된 지식을 사용
- 추론과정
  - 비교일치(match), 선택(select), 실행(execute)의 3가지 단계
  - 반복적으로 수행

1) 정태적 지식(Declarative knowledge)

- 문제 해결에 포함되는 객체와 객체사이의 관계
  - 개념적으로 이해하고 규정하는 지식

  예) 두통, 어지러움, 비만과 혈압 등
  - 서로 어떤 관계를 가지고 연관이 되어 있느냐는 문제

2) 절차적 지식(Procedural knowledge)

- 직접적으로 문제해결에 사용되는 지식

예) 두통, 어지러움이 있고 비만이 있으면 고혈압일 확률 70%

3) 규칙의 구성

- 조건부(condition-part, antecedent) 또는 LHS(left-hand side)
- 행동부(action-part, conclusion) 또는 RHS(right-hand side)

3.2 신경회로망(Neural network)

- 인간두뇌의 이러한 신경해부학적 사실을 모사(simulation)
  - 신경세포인 뉴런의 작동방식을 컴퓨터 상에 구현
- 많은 처리장치(뉴런)들이 서로 복잡하게 연결되어짐
  - 이러한 처리장치들은 반복된 상호간의 연결강도의 조정
  - 학습(learning)을 통하여 입출력 자료간의 관계를 규명하는 규칙
  - 스스로 찾아냄
- 병렬처리 능력, 결함해결(fault-tolerant) 능력
- 주어진 환경에 대한 학습능력
- 다중 퍼셉트론 네트워크 구조가 널리 쓰임
- 패턴인식, 화상처리, 최적화 문제 및 제어 등
  - 여러 분야에서 유용한 도구로 활발히 연구

3.3 사례기반추론(Case-Based Reasoning, CBR)

- 상당량의 과거 데이터를 이용
  - 유사한 케이스를 검색해 추론을 하는 방식
- 의료나 법률 케이스
- 메모리를 이용하여 수많은 사례들을 체계적으로 저장해 놓음
  - 추후에 직면하는 새로운 사례의 정보를 얻기 위해 과거 사례 이용
- 사례적응(case adaption)
  - 사례간의 차이가 전문가에 의해 이미 설정된 기준에 의함

- 임상적으로 유의한 차이가 아니라고 판단될 경우
- 과거의 해결책을 현 문제에 적용

3.4 데이터 마이닝(Data mining)

- 대용량의 데이터로부터 이들 데이터 내에 존재하는 관계, 패턴 및 규칙
  - 탐색, 찾아내서 모형화함으로써 유용한 지식을 추출하는 일련의 과정

1) 데이터 마이닝의 특징

- 대용량(massive)의 관측 가능한 자료(observation data)를 대상
- 경험적 방법(adhoccery method)에 근거
- 일반화(generalization)에 초점

2) 데이터 마이닝의 방법

(1) 군집분석(Clustering analysis)

- 주어진 자료들 중에서 유효한 것들을 몇몇의 집단으로 그룹화
- 각 집단의 성격을 파악
  - 전체의 구조에 대한 이해를 돕고자 하는 방법

(2) 의사결정나무분석(Decision tree analysis)

- 의사결정 규칙을 나무구조로 도표화
  - 분류와 예측을 수행하는 분석방법
  - 예측 과정이 나무구조에 의한 추론규칙에 의해 표현

(3) 연관성 규칙(Association rules)

- 데이터 안에 존재하는 항목간의 유용한 관련 규칙
  - 발견하고자 할 때 이용

표 17-4 데이터 웨어하우스와 데이터 마이닝의 차이점

데이터 웨어하우스	데이터 마이닝
• 조직 내 · 외부 산재해 있는 다양한 데이터 중 – 경영진, 의사결정가, 분석가들 – 이들에게 의미있는 정보를 제공 – 이에 데이터 추출하여 분석의 관점 초점 – 재설계하여 구축한 데이터베이스	• 대용량의 관측 가능한 자료 취급 • 일반화에 초점 • 고급통계기법과 기계적 학습 이용 • 데이터 마이닝의 방법 – 군집방법 / 의사결정나무분석 – 연관성 규칙

3.5 통계적 방법

1) 판별분석(Discriminant analysis)

- 어떤 확실하지 않은 내용(종속변수)에 대해 그 내용
  - 간접적으로 표현해 줄 수 있는 몇 가지 사항(독립변수)들의 관찰결과
  - 종합 판단하여 그 내용을 추정하는 방법
- 종속변수 : 질적 또는 범주형 변수, 독립변수 : 양적변수
- 변수 선택 방법에 따라 독립변수의 전부 또는 일부를 판별변수로 선택
  - 판별함수 또는 분류함수에 사용

2) 공변량구조분석(Covariance Structure Modeling, CSM)

(1) 공변량구조분석의 의미

- 세 집단 이상의 변수간의 관계를 설명하는 방법

(2) 공변량구조분석(CSM)과 회귀분석/경로분석

① 유사점

- 변수간의 관계를 설명

② 차이점

- 공변량구조분석
  - 범주형 변수 다루며 측정변수뿐만 아니라 이론변수까지 포함
  - 더 복잡하고 다양한 설명기능을 제공

③ 용어

- 범주형 변수(categorical variable)
- 측정변수(measured variable, observed variable)
- 이론변수(latent variable 또는 unobserved variable)

4 의사결정지원시스템의 응용사례

4.1 국외 응용사례

1) DENDRAL

- 세계 최초, 1968년 스탠포드 대학, 물질의 구조연구

2) PROSPECTOR

- 상업적 용도로 개발, 광물탐사

3) MYCIN

- 최초의 의학적 응용, 스탠포드 대학, 뇌막염 진단 및 치료

4) CADUCEUS

- 카네기 멜론 대학, 500여 개의 내분비질환에 대한 진단

5) Cortex

- 최초의 PC용 프로그램, 관상동맥질환

의사결정지원시스템과 유사 시스템

◐ 인공지능시스템
- 인간의 지능에 대응하는 기능 컴퓨터로 실현

◐ 전문가시스템
- 전문가의 지식을 이용하여 가공한 정보 제공
- 문제의 해결책과 사용자의 질의에 응답 제공
- 특정 응용분야의 전문가의 지식을 인공지능 기법 이용
  – 구현한 시스템

◐ 지식경영시스템

1) 지식경영시스템 의미
 • 다양한 형태로 조직내 분산되어 있는 지식
 – 효과적으로 저장, 관리 및 활용
 – 관리자의 의사결정을 지원하는 정보시스템

2) 구성요소
 • 전자문서관리시스템/워크플로우시스템
 • 정보검색시스템/데이터 웨어하우스

3) 지식추출기법
 • 데이터 마이닝 / 온라인다차원분석 등이 이용

4) 지식경영시스템의 지식 가공/형태
 • 전문가시스템/의사결정지원시스템/임원정보시스템

4.2 국내 응용사례

1) 간호진단을 위한 신경망 모델

• 간호사로 하여금 임상에서 환자문제를 확인
  – 구체적인 계획, 중재, 평가를 할 수 있도록 도움
  – 양질의 간호서비스를 제공
• 진단 학습 : 역전파 학습

2) 알레르기성 비염 시스템

• 환자의 특성과 검사자료를 이용하여 진단과 치료방침을 제시
• 사용된 지식 습득 모형
  – 신경회로망, 사례기반추론, 판별분석, 공변량구조분석
• 피부반응 검사자료의 영상처리를 통한 넓이 측정 가능
• 전체 예측도
  – 판별분석(78%), 신경회로망(76%)
  – 사례기반추론(62%), 공변량구조분석(44%)

3) 고혈압 관리를 위한 전문가시스템

• 지역사회 보건소 등에 근무하는 보건요원에게 고혈압관리 전문지식 제공

- 사용된 지식습득 모형
  - 신경회로망, 사례기반 추론, 판별분석
- 전체 예측도
  - 판별분석(90%), 신경회로망(65%), 사례기반추론(55%)
- 데이터웨어하우징 구조로 다시 개발
  - 다수의 원시 데이터베이스와 의사, 간호사, 환자 모듈로 구성
  - 의사결정나무로 추출된 지식과 고혈압 전문의의 지식을 비교
  - 검증하기 위해 연관성 규칙 사용

4) 백혈병 관리시스템

- 백혈병 진단 정보 제공
- 임상의사나 간호사에게 백혈병에 관한 용어나 진단의 설명, 교육정보 제공
- 병원정보시스템과 연계하여 효율적 환자정보 습득을 위한 백혈병
  - 등록시스템 개발
- 사용된 지식습득 모형
  - 규칙기반 추론, 신경회로망, 사례기반 추론, 판별 분석
- 진단예측도
  - 규칙기반 추론(84%), 판별분석과 사례기반추론(60%), 신경회로망(30%)

5) 지능형 임상병리 시스템

- 임상병리 자동판독 시스템과 건강진단 시스템 개발
- 사용된 지식습득 모형 : 규칙기반추론
- 임상병리 자동판독 시스템
  - 임상병리 자동 분석기의 검사자료와 임상병리 전문의의 지식을 이용
  - 관리의사의 의사결정을 지원
- 건강시스템
  - 환자의 문진정보, 임상병리 자동판독시스템의 검사정보
  - 기타 검사정보, 가정의학 전문의의 지식을 이용
  - 의심되는 질환 제시하고 치료, 운동, 식이처방
  - 내림 또한 확진을 위한 추가 정밀 검사를 제시

6) 단백질 정렬 예측 시스템

- 아미노산 서열 안의 서로 다른 신호들의 값을 구함
  - 실제 정렬과정을 의사결정나무로 예측

5 의료정보

- 진료란 고도의 정보처리(information processing) 활동

5.1 정보의 정의

- Davis and Olson
  - 수신자에게 의미있는 형태로 처리된 자료로 현재 또는 미래의 행동
  - 의사결정에 실제적 또는 지각된 가치를 지님
- Kroenko
  - 인간이 결정을 내리거나 행위가 가능하도록 해주는 실체 구조의 진술

5.2 임상검사와 정보

- 임상검사는 정확한 진단과 치료를 위한 정보획득 노력
- 검사비용과 시간은 필요한 정보의 구입비용
- 진료시보다 적정한 정보의 구입에는 의료정보학적 고려가 필수적

5가지 지식습득방법

1) 규칙기반추론
- 가장 오래 사용되어 왔고 보편화된 지식습득방법
- 생성규칙 즉, if … then 규칙의 형태로 부호화된 지식을 이용
- 추론과정에서 비교일치/선택/실행의 3단계가 반복적으로 수행

2) 신경회로망
- 병렬 처리능력, 결함해결 능력, 주어진 환경의 학습능력이 있음

3) 사례기반추론
- 메모리를 이용하여 수많은 사례들을 체계적으로 저장해 둠

- 추후에 직면하는 새로운 사례 정보를 얻기 위해 과거 사례 이용
- 사례간 차이가 전문가에 설정된 기준
  - 임상적 유의한 차이가 아니라고 판단시
  - 과거 해결책을 현 문제에 적용

4) 데이터 마이닝
- 대용량의 데이터로부터 이들 데이터 내
  - 존재하는 관계, 패턴, 규칙 등을 탐색하고 찾아내어 모형화함
  - 유용한 지식을 추출하는 일련의 과정
- 대용량의 관측 가능한 자료 취급, 일반화에 초점
- 고급통계기법과 기계적 학습 이용
- 군집방법 / 의사결정나무분석 / 연관성 규칙

5) 통계적 방법 : 공변량구조분석
- 세 집단 이상의 변수간의 관계를 설명하는 방법
- 측정변수뿐만 아니라 이론변수까지 포함
- 복잡하고 다양한 설명기능 제공

6 임상의료판단

6.1 불확실한 상황의 의사결정

1) 최소이익의 극대화 방안(Maximize the minimum profit)

- 최악의 상황 최선의 결과를 보장받는 행동으로 결정

2) 최대이익의 극대화 방안(Maximize the maximum profit)

- 최선의 상황 가정시 그 중 최선인 결과를 초래하는 행동으로 결정

3) 최대후회의 극소화 방안(Minimize the maximum regret)

- 각 행동의 결과로 발생되는 최대 후회들 중 최소 후회가 되도록 결정

6.2 확률적 진료판단

- 임상검사는 정확한 진단을 위한 확률의 개선방안

- 임상검사로 획득된 추가 정보 이용
  - 합리적이고 최선의 진료의사결정을 하여 확률적인 방법 사용

6.3 컴퓨터 이용한 의료판단학

- 임상진료의 불확실성을 극복하기 위해 개발
  - 의사결정지원시스템(DSS : Decision Support System)
  - DSS와 전문가시스템(Expert System)의 기본이 되는 중요 연구분야

6.4 확률 개론

1) 사건 A가 일어날 확률

(1) 사건 A가 일어날 확률 $P(A) = \frac{\text{사건 A가 일어날 경우의 수}}{\text{모든 경우의 수}}$

예) 주사위를 던져 3이 나올 확률 = 1/6

(2) $0 \leq P(A) \leq 1$

(3) 사건 A가 일어나지 않을 확률 $P(A) = 1- P(A)$

(4) 사건 A가 일어날 확률 P(A), 사건 B가 일어날 확률 P(B)일 경우

- 사건 A와 B가 동시에 일어날 확률 → $P(A \cap B)$
- 사건 A 또는 B가 일어날 확률 → $P(A \cup B)=P(A)+P(B)-P(A \cap B)$

2) 상호 배타적 사건

- 사건 A와 B가 동시에 일어날 수 없는 경우
  - 두 사건은 상호 배타적이라 함
- $P(A \cap B) = 0$

  예) 동전의 앞면과 뒷면은 동시에 나올 수 없음

3) 조건부 확률

- 사건의 발생확률이 먼저 일어난 사건에 관련이 있을 경우

- 사건 B가 발생한 조건하에서 사건 A가 발생할 확률
  - $P(A \mid B)=P(A \cap B)/P(B)$

4) 독립 사건

◐ 두 사건 A, B 발생확률 서로 무관할 경우

- $P(A \mid B) = P(A)$, $P(B \mid A) = P(B)$
- $P(A \cap B) = P(A \mid B)P(B) = P(A)P(B)$

  예) 동전을 두 번 던져 모두 앞면이 나올 확률 : 0.5 * 0.5

6.5 주객관적 확률 취득

1) 주관적 확률 취득

- 휴리스틱(heuristic, rule of thumb)
  - 의사가 진찰시 진단의 확률적 근거를 과거의 경험사례에 의거

    예) 지금껏 내가 진찰한 환자 중 이런 증상을 보인 환자
  - 고혈압인 경우 대략 80% 정도라고 추정

2) 객관적 확률 취득

- 모집단에 대한 빈도수 조사 등과 같은 객관적인 조사

  예) 50대 여성의 유방암(breast cancer) 발병률
  - 50대 여성 총 인구 중 발생한 발병 빈도를 우선 참조
  - 증상 및 조건에 따라 확률을 가감조정

7 베이즈정리(Bayes Theorem)

7.1 베이즈정리의 개념

- 영국 목사 Thomas Bayes : 1702–1761
- 관찰된 표본자료로부터 자료가 속한 모집단을 어떻게 추론할 것인가 연구

- 관찰된 효과에 의거한 원인의 확률을 역순으로 계산해 내는 방법 발견
- 베이즈정리는 조건부확률의 자연적인 귀결
- 사전정보와 추가정보를 토대
  - 알려져 있지 않은 사후확률을 구하려는 이론
- 의사결정의 기본 개념으로 널리 활용
- 보다 합리적인 의사결정의 지원가능성을 베이즈정리는 제시
- 베이즈정리의 기본 가정인 사전 확률의 독립성은 현실적으로 불가능
  - 비판을 받기도 하지만 통계적 강건성으로 상당히 지지 받음

7.2 의학적 판단에 베이즈정리 활용

1) 베이즈정리와 의료판단학의 예제

- A병원 명의인 내과 교수가 퇴임시 평생 진단정확도는 50%였다고 고백
  - 비의료인의 반응 : 아니 그렇게 낮을 수가!
  - 의료인 반응 : 아니 그렇게 높을 수가!
  - ☞ 임상진단의 본질적인 특성으로 과학적 방법
    - 이것으로 설명될 수 없는 불확실성이 상당히 내재되어 있음 시사

2) 베이즈정리 활용 예제

(1) 베이즈정리 예제

- A병원 응급실에 급성 흉부통증(angina)을 호소하는 환자
  - 응급실 사례로 보아 70%의 흉통환자는 심근경색 밝혀져 있음
  - 산소결핍으로 인한 흉통이 계속될 경우 심근괴사(necrosis) 유발
  - 심장마비 또는 사망까지도 가능
  - 80%의 정확도를 가진 테스트 결과 : 양성 판명
  - 얼마만큼의 확신을 가지고 심근경색임을 진단하여 처치할 것인가?
- SGOT : Serum Level of Glutamic Osaloacetic Transaminase

(2) 예제 분석

- 흉통환자가 심근경색일 경우 B, SGOT 테스트 결과
  - 양성인 사건을 T라 하면 문제에서 주어진 값은 $P(B)=0.7$, $P(T \mid B)=0.8$
  - 확신 정도는 결과가 양성일 경우
    → 진짜 심근경색일 확률 $P(B \mid T)$에 의해 구함
    ☞ $P(B \mid T) = P(B \cap T)/P(T)$
  - 테스트결과가 양성일 확률 $P(T)$
    → 심근경색을 정확히 양성을 판별한 경우와 심근경색이 아닌 것을 양성
    → 오판한 경우의 확률의 합으로 구할 수 있음
    ☞ $P(T) = P(B \cap T) + P(B \cap T)$
  - 테스트결과가 양성일 경우 진짜 심근경색일 확률
    ☞ $P(B \mid T) = P(B \cap T)/(P(B \cap T) + P(B \cap T)\ )$
    $= P(T \mid B)P(B)/P(T \mid B)P(B) + P(T \mid B)P(B)\ )$
    $= 0.8 * 0.7 / (\ 0.8 * 0.7 + 0.2 * 0.3\ )$
    $= 0.903$
    ☞ 확신의 정도 : 90.3%
    - 심근경색에 적절한 응급처치를 하는 것이 합리적

중요 확률 개론

◐ **사건 A 발생 확률 P(A), 사건 B 발생 확률 P(B)일 경우**
- 사건 A가 일어나지 않을 확률 : $1-P(A)$
- $0 \le P(A) \le 1$
- 사건 A와 B가 상호 배타적일 경우
  - $P(A \cap B)=0$ $P(A \cup B)=P(A)+P(B)$
- $P(A \mid B)$: 사건 B가 발생한 조건하에 사건 A 발생 확률
- 두 사건 A, B가 독립일 경우 : $P(A \mid B) = P(A)$

◐ **독립인 두 사건 A, B**
- $P(A \cap B)=P(A)P(B)$
- $P(A \cap B)=P(B)P(A \mid B)$
- $P(A \cup B)=P(A)+P(B)-P(A \cap B)$

표 17-5 베이즈정리와 휴리스틱

베이즈정리	휴리스틱
• 사전정보와 추가정보 토대 • 알려져 있지 않은 사후확률 구하려는 이론 • 기본 가정인 사전확률의 독립성 – 현실적으로 불가능하므로 비판 받음 • 합리적인 의사결정의 지원 가능성 제시	• 과거의 경험사례에 의거 – 확률 취득방법

8 임상검사결과의 판정

8.1 임상결과의 판정

1) 4분법적 판별

• 양음성 결과에 대한 진위 여부에 따라 4분법적 판별 사용

(1) 진양성(true positive, TP)

• 수검자의 질병/보균상태와 검사의 양성판정이 일치

(2) 진음성(true negative, TN)

• 수검자의 무병/무균상태와 검사의 음성판정이 일치

(3) 위양성(false positive, FP)

• 수검자가 무병/무균상태임에도 불구하고 검사는 양성결과로 판독

예) – 질병의 심각성에 비해 치료 자체 위험 수반시

– 치료 부작용 피해를 줄이는 목적

(4) 위음성(false negative, FN)

• 수검자가 질병/보균상태임에도 불구하고 검사는 음성결과로 판독

예) 치명적 질병의 경우 보다 많은 생명 구하기 위한 목적

2) 판정의 기준

• 질병에 따라 유동적

• 치명적 질병의 경우
  – 위음성 판정을 엄격하게 적용하여야 많은 생명을 구할 수 있음
  – 위양성을 최소로 하여야 함
  – 위험한 치료로 인한 부작용의 피해를 줄일 수 있음

표 17-6 진양/음성 및 위양/음성

진 · 양음성	위 · 양음성
• 진양성 – 수검자 질병/보균상태와 검사양성 – 판정 일치 • 진음성 – 수검자 무병/균상태와 검사 음성 – 판정이 일치	• 위양성 – 수검자가 무병/균상태 – 검사는 양성결과로 판독 • 위음성 – 수검자가 질병/보균상태 – 검사는 음성결과로 판독

8.2 임상검사결과의 정확도

1) 민감도(Sensitivity)

• 질병/보균자를 검사하여 양성(+) 판정을 받은 비율

2) 특이도(Specificity)

• 무병/무균상태에서 음성(–) 판정을 받은 비율

3) ROC(Receiver Operating Characteristic Curve)

• 민감도와 특이도가 판정 기준값에 따라 어떻게 변화하는지
  – 관찰할 수 있는 곡선
• 검사의 판별력을 특징짓는 곡선
• ROC 곡선은 판정 기준값에 의해 결정되는 것이 아님
  – 특징 분포에 의해 결정

표 17-7 민감도와 특이도

민감도	특이도
• 질병/보균자 검사 – 양성(+) 판정을 받은 비율	• 무병/무균상태 검사 – 음성(–) 판정을 받은 비율

예상문제

1. 환자진료에서 임상 진단의 의사결정과정을 컴퓨터가 직접 지원하는 시스템은?

① 전자의무기록 ② 데이터 웨어하우스
③ 지식경영시스템 ④ 의학적 의사결정지원시스템

2. 전문가시스템의 내용으로 옳지 않은 것은?

① 문제 해결책과 사용자 질의의 응답 제공
② 전문가의 지식을 이용하여 가공한 정보를 제공
③ 인간의 지능에 대응하는 기능을 컴퓨터로 실현
④ 특정 응용분야 전문가 지식을 인공지능 기법 이용 구현한 시스템

3. 지식경영시스템의 지식 가공/제공 형태로 옳지 않은 것은?

① 임원정보시스템 ② 정보검색시스템
③ 전문가시스템 ④ 의사결정지원시스템

4. 의사결정가들에게 의미있는 정보를 제공할 수 있는 데이터를 추출하여 이를 분석의 관점에 맞춰 재설계하여 구축한 데이터베이스는?

① 워크플로우시스템 ② 데이터 웨어하우스
③ 임원정보시스템 ④ 데이터베이스

5. 의학적 의사결정지원시스템의 유사 시스템에 해당되지 않는 것은?

① 지식경영시스템 ② 전문가시스템
③ 인공지능시스템 ④ 전자의무기록

6. 지식습득 중 신경회로망의 내용으로 옳은 것은?

① 추후 직면하는 새로운 사례 정보를 얻기 위해 과거 사례 이용
② 메모리를 이용하여 수많은 사례들을 체계적으로 저장해 둠
③ 병렬 처리능력, 결합 해결 능력, 주어진 환경의 학습능력이 있음

정답 1. ④ 2. ③ 3. ② 4. ② 5. ④ 6. ③

예상문제

④ 사례간 차이가 전문가에 의해 설정된 기준에 의해 임상적으로 유의한 차이가 아니라고 판단되면 과거 해결책을 현 문제에 적용

7. 민감도에 대한 의미로 옳은 것은?

① 무병/무균상태에서 양성판정을 받은 비율
② 무병/무균상태에서 음성판정을 받은 비율
③ 질병/보균자를 검사하여 양성판정을 받은 비율
④ 질병/보균자를 검사하여 음성판정을 받은 비율

8. 문제분석에 중점을 두고 관련 정보와 모델을 이용하여 문제해결에 필요한 분석 결과를 제공하는 것은?

① 전문가시스템
② 지식기반시스템
③ 임원정보시스템
④ 의사결정지원시스템

9. 여러 형태로 조직내 분산된 지식을 효과적으로 저장, 관리, 활용하여 관리자의 의사결정을 지원하는 정보시스템은?

① 지식경영시스템
② 전문가시스템
③ 처방전달시스템
④ 데이터 웨어하우스

10. 지식습득방법 중 규칙기반추론에 해당되지 않는 것은?

① 가장 오래 사용되어 왔고 보편화된 지식습득방법
② 추론과정에서 비교일치, 선택 및 실행 단계가 반복적 수행
③ 생성 규칙 if … then 규칙의 형태로 부호화된 지식 이용
④ 과거 데이터를 이용하여 유사한 사례를 검색해 추론하는 방식

11. 데이터 마이닝의 내용으로 옳지 않은 것은?

① 일반화에 초점
② 대용량의 관측 가능한 자료 취급

정답 7. ③ 8. ④ 9. ① 10. ④ 11. ④

예상문제

③ 고급통계기법과 기계적 학습 이용
④ 군집분석, 연관성 규칙, 역전파 방법

12. **통계적 지식습득 방법 중 공변량구조분석의 내용으로 옳지 않은 것은?**

① 측정변수, 이론변수 포함
② 뉴론의 작동방식 컴퓨터상에 구현
③ 복잡하고 다양한 설명기능 제공
④ 세집단 이상 변수간의 관계 설명

13. **의사결정지원시스템의 응용사례로 연결이 옳지 않은 것은?**

① Cortex : 뇌막염 진단
② DENDRAL : 물질의 구조 연구
③ PROSPECTOR : 광물탐사
④ CADUCEUS : 내분비질환 진단

14. **의학적 의사결정지원시스템이 임상에 적용되기 어려운 원인이 아닌 것은?**

① 법적 문제 ② 사용자의 거부반응
③ 지식습득 방법상의 문제 ④ 적절한 대상 질병의 선정

15. **진양성의 의미로 옳은 것은?**

① 수검자의 질병/보균상태와 검사의 음성판정 일치
② 수검자의 무병/무균상태의 검사의 양성판정 일치
③ 수검자가 무병/무균상태임에도 검사는 음성결과로 판독
④ 수검자가 질병/보균상태임에도 검사는 양성결과로 판독

16. **치명적 질병의 경우 생명을 구하기 위해 어떤 판정을 적용해야 하는가?**

① 위음성 ② 위양성
③ 진양성 ④ 진음성

정답 12. ② 13. ① 14. ④ 15. ② 16. ①

예상문제

17. 사업성과의 모니터링과 감시에 중점을 두어 문제 발생을 사전에 방지하는데 필요한 요약된 정보를 제공하는 것은?

① 지식기반시스템 ② 전문가시스템
③ 임원정보시스템 ④ 의사결정지원시스템

18. 과거의 경험사례에 의거한 확률 취득방법은?

① 휴리스틱 ② 지식베이스
③ 정보베이스 ④ 데이터베이스

19. ROC 곡선의 내용으로 옳지 않은 것은?

① 검사의 판별력 특징
② 검사의 선택을 위한 중요한 지표로 이용
③ 수검자가 무균상태임에도 검사는 양성결과로 판독
④ 민감도와 특이도가 기준값에 따라 변화여부 관찰 곡선

20. 베이즈정리의 내용으로 옳지 않은 것은?

① 합리적인 의사결정의 지원 가능성 제시
② 기본 가정인 사전확률의 독립성은 현실적으로 불가능하므로 비판을 받음
③ 사전 및 추가정보를 토대로 알려져 있지 않은 사후확률을 구하려는 이론
④ 대용량 데이터로부터 데이터내의 관계 등을 탐색하고 찾아내어 모형화함

21. 임상의사결정의 어려움에 대한 내용으로 옳지 않은 것은?

① 치료결과의 불확실성
② 불확실한 상황의 진료의사결정
③ 응급환자 검사결과없이 진료 수행
④ 의사자료의 정확성

정답 17. ③ 18. ① 19. ③ 20. ④ 21. ④

예상문제

22. 불확실한 상황에서 의사결정방법으로 옳지 않은 것은?

① 확률적 유추방안은 행동성패 확률 유추, 기댓값 큰 행동으로 결정
② 최소이익극대화 방안은 최대 후회들 중 최소 후회가 되도록 결정
③ 최소이익극대화 방안은 최악의 상황에서 최선의 결과 보장 행동 결정
④ 최대이익극대화 방안은 최선 상황시 최선 결과 초래하는 행동 결정

23. 정보에 대한 내용으로 옳지 않은 것은?

① 임상진료의 확실성을 지니기 위한 자료
② 미래의 행동이나 의사결정에 실제적 가치를 지님
③ 정보는 수신자에게 의미있는 형태로 처리된 자료
④ 임상검사는 정확한 진단과 치료를 위한 정보획득 노력

24. 독립인 두 사건 A, B에 대한 설명으로 옳지 않은 것은?

① $P(A \cup B) = P(A)+P(B)-P(A \cap B)$
② $P(A \cap B) = P(B)\ P(A|B)$
③ $P(A \cap B) = P(A)+P(B)-P(A \cup B)$
④ $P(A \cap B) = P(A)\ P(B)$

정답 22. ② 23. ① 24. ③

참고문헌

1. 보건의료정보학, 대한의료정보학회, 군자출판사, 2024.
2. B1 엔지니어, 데이터베이스, 데이터마이닝, 씨익북스 편집부, 2024
3. 피터왓슨, 컨버전스, 책과 함께, 2017
4. 이안위튼외, 데이터마이닝, 에이콘출판사, 2022
5. 정유선외, 의료정보개론, 기한재, 2019.
6. 이성란외, 보건의료정보관리학, 계축문화사 2023.
7. 권덕문외, 의료영상정보학, 대학서림, 2023
8. 이성란, 의료의 질 관리, 청구문화사, 2024
9. 이동수외, 시각화를 이용한 데이터 정보분석, 자유아카데미, 2020
10. 김문찬, 디지털 의료영상과 PACS, 에듀팩토리, 2018
11. Mosby, Digital Radiography and PACS, 2022
12. Springer Nature, Health Information Systems, 2023
13. World Health Organization (COR), Assessing the National Health Information System. Stylus, 2021
14. Latin America Health Care System Profiles Handbook– Strategic Information, Developments, Regulation, Int'l Business Publication, USA, 2015.
15. Jre Branger, Medical Information Systems Ethics, Wiley–lste, 2016.
16. Teresa Rother, Medical Appointment Book: Health Care Planner, Notebook To Track Doctor Appointments, Medical Issues, Health Management Log Book, Information, T, 2020.
17. Schnering, Patricia,Sayles, Nanette B.,McCuen, Charlotte, Case Studies in Health Information Management, Cengage Learning, 2021.
18. The Essentials of Health Information Management: Principles and Practic–esPrinciples and Practices, Cengage Learning, Inc, 2022

찾아보기

공저자 소개

- **이 성 란** 공주대학교 의료정보학과
- **김 희 경** 청암대학교 보건의료행정과
- **백 서 연** 연성대학교 보건의료행정과
- **신 숙** 김포대학교 보건행정과
- **이 여 울** 서영대학교 보건의료행정과

보건의료인을 위해 쉽게 풀이한 **보건의료정보관리실무** 값 32,000원

2025년 3월 6일 제1판 인쇄
2025년 3월 10일 제1판 발행

공 저 자 : 이성란 · 김희경 · 백서연
신 숙 · 이여울
발 행 인 : 주 영 일
발 행 처 : 계 축 문 화 사

서울특별시 종로구 통일로12길 16-17
우편번호 03029
TEL : 735-2257 · 738-9746
FAX : 723-9025
E-mail : gyechuk@hanmail.net
홈페이지 : http://gyechuk.co.kr
1973. 10. 31 등록번호 제300-1973-8호
ISBN 978-89-5629-809-2 93510